Kopf- und Halsverletzungen
Klinik und Diagnostik

# Kopf- und Halsverletzungen

## Klinik und Diagnostik

Herausgegeben von Wolfram Christian Richter

Mit einem Geleitwort von Walter Kley

Bearbeitet von
W. Buschmann
Th. Feyerabend
E. Jungck
R. Keusgen
K. D. Peter
E. Richter
W. Ch. Richter
R. O. Seidl
W. U. Weitbrecht

141 Abbildungen, 5 Tabellen

Georg Thieme Verlag Stuttgart · New York 1992

*Anschriften:*
Prof. Dr. med. habil. W. Buschmann
Augenarzt
Mohnstraße 11
8700 Würzburg

Dr. med. Th. Feyerabend
Klinik für Strahlentherapie und Nuklearmedizin der
Medizinischen Universität zu Lübeck
Ratzeburger Allee 160
2400 Lübeck 1

Dr. med. E. Jungck
Institut für Anästhesie und Intensivmedizin
Wilhelm-Breckow-Allee 20
5270 Gummersbach

Prof. Dr. med. E. Richter
Klinik für Strahlentherapie und Nuklearmedizin der
Medizinischen Universität zu Lübeck
Ratzeburger Allee 160
2400 Lübeck 1

Prof. Dr. med. W. Ch. Richter
Klinik für Hals-Nasen-Ohren Krankheiten und
Plastische Gesichtschirurgie
Wilhelm-Breckow-Allee 20
5270 Gummersbach

R. O. Seidl, K. D. Peter, Dr. med. R. Keusgen
Klinik für Hals-Nasen-Ohren Krankheiten und
Plastische Gesichtschirurgie
Wilhelm-Breckow-Allee 20
5270 Gummersbach

Priv.-Doz. Dr. med. W. U. Weitbrecht
Klinik für Neurologie
Wilhelm-Breckow-Allee 20
5270 Gummersbach

*Die Deutsche Bibliothek − CIP-Einheitsaufnahme*
**Kopf- und Halsverletzungen** : Klinik und Diagnostik ; 5 Tabellen / hrsg. von W. Ch. Richter. Mit einem Geleitw. von W. Kley. Bearb. von
W. Buschmann ... − Stuttgart ; New York : Thieme, 1992
NE: Richter, Wolfram Ch. [Hrsg.]; Buschmann, Werner

© 1992 Georg Thieme Verlag,
Rüdigerstraße 14, D-7000 Stuttgart 30
Printed in Germany

Satz: primustype Robert Hurler GmbH,
D-7311 Notzingen, gesetzt auf Linotronic 300
Druck: Gutmann + Co., Heilbronn

ISBN 3-13-781201-1          1 2 3 4 5 6

**Wichtiger Hinweis:**
Wie jede Wissenschaft ist die Medizin ständigen Entwicklungen unterworfen. Forschung und klinische Erfahrung erweitern unsere Erkenntnisse, insbesondere was Behandlung und medikamentöse Therapie anbelangt. Soweit in diesem Werk eine Dosierung oder eine Applikation erwähnt wird, darf der Leser zwar darauf vertrauen, daß Autoren, Herausgeber und Verlag große Sorgfalt darauf verwandt haben, daß diese Angabe dem Wissensstand bei Fertigstellung des Werkes entspricht.
Für Angaben über Dosierungsanweisungen und Applikationsformen kann vom Verlag jedoch keine Gewähr übernommen werden. Jeder Benutzer ist angehalten, durch sorgfältige Prüfung der Beipackzettel der verwendeten Präparate und gegebenenfalls nach Konsultation eines Spezialisten festzustellen, ob die dort gegebene Empfehlung für Dosierungen oder die Beachtung von Kontraindikationen gegenüber der Angabe in diesem Buch abweicht. Eine solche Prüfung ist besonders wichtig bei selten verwendeten Präparaten oder solchen, die neu auf den Markt gebracht worden sind. Jede Dosierung oder Applikation erfolgt auf eigene Gefahr des Benutzers. Autoren und Verlag appellieren an jeden Benutzer, ihm etwa auffallende Ungenauigkeiten dem Verlag mitzuteilen.

# Geleitwort

Wie so viele Bereiche in der Medizin, ist auch die Kopf- und Halschirurgie in den letzten Jahrzehnten einem enormen fortschrittlichen Wandel unterworfen. Die Therapie der Verletzungen beschränkt sich heute nicht mehr darauf, das Überleben des Patienten zu sichern, sie hat sich vielmehr zu einer funktionsbezogenen Chirurgie ausgeweitet. Diese Entwicklung wurde möglich durch Fortschritte auch auf anderen Spezialgebieten wie Neurologie, Ophthalmologie, Kieferchirurgie, Radiologie, Notfallmedizin, Anästhesiologie und Intensivmedizin. Insbesonders schonende Narkoseverfahren, die es ermöglichen, lebenswichtige Funktionen (Atmung, Herz, Kreislauf) exakt zu überwachen, haben zu diesem Wandel der operativen Versorgung mit beigetragen und dem Arzt in den meisten Fällen mehr Zeit für Diagnostik, Planung und Ausführung der Operation eingeräumt.

Ganz ohne Zweifel setzt die Versorgung von Kopf- und Halsverletzungen nach wie vor Geschick und Erfahrung der auf diesem Gebiet tätigen Chirurgen voraus. Ein Optimum an Erfolg wird aber erst durch eine exakte präoperative Diagnostik und eine gute und fruchtbare Zusammenarbeit der durch die Verletzung tangierten Fachgebiete erreicht.

Ein Arzt kann heute nicht mehr davon ausgehen, daß er alle Verletzungsfolgen im Kopf- und Halsbereich alleine beherrscht. Wichtige Organe (ZNS, Auge, Ohr, Nase, Kauapparat, HWS etc.) mit ihren Funktionen würden außer acht gelassen oder nur unvollständig berücksichtigt werden. Deshalb erfordert ein solch funktionsträchtiger Körperbereich bei der überwiegenden Zahl der Verletzten eine vertrauensvolle Zusammenarbeit. Dieses notwendige „Teamwork" setzt aber wiederum voraus, daß der erstbehandelnde Arzt die Verletzungsfolgen richtig erkennt und den zuständigen Spezialisten einschaltet – und dies nicht erst, wenn irreparable Störungen durch Versäumnisse bei der Erstversorgung eingetreten sind.

Eben darum geht es dem Herausgeber dieses Buches, Prof. Dr. med. Dr. med. dent. Wolfram Richter. Zu oft mußte er während seiner langjährigen klinischen Tätigkeit erleben, daß in Diagnostik und Therapie Fakten geschaffen wurden, die entweder überhaupt nicht mehr oder nur noch unter großem operativem Aufwand zu beheben waren, weil benachbarte Fachgebiete nicht zusammenarbeiteten.

Im vorliegenden Buch wird die Diagnostik der Kopf- und Halsverletzungen aus der Sicht verschiedener Fachrichtungen behandelt. Dazu gehören u. a. Beiträge aus der Ophthalmologie, Radiologie, Anästhesiologie und Intensivmedizin, der Neurologie, Hals-Nasen-Ohren-Heilkunde und der plastischen Gesichtschirurgie. Den ausführlichen Abhandlungen sind zur raschen Orientierung wertvolle Checklisten vorangestellt. Der Herausgeber selbst hat seine großen Erfahrungen auf dem Gebiet der Traumatologie mit eingebracht, wobei ihm seine Ausbildung zunächst in der Zahnheilkunde und darauf aufbauend dann in der Oto-Rhino-Laryngologie sowie der plastischen Chirurgie im Kopf- und Halsbereich zugute kam. Dieses Buch über die Diagnostik von Kopf- und Halsverletzungen wird wohl für lange Zeit ein Standardwerk bleiben, das jeder Arzt studieren und ständig zur Hand haben sollte, wenn er sich mit Traumen in diesem Bereich befassen muß.

Würzburg, im Juli 1992
*Walter Kley*

# Vorwort

Das interdisziplinäre Denken wurde mit der Inbetriebnahme der Kopfkliniken gefördert. Die räumliche Nähe einzelner Krankenhäuser brachte einen regen Gedankenaustausch. Es bildeten sich Arbeitsgruppen, etwa zur Schädelbasischirurgie oder den Orbitaerkrankungen. In diese Entwicklung wurde auch die Traumatologie des Kopfes einbezogen. Es zeigte sich jedoch sehr bald, daß die Literatur zur klinischen Symptomatologie und zur diagnostischen Strategie weit verstreut und uneinheitlich war. Aus dem Gedanken des Kopfklinikums, den Professor Dr. H.-L. Wullstein in Würzburg erstmalig verwirklichte, erwächst somit die Idee zu diesem Buch.

Die fachlichen Grundlagen bilden die klinischen und operativen Erfahrungen meines hochverehrten Lehrers Herrn Professor Dr. Walter Kley, die sich in seinem fundamentalen Referat zur „Unfallchirurgie der Schädelbasis und der pneumatischen Räume" aus dem Jahre 1968 so eindrucksvoll niederschlugen. Ausgehend von diesem Referat förderte Walter Kley ständig und in allen Jahren das Wissen um die Diagnostik und die operative Technik mit dem Ziele einer stets aktuellen Behandlung kopfverletzter Patienten. Bei allen Fortschritten der apparativen Ausrüstung geriet die Bedeutung der klinischen Symptomatologie nie in Vergessenheit. So wurden die Daten zu diesem Buch derartig umfangreich, daß sich die Abhandlung zur Therapie zwangsläufig in knappen Hinweisen erschöpfen mußte.

Wir stützen uns auf weitere bedeutende Werke und Abhandlungen zur Traumatologie: die Bände zu den „Fortschritten der Kiefer- und Gesichts-Chirurgie", herausgegeben von Schuchardt, später von Schwenzer und Pfeiffer, die „Nasenheilkunde" von Marx aus dem Jahre 1949, die „Behandlung der Schädelbasisbrüche" von Boenninghaus aus dem Jahre 1966, die „Chirurgie der Schädelbasisfraktu-

ren", herausgegeben von Voss im Jahre 1936 und die Abhandlung zu den „Unfallverletzungen der Nase, der Nebenhöhlen und der Basis der vorderen Schädelgrube" von Seiferth aus dem Jahr 1954. Auch aus den Nachbargebieten gingen zahlreiche Anregungen und Literaturhinweise in dieses Buch ein.

Die Verletzungen der Kopforgane sind häufig und vielfältig. Die absolute Zahl der schweren Kombinationsverletzungen mit Zertrümmerungen von Gesichtsschädel und Schädelbasis als Folge von Verkehrsunfällen ist rückläufig. Es haben sich die gesetzlichen Regelungen zur Anschnall- und Helmpflicht positiv ausgewirkt. Zunehmend registrieren wir Freizeitverletzungen, wobei das isolierte Organtrauma: Ohr, Orbita, Basis, Gesichtsschädel, etc. stärker in den Vordergrund tritt. Somit hat das Wissen um die klinischen Symptome und die Kenntnis um die Dringlichkeit der Therapie nicht an Bedeutung verloren. Es erscheint angebracht, die klinischen Symptome unter Beachtung neuerer apparativer Techniken zu bewerten. Deren Anwendung und Einsatz am Patienten darf keine Grenzen und Vorurteile zwischen den Fachdisziplinen kennen. Nur im „Konsilium" kann der Arzt alle möglichen, dem Patienten drohenden Komplikationen rechtzeitig erkennen und eine allumfassende Diagnose sichern. Diese wiederum ist Grundlage einer befriedigenden Therapie.

Die Autoren richten ihren Dank an Herrn Dr. med. Seiler, Akademischer Oberrat an der Universität zu Würzburg, für seine zahlreichen persönlichen Mitteilungen zur Funktionsdiagnostik der Kopforgane, an Herrn Professor Dr. med. Hahn, Direktor des Institutes für Nuklearmedizin an der Universität zu Mainz, Herrn Univ.-Doz. Oberascher vom Landeskrankenhaus zu Salzburg und an Herrn Dr. med. Wiedemann, Arzt für Hals-Nasen-

Ohren-Krankheiten in Bergisch Gladbach. Unser besonderer Dank gilt Frau Anke Modniewski aus Gummersbach, für ihre so sachkundige und engagierte Schreib- und EDV-Arbeit zur Fertigstellung des Manuskriptes.

Die Zeichnungen wurden von Herrn Adrian Cornford ausgeführt. Seiner verständnisvollen Bearbeitung vieler Detailfragen gilt unser besonderer Dank. Wir danken allen Mitarbeitern des Georg Thieme Verlages für die Planung, Durchführung und Ausstattung des Buches.

Zu zahlreichen klinischen Fragen, Symptomen und Befunden wird eine Fülle von Spezialuntersuchungen empfohlen. Besonders deutlich zeigt sich dies am Beispiel der zahlreichen Verfahren zur Untersuchung der Sinnesorgane: Hör- und Gleichgewichtsorgan, Auge und Geruchssinn. Ähnliches gilt für Stimme und Sprache. Diese Methoden im einzelnen wie auch in ihrer Gesamtheit darzustellen, ist Anliegen und Aufgabe der Handbücher, Monographien und Kongreßberichte. Unser besonderes Anliegen ist es, die Verletzungen einerseits in einer für den Anfänger wichtigen, praktisch und klinisch relevanten Symptomatologie darzustellen, andererseits dem fachfremden Kollegen, der sich im Alltag mit dem Trauma des Kopfes und Halses zu befassen hat, Gelegenheit zu geben, „über den Zaun zu schauen". Diesem Erfordernis dienen vor allem die Checklisten. Um im letztgenannten Sinne eine ausreichende Einsicht zu fördern, werden wichtige anatomische, pathomorphologische und funktionelle Aspekte den Techniken der Untersuchungen in den Einzelkapiteln vorangestellt.

Gummersbach, im Juli 1992
*Wolfram Christian Richter*

# Inhaltsverzeichnis

# 6 Mittelgesichtsfrakturen . . . . . . . . . . . . . . . . . . . . . . . . . . . . . . 165

# 7 Kehlkopf, Rachen, zervikale Trachea ........................... 211

# 1 Allgemeine Verletzungslehre

# Verletzungen von Knochen, Knorpel und Zähnen

### Biomechanik der Frakturen, Frakturformen

Versagen äußere und innere Kompensationsmechanismen gegenüber einer einmalig, plötzlich und von außen auftreffenden Gewalt, kommt es zu Knochen- und Knorpelbrüchen. Äußere Kompensationsmechanismen sind die dämpfende Wirkung deckender Weichteile oder die Ausweichbewegungen über Gelenke: so z. B. das Zurückfedern des Kopfes in den Gelenken der Halswirbelsäule oder das Abgleiten des Kehlkopfes in den Haltebändern zur Schädelbasis. Innere Kompensationsmechanismen stellen elastische Bindegewebsstrukturen dar, die über ein gewisses Maß der Verformbarkeit hinaus der einwirkenden Kraft keinen weiteren Widerstand entgegensetzen können. Brüche an gesunden Knochen sind traumatische Frakturen; Brüche an zuvor erkrankten Knochen (Tumore) sind pathologische Frakturen.

Bei einer direkten Fraktur bricht der Knochen am Ort der Krafteinwirkung. Direkte Gewalt sind Schlag, Stoß und Schuß. Der indirekte Bruch bildet sich fernab unter Einfluß einer Hebelwirkung. Indirekte Kräfte und Mechanismen sind Biegung, Scherung und Drehung sowie Stauchung und Abriss. Zumeist sind eine Massenbeschleunigung oder eine Massenabbremsung dynamische Komponenten, die einen Bruch nach sich ziehen. Eine rein statische Krafteinwirkung ist selten.

Die Gewebetoleranz gegenüber traumatisierenden Kräften berechnet sich aus physikalischen Größen und ist abschätzbar aus der biologischen strukturellen Architektonik des Knochens. Die physikalischen Größen sind Geschwindigkeit, Masse, Zeit und Fläche. Die Geschwindigkeit geht in 2. Potenz in die Energiegröße der dynamischen Verformung ein ($E = 1/2\ mv^2$). Diese Formel erklärt die schwere Gewebszerstörung bei vergleichsweise niedrigen Geschwindigkeiten. Aufprallgeschwindigkeiten werden im Auto durch Dreipunktgurte oder Airbag vehement aufgefangen. Unter langsamer Krafteinwirkung kann eine Dehnungsverfestigung des Knochens wirksam werden. Durch kristalline Umlagerung widersteht der Knochen einem Dehnungsmaximum bis zu einem Toleranzwert. Dieser ist bei kurzer Ein-

wirkzeit früher erreicht. Breitflächige Deformationskörper führen effektiv zu einer Lastverteilung, zusätzlich wirkt sich eine deutlichere Bremswirkung durch deckende Weichteile aus. Anschaulich wird diese Tatsache bei Betrachtung moderner Innenausstattung der heutigen Kraftfahrzeuge. Breitflächige, kantenlose und abgerundete Amaturen werden eingebaut.

Die physiologische Festigkeit des Knochens wird im Sinne einer mathematischen Größe als „Spannung" bezeichnet. Je nach der Vektorrichtung einwirkender Kräfte tritt sie auf in Form von Druck-, Zug- und Biegespannung. Biegungsbrüche sind die häufigste Bruchform an den Extremitäten. Bei einer konstanten Biegelast, d. h. einem direkten Stoß auf den Knochen, weist ein Röhrenknochen auf der Konkavität Druckspannung und auf der Konvexität längsgerichtete Zugspannung auf. In der Zone der neutralen Faserschicht gleichen sich beide aus, die Spannungen streben gegen Null. Die Zugfestigkeit ist stets kleiner als die Druckfestigkeit (Festigkeit = die höchste absorbierte Spannung). Somit dringt bei Biegungsbrüchen die Fraktur an der Konvexseite in den Knochen ein. Auf der Konkavseite kann ein Biegungskeil ausgebrochen sein. (Abb. **1a**).

Ein direkter Biegungsbruch (Bruch an der Stelle der Gewalteinwirkung) kann sich ausbilden, wenn der Knochen beidseits einer Kraftzone durch Lagerung bzw. Fixierung abgestützt ist (s. Unterkiefermedianfraktur, Abb. **1b**). Zu indirekten Biegungsbrüchen (Bruchspalt fernab) kommt es bei einseitiger Lagerung bzw. Fixierung (s. Mittelgesichtsfraktur, Collumfrakturen des Unterkiefers, Abb. **1c**, Abb. **6.13**). Der Bruch tritt am Ort der maximalen Zugspannung (d. h. an der konvexen Biegeseite) in die Oberfläche des Knochens ein und durchsetzt das Massiv quer, schräg oder unter Aussparung eines sog. Biegungskeils (Becker u. Austermann 1981).

Wohl unter gleichzeitiger Einwirkung von Schub- und Zugspannung ereignen sich Stauchungs- und Abscherfrakturen. Ein indirekter Stauchungsbruch (Kompression in der Längsachse des Knochens) ist die Kapitulum-

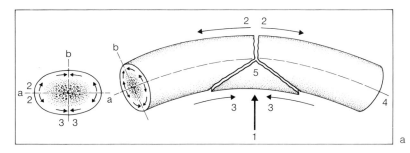

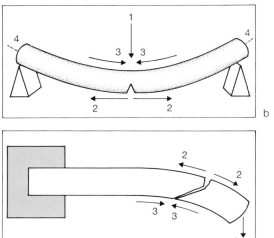

Abb. 1.**1a–c** Biegungsbrüche **a** Entstehung einer Biegungsfraktur (als direkter Bruch). Der Knochen bricht am Ort der Gewalteinwirkung. Es bildet sich ein Biegungskeil, die Diastase liegt primär in der Zone der größten Zugspannung (Dehnungsseite). Spannungskräfte entstehen dreidimensional: in der Längsachse und zirkulär (nach Ruedi u. Heim 1986) **b** Entstehung einer Biegungsfraktur (als direkter Bruch bei beiderseitiger Lagerung und ohne Biegungskeil). Der Bruch tritt an der konvexen Oberfläche (Dehnungsseite mit maximaler Zugspannung) in die Knochenoberfläche ein **c** Entstehung einer Biegungsfraktur (als indirekter Bruch bei einseitiger Lagerung). Die Zone der maximalen Zugspannung liegt abseits des Ortes der Gewalteinwirkung
1 = einwirkende Kraft, 2 = Zugspannung (Dehnung), 3 = Druckspannung (Stauchung), 4 = neutrale Faserschicht, 5 = Biegungskeil

fraktur des Unterkiefers. Sie ereignet sich jedoch selten, bedingt durch die extreme Druckfestigkeit einer starken Kompakta. Bei Abscherbrüchen wirken zwei entgegengesetzt gerichtete Kraftvektoren in Distanz zueinander ein und erzeugen Schubspannung (Abb. **1.2**).

Durchsetzt nur ein zarter Haarriß den Knochen, wird von einer Fissur gesprochen. Der unvollständige Bruch (die Fraktur erschöpft sich im Knocheninneren) trägt die Bezeichnung Infraktion. Bei Infraktionen bleibt die Kontinuität des Knochens teilweise erhalten. Die Grünholzfraktur tritt als Knochenfissur im Kindesalter auf. Ein starker , dehnbarer Periostmantel wirkt einer meßbaren Knochenverschiebung entgegen.

Der Zusatz kompliziert (offen,perforierend) wurde eingeführt, um die Zerstörung der deckenden Weichteile und die dadurch verursachte erhöhte Infektionsgefahr aufzuzeigen.

Klinisch ist folgende Einteilung offener Brüche von Bedeutung (Baumgartl u. Mitarb. 1975):

1. Grad: Durchspießung von innen nach außen (kleine Hautwunde);
2. Grad: Verletzung von außen nach innen mit Haut- und Muskelkontusion (große Hautwunden);
3. Grad: Ausgedehnte Haut-, Weichteil-, Nerven- und Gefäßzerstörung.

Deckende Weichteile sind nicht nur das äußere Integument, sondern auch Schleimhäute, die (teils nicht sichtbar) Knochenoberflächen anhaften. Dies trifft besonders für die von Schleimhaut überdeckten Anteile der Rhino- und Otobasis zu. Sie werden als indirekt offene Brüche bezeichnet.

Unterkieferfrakturen sind dagegen zumeist mit Verletzungen der Gingiva verbunden. Zahnfleischverletzungen haben als Ein-

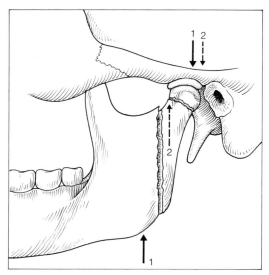

Abb. 1.2 Frakturmechanik der Abscherung und Kompression (Stauchung) am Beispiel des Unterkiefers. Die Pfeile (1−1) haben einen größeren horizontalen Abstand als die gestrichelten Pfeile (2−2). Gegenläufige Kraftvektoren in Richtung der Pfeile (1−1) führen zur Abscherung, Kraftvektoren in Richtung der Pfeile (2−2) zur Kompression in Knochenlängsrichtung (z. B. Kapitulumfraktur).

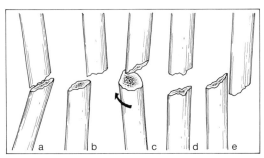

Abb. 1.3a−e Formen der Frakturdislokation **a** ad axim; **b** ad latus; **c** ad peripheriam; **d** ad longitudinem (cum distractione); **e** ad longitudinem (cum contractione)

trittspforte für Infektionen keine übermäßige Bedeutung.

Je nach Verlauf der Bruchlinie zur Knochenachse werden Quer-, Schräg- und Längsbrüche unterschieden. Dünne Knochenlamellen des Gesichtes können splittern, Schußverletzungen führen zu ausgedehnten Defektbrüchen; Kompressionsbrüche bilden sich aus, wenn ein Knochen in seiner Längsachse bela-

stet, also gestaucht ist. Dieser Mechanismus trifft für alle Oberkieferbrüche zu.

Eine von kaudal gegen den aufsteigenden Unterkieferast wirkende Gewalt führt zu Kompressionsbrüchen der Kiefergelenke (Abb. **1.2**).

Bedingt durch die äußere Gewalteinwirkung wie auch unter Einfluß von Muskelzügen bilden sich Verlagerungen der Knochenfragmente aus: Dislokationen.

Man unterscheidet folgende Knochendislokationen (Abb. **1.3**):

− Dislocatio ad axim (Abknickung der Längsachse, die Fragmente stehen in einem Winkel zueinander);
− Dislocatio ad latus (seitliche Verschiebung);
− Dislocatio ad peripheriam (Drehung um die Längsachse).
− Dislocatio ad longitudinem (Verschiebung in der Knochenlängsachse);
  a) cum contractione (Gegeneinanderverschieben der Fragmente);
  b) cum distractione (Fragmente stehen im Abstand zueinander);

## Knochenbruchheilung

Die Heilung eines Knochenbruches zielt auf die komplette Wiederherstellung der anatomischen Kontinuität sowie auf die funktionelle Rehabilitation.

Zumeist ist die Knochenbruchheilung „sekundär", ein Kallus überbrückt die Bruchenden. „Primär" ist sie, wenn vermehrt Knochen unmittelbar neu gebildet wird (Abb. **1.4a**). Diese Situation ist nur unter den besonderen Voraussetzungen einer idealen Kompressionsosteosynthese zu erreichen. Ideal bedeutet: genaue Reposition, axialer Druck (Kompressionsosteosynthese) und absolute Ruhigstellung. Die primäre Knochenbruchheilung hat 2 Varianten: Kontaktheilung und Spaltheilung.

Werden die Frakturenden mit einer Kraft von 100−200 kg/cm$^2$ komprimiert, tritt Kontaktheilung ein. Histologisch differenzieren sich für diesen Fall Mesenchymzellen aus den Haversschen Kanälen und formieren sich zu Osteoblasten und Osteoklasten: entstehende Osteone durchsetzen „primär" den

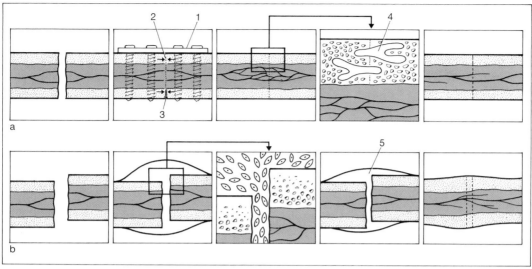

Abb. 1.**4a** u. **b**    Formen der Knochenbruchheilung
**a** Primäre Knochenbruchheilung (direkte Heilung): unmittelbar unterhalb der Platte ist die Kortikalis komprimiert: Kontaktheilung. An der plattenfernen Kortikalis ist die Adaptation weniger intensiv: Spaltheilung. In beiden Fällen erfolgt die Verfestigung der Fragmente durch in Längsrichtung vorwachsende Osteone, ohne Bildung eines Frakturkallus
1 = Kompressionsplatte, 2 = Kontaktheilung, 3 = Spaltheilung, 4 = Osteone
**b** Ablauf der sekundären Knochenbruchheilung (indirekte Heilung): interfragmentäres Hämatom, Granulationsgewebe, fibröser Vorkallus (5)

Frakturspalt und gestalten einen neuen lamellären Knochen. Fehlt an den Bruchenden die
osteoklastische Resorption wird von Kontaktheilung gesprochen. Überbrücken Osteone einen geringen , durch Resorption hervorgerufenen Spalt, trat Spaltheilung ein. Kompres-
sionsosteosynthesen werden im Gesichtsschädel am Unterkiefer wie auch am Mittelgesicht
vorgenommen. Anatomische und biomechanische Besonderheiten führen dort zu einem Nebeneinander von Kontakt- und Spaltheilung
sowie sekundärer Heilung.

Letztere nimmt ihren Ausgang von einem subperiostal und zwischen den Bruchenden sich lagerndem stabilen Hämatom. Stets
heilen Brüche bei nur geringster Instabilität
„sekundär" (Abb. **1.4b**). Über einen Zustand
der Hyperämie mit Exsudation und zellulärer
Durchwanderung (aseptische Entzündung)
formieren sich Mesenchymzellen. Mikro- und
Makrophagen resorbieren das Gerinnsel und
bilden Granulationsgewebe („Granulations-
kallus"). Dieser Vorgang vollzieht sich zentral,
um die eröffneten Markräume, wie auch peripher, subperiostal. Osteoklasten bauen nekro-

tischen Knochen ab, es kommt zunächst zur
Spaltverbreiterung. Diese ist vielfach auch
röntgenologisch erkennbar. Schließlich durchziehen kollagene Fasern das Granulationsgewebe und „verspannen" die Fragmente (Pauwels 1965). Man spricht von fibrösem Vorkallus. In dieser Phase sind die Fragmente gegeneinander beweglich (6.–12. Tag.) Daraus entsteht durch Osteoidbildung der Osteoidkallus,
in welchen die anfänglich durch die Entzün-
dungsazidose freigesetzten und liegengeblie-
benen Mineralien aufgenommen werden können. Es hat sich zu diesem Zeitpunkt ein
geflechtähnlicher Knochen aufgebaut (12. bis
21. Tag). Dabei wird der periostale Kallus stärker als der enostale gebildet. Durch nun ein-
tretende funktionelle Beanspruchung formiert
sich der originäre, lamelläre Knochen, wobei
sich die ursprüngliche Architektonik der trajektoriellen Gliederung der Spongiosa in
Druck- und Zugsegmente gestaltet.

Experimente im Rahmen der Kompressionsosteosynthese zeigen, daß Druckkräfte
die Heilung fördern, entgegengesetzt wirkende Zug- und Scherkräfte diese hemmen.

Im letzteren Falle bleibt der Spalt nur fibrös durchbaut, die Remineralisierung fehlt (Pseudarthrose). Zur Pseudarthrose kommt es, wenn bei mangelhafter Fragmentfixierung ein gewisses Ausmaß der Beweglichkeit überschritten ist. Spongiöser Knochen heilt schneller als kompakter.

Natürlich bestimmen auch individuelle Faktoren den Ablauf der Heilung. In höherem Alter sind Stoffwechselaktiviäten herabgesetzt. Durchblutungsstörungen und Strahlenbelastung mindern die regenerative Potenz des Knochens. Im allgemeinen ist der Knochen nach 3−4 Wochen bei Palpation „federnd fixiert". Eine Gefahr zur erneuten Dislokation besteht zu diesem Zeitpunkt nicht mehr: man tastet den periostalen Kallus. Im Röntgenbild ist der Spalt zu diesem Zeitpunkt noch deutlich sichtbar, die Remineralisierung ist noch nicht vollzogen. Anfänglich kann das Röntgenbild auch einen verbreiterten Frakturspalt aufweisen, beruhend auf dem initialen Abbau zugrundegegangenen Gewebes.

### Schädel- und Schädelbasisfrakturen

Die Brüche des Schädels lassen sich unter klinischen Gesichtspunkten in Frakturen der Konvexität, der Schädelbasis und des Gesichtsschädels unterteilen. Basisfrakturen werden topodiagnostisch getrennt in frontobasale, laterobasale und mediobasale Brüche.

Bei den Kalottenfrakturen ist der lineare Spaltbruch die wohl häufigste Form. Oftmals ist der Basisbruch auch die Fortsetzung des linearen Kalottenbruchs. Verläuft letzterer über die temporale Region, besteht die Gefahr einer Zerreißung des A. meningea media (s. auch S. 21). Unter Berücksichtigung der verschiedenen Parameter einer einwirkenden Kraft (Kraftvektor, Aufprallfläche) werden Berstungsbrüche von Biegungsbrüchen unterschieden (s. auch S. 42, 100).

Berstungsbrüche sind die Folge einer breitflächig, mit mittlerer Geschwindigkeit auf einen größeren Querschnitt auftreffenden Gewalt.

Seltenere Biegungsbrüche bilden sich unter Einfluß einer umschriebenen, kleinflächig und mit hoher Geschwindigkeit einwirkenden Kraft. Häufig bricht nur die Lamina interna. Leicht kann dieser Bruch auf konventionellen Röntgenbildern übersehen werden. Ehemals wurde eine übermäßige Sprödigkeit der Lamina interna angenommen: man nannte sie Tabula vitrea, die Glastafel. Offenbar ist aber die Mechanik der Impression allein als Erklärung ausreichend. An umschriebener Stelle werden Knochenaußenfläche auf Druck und die Knocheninnenfläche unter Zug belastet. Man weiß, daß die Zugfestigkeit geringer ist als die Druckfestigkeit (s. S. 2). Somit wird die nach innen konvex durchgebogene Lamina interna zuerst oder allein brechen.

Erwähnung bedarf die Unterscheidung in Impressions- und Depressionsbrüche. Bei Impressionsbrüchen ist ein Stückfragment in seiner Gesamtheit, parallel zur äußeren Kalottenschicht, dura- und hirnwärts disloziert. Im Falle der Depressionsbrüche dagegen sind einzelne Fragmente pyramidenförmig gegen das Schädelinnere verlagert und haben regelmäßig Hirnverletzungen zur Folge. Es besteht eine absolute Operationsindikation (Baumgartl u. Mitarb. 1975, Abb. **1.5.**)

Brüche bilden sich an vorgegebenen Schwachpunkten als Folge einer traumatischen Verformung. Sie zeigen einen typischen und häufig wiederkehrenden Verlauf. Betrachtet man eine präparierte Schädelbasis unter durchscheindem Licht, wechseln starke und dicke Pfeiler mit teilweise papierdünnen Lamellen. Die Pfeiler lassen sich zusammenfassen als 1 Längsbalken und 2 Querbalken. Letztere liegen in den Grenzzonen der Schädelgruben. Der mediane Längsbalken beginnt an der Sella, zieht hinab über den Clivus, umkreist das Foramen occipitale magnum, steigt hoch im Sulcus sagittalis und bildet am Schädeldach den verstärkten Sagittalbogen. Dieser endet an der Crista frontalis, bzw. der Crista galli. Von hier an ist der Bogen von der Siebbeinplatte und der Hypophysengrube unterbrochen. Den hinteren Querbalken bilden die mediane und laterale Basis der Pyramiden, die von einer Querleiste des Sulcus sinus transversi verspannt werden. So erscheinen die Pyramiden selbst zwischen diesen Streben und Pfeilern nur in die Basis „eingelegt". Der vordere Querbalken findet sich an der ventralen Grenze der mittleren Schädelgrube und steigt seitlich in 2 Schenkeln zum Os frontale und Os parietale auf. Zwischen den Balken liegen in der Tiefe der Schädelgruben Schwachstellen, die Prädilektionsstellen der Basisbrüche dar-

Abb. 1.**5** Entstehung eines Berstungsbruches (indirekter Bruch) an der Kalotte: Die Berstung ist eine Sonderform der Knochenfraktur an der Kalotte und der Schädelbasis. Bei temporaler oder bitemporaler Kompression liegt die Längsrichtung der Kalottenfraktur im Verlauf der Meridiane, fernab der Gewalteinwirkung (nach Koslowski u. Mitarb. 1987). Kleines Bild: direkte Fraktur der Schädelkalotte. Impressionsbruch. Ein Stückbruch ist in toto hirnwärts disloziert (die Gewalteinwirkung −1− ist umschrieben).
1 = Gewalteinwirkung,
2 = Äquator, 3 = Meridiane,
4 = Berstungsbruch;
5 = Berstungsbruch bei bifrontaler Kompression,
6 = Dura mater

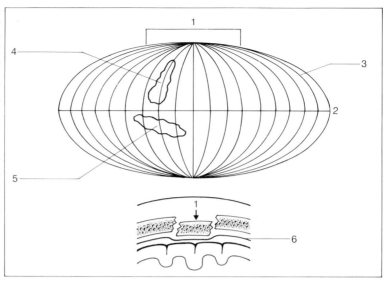

stellen. Diese Prädilektionsstellen werden in den einzelnen Kapiteln besprochen.

Ein Knochendefekt über 2 mm, angrenzend an die pneumatischen Räume, heilt nur bindegewebig. Tierexperimentell wurde der Spontanverschluß eines Basisdefektes durch bindegewebige Überbrückung nachgewiesen (Kessler u. Kascherus, 1981). Selbst dieser Vorgang kann gestört sein, da das innere Schädelperiost zur Duramater umgebildet ist und die Dura zu den bradytrophen Geweben des Körpers mit langsamer Heilung zählt (Kley 1966). An der Dura mater encephali können zwei Schichten unterschieden werden. Eine Lamina externa ist dem embryonalen Endokranium, der inneren Periostschicht zuzuordnen. Die Lamina interna entspricht der eigentlichen Dura mater. Beide Schichten bilden jedoch eine kompakte Bindegewebsstruktur. Lediglich an der intrakanalikulären Verlaufsstrecke des N. opticus besteht eine lockere Trennung (Lang 1981). Bei nur geringer Breite des Frakturspaltes schieben sich Leptomeninx und keimbesiedelte Schleimhaut gegeneinander vor. Ein Vorgang, der vor allem an der Frontobasis (bei auch im Erwachsenenalter sich häufig ereignenden Rhinosinusitiden) zur Meningitis führen kann. Ebenso mag Luft über die Knochen-Dura-Lücke nach intrakraniell (intrazerebral und intraventrikulär) ge-

langen. Besteht ein „Ventilmechanismus" kann die Luft nicht entweichen. Es bildet sich der Pneumocephalus, wiederum mit Gefahr der Meningitis, Enzephalitis oder des Hirnabszesses. Bei Linkshändern bleiben Enzephalitis und Hirnabszeß lange symptomlos.

Kopfschwartenwunden durch Stich, Schnitt, Quetschung oder Zerreißung können mit Gewebeverlusten einhergehen, so daß lokale Lappenplastiken notwendig werden. Stets ist der Knochen auf seine Unversehrtheit zu kontrollieren. Über Kopfschwartenvenen stellen sich, vor allem bei Gewebenekrosen, in die Tiefe fortschreitende bedrohliche Infektionen ein. Subgaleale Hämatome breiten sich, oftmals verzögert, zwischen Kopfschwarte und Perikranium aus. Hygrome sind subgaleale Ergüsse von Liquor im Kindesalter. Der Liquor tritt über Knochenfissuren, Verletzungen von Dura und Arachnoida zur Oberfläche.

Basisbrüche werden auch im Kindesalter häufig gemeinsam mit Brüchen der Konvexität angetroffen. Die Heilung von Knochenfissuren benötigt im Kindesalter dank der hohen osteoplastischen Regeneration von Galea und Dura 4−5 Monate, bei Erwachsenen ca. 1 Jahr. Der kindliche Knochen ist grundsätzlich nachgiebiger und elastischer verformbar. Die Dura öffnet sich im Frakturfall leichter, da die Haftung zur Tabula interna intensiver ist.

Im Kleinkindesalter kann die Besonderheit der wachsenden Fraktur beobachtet werden. Nach Einzelbeobachtungen treffe der Entstehungsmechanismus auch auf den ausgewachsenen Schädel zu. Im Falle einer wachsenden Fraktur heilt der Bruch nicht aus, er verbreitert sich im Ablauf von Monaten zusehens. Das pathologische Substrat sind Druckatrophien der Knochenränder, hervorgerufen durch intrakranielle Pulsationen und Ausbildung einer Leptomeningealzyste. Mit der Fraktur reißt die Dura, ein umschriebenes Hirnareal ist gequetscht. Zunächst stehen die Knochenränder gegeneinander, strangulieren jedoch Periost, Dura und Arachnoidea. Die Durchblutung ist gestört, eine Knochenheilung bleibt aus, es bildet sich in dem Interponat eine Liquorzyste, die sich unter Einfluß der Hirnpulsation vergrößert und den Knochen abbaut.

### Knorpelverletzungen (spez. Septumknorpel)

Die Verletzungen des Knorpels, dabei besonders des Septumknorpels (hyaliner Knorpel), führen zu dessen Verkrümmung, da das Spannungssystem der Binnenstrukturen gestört ist (Frey, 1967). Zugspannung der Knorpelaußenschicht und Expansionskraft einer Knorpelinnenmatrix fügen sich zu einem Gleichgewichtszustand („interlocked stresses"). Die „Balance" des Knorpels ist histologisch zu erklären, da die Knorpelzellen ein regelmäßiges Verteilungsmuster zeigen. Zellen an einer äußeren Schicht reihen sich parallel der Oberfläche, Zellen einer inneren Region liegen eher vertikal dazu, sind größer und runder. Weist der Knorpel Haarrisse oder Infraktionen auf, biegt er sich mit der Konkavität zur nicht verletzten Seite. Dieses Aufbiegen unterbleibt, wenn es gelingt, die Infraktur operativ (durch Knorpelschnitte) in eine komplette Fraktur überzuführen.

### Zahnfrakturen

Intraalveolär frakturierte Zähne können bei erhaltener Vitalität der Pulpa durchaus in ihrem Alveolenbett erhalten werden. Die Heilung nimmt ihren Ausgang sowohl von der Pulpa wie auch von der Wurzelhaut. Sie vollzieht sich nach Hämatombildung als bindegewebige Anlagerung beider Strukturen. Sekundärdentin bildet sich nur in geringem Ausmaß, so daß ein Durchbau mit Hartgewebssubstanzen fraglich ist. Ein luxierter Zahn hat gute Einheilungsbedingungen durch die Revaskularisation der zarten, über der Zementoberfläche erhaltenen, Wurzelhaut. Ein Vitalerhaltung der Pulpa ist dagegen nur bei sehr weitem (jugendlichen) Foramen apicale beobachtet worden (s. auch S. 208).

### Klinische Frakturzeichen

Im Ablauf der klinischen Untersuchungen werden sichere Frakturzeichen von unsicheren Symptomen unterschieden.

### Sichere Frakturzeichen

Dislokation, abnorme Beweglichkeit und Krepitation zählen zu den „klassischen Zeichen" der Fraktur. Sie sind zu prüfen bei den klinischen Grunduntersuchungen der Inspektion und Palpation. Es erscheint sinnvoll, in diesem Bereich auch die spezifischen „Kardinalsymptome" einzelner Verletzungsareale einzuordnen, so die Rhinoliquorrhoe und den Pneumozephalus nach einem frontobasalen Trauma.

Die Dislokation ist in vielen Fällen erst nach Rückgang der Schwellung und Resorption von Hämatomen zu erkennen. Sie zeigt sich deutlich bei den Impressionen der Stirnhöhlenvorderwand oder des Jochbeines, die zur Abflachung des Obergesichtes oder des lateralen Mittelgesichtes führen. Die Verlängerung des Oberkiefers mit Einsattelung der Nase ist Folge einer schweren Dislokation des zentralen Mittelgesichtes.

Ein wichtiges Dislokationssymptom aller, die Zahnreihe direkt oder indirekt wie auch den zahntragenden Alveolarfortsatz treffende Brüche, ist die Okklusionsstörung. Unter Okklusion wird die Verzahnung von Ober- und Unterkiefer verstanden. Sie tritt auf als Normokklusion und Malokklusion. Häufige traumatisch verursachte Malokklusionen sind Stufenbildung, frontal offener Biß und seitlich offener Biß (s. Unterkieferfraktur). Eine abnorme Beweglichkeit läßt sich besonders bei den Mittelgesichtsfrakturen nur dann feststellen, wenn Fragmente nicht ineinander verkeilt sind. Am Unterkiefer ist die Prüfung eher, vorsichtig und schonend, durchzuführen. Als Krepitation wird ein Reibegeräusch bezeichnet, welches bei Bewegung der Fragmente gegeneinander auftritt. Diese Untersuchung wird im Kopfbereich unterlassen, sie ist schmerzhaft, Blutungen, erneuter Liquorfluß oder Nervenläsionen müssen befürchtet werden.

### Unsichere Symptome

Hierzu zählen Schmerzen,Schwellungen, Hämatome und die Functio laesa. Schmerzen lassen sich durch Druck auf den Frakturspalt provozieren oder verstärken.Fehlt der Druckschmerz ist eine Fraktur dieser Region wenig wahrscheinlich. Ebenso sind Prellungen und Kontusionen druckempfindlich. Wichtig ist der Stauchungsschmerz, welcher z. B. bei Druck auf das Kinn ausgelöst wird und sich bei entsprechender Frakturlokalisation in den Kieferwinkel- oder Kiefergelenksbereich projiziert.

Weichteilschwellungen und Hämatome treten über dem Gesichtsschädel deutlich und anhaltend auf. Sie können auch diskret sein, etwa über dem Mastoid oder über dem Schildknorpel. Sie sind die Folge von Periostzerreißungen und Gewebszertrümmerung umgebender Weichteile, begleitet von Ödembildung. Hämatome am Ort der Gewalteinwirkung finden sich auch bei Prellungen, d. h. ohne Fraktur. Dagegen verweisen Hämatome fernab zumeist auf eine Fraktur dieser „Vasallenregion".

Functio laesa schließlich ist der Überbegriff für alle in den einzelnen Kapiteln abgehandelten Funktionsstörungen: Hör- und Gleichgewichtsstörungen, Fazialisschädigungen, Hyposmie bzw. Anosmie, Artikulationsstörung bei Kieferbewegung, Stimmstörungen, etc.

## Gelenkverletzungen

Gelenkflächen sind von Knorpel überschichtet und von einer bindegewebigen Kapsel umscheidet. Sie werden über anhaftende Bänder gegeneinander stabilisiert. Das Kiefergelenk trägt eine Zwischenscheibe. Je nach Steigerungsgrad werden Kontusionen und Distorsionen von Luxationen und Frakturen getrennt.

### Kontusionen

Knorpel und Diskus werden komprimiert, die Kapsel und der Gelenkbinnenraum bluten ein (Hämarthros). Der Bluterguß dilatiert das Gelenk (das Röntgenbild zeigt eine Verbreiterung), es treten Schmerzen und Schwellungen auf. Im Kieferbereich gesellen sich Bißveränderungen (Artikulations- Okklusionsstörungen) hinzu. Meist heilt die Kontusion ohne Folgen aus. Die Knorpeldecke kann jedoch feine Haarrisse aufweisen. Ein nicht rechtzeitig resorbierter Erguß kann die Kapsel dehnen (Schlottergelenk) oder der Erguß durchbaut sich bindegewebig (Ankylosierung). Beides führt zu einer Functio laesa. Als Spätschaden gilt die Arthropathia deformans. Der Knorpel degeneriert,er schwindet bei regelrechter Belastung zusehends.

### Distorsionen

Sie resultieren aus einer das anatomische Maß übersteigenden Verschiebung der Gelenkflächen, wobei diese unmittelbar in ihre Ausgangslage zurückschnellen. Diese Verletzungsform ist von der schweren Kontusion vielfach nicht zu trennen: Einblutung, Risse der Kapsel- Bandaufhängung, Knorpelinfrakturen, Schwellungen, Schmerzen, Functio laesa.

### Luxationen

Unterbleibt im Ablauf einer Gelenkflächenverschiebung das spontane Rückfedern, kommt es zur Luxation. Der Gelenkkopf tritt aus der Pfanne. Bei der vollständigen Luxation haben die Gelenkflächen ihre natürliche Kontaktzone verloren. Das Typische der unvollständigen Luxation (Subluxation) ist eine

Teilberührung der Gelenkflächen. Völlige Restitution stellt sich bei frühzeitiger Reposition ein.

Im Falle der Luxationsfraktur hat ein gelenknahes Fragment die Kapselhülle durchstoßen. Am Kiefergelenk gelingt eine Reposition bei kleinen gelenknahen Fragmenten nicht immer. Der Bruch kann in Fehlstellung kallös durchbaut werden oder es bildet sich eine Neoarthrose zwischen kleinem und großem Fragment. Dies tritt für den Fall ein, daß das Gelenk während der eigentlichen Heilungsphase funktionell belastet ist. Eine ernsthafte Komplikation stellt die bindegewebige oder gar knöcherne Ankylosierung dar. Vor allem ist diese Gefahr bei noch nicht vollständig abgeschlossenem Knochenwachstum gegeben.

## Weichteilwunden

Mechanische Wunden sind offene Gewebszertrennungen von Haut und Schleimhaut unterschiedlicher Ursache: Schnitt-, Stich-, Schuß-, Biß-, Riß-, Platz- und Quetschwunden.

Am häufigsten sind Riß- und Platzwunden. Als Folge von Verkehrsunfällen treten vielfach alle Hautschichten betreffende Abschürfungen auf, in welche Fremdkörper impaktiert sind. Bei Quetschungen zeigen sich Wunden mit Lappenbildungen, deren Ränder trophisch gestört sind. Die Ablederung ist die massivste Form der Hautquetschung. Haut und Subkutangewebe werden extrem gegen die Unterlage (Periost, Faszie) torquiert, so daß die Vaskularisation unterbrochen ist. Die Ablederung kann total oder partiell unter Erhaltung einer unterschiedlich breiten Hautbrücke sein. Eine Form der totalen Ablederung ist die Skalpierung. Auch die gestielte Ablederung bedarf zumeist der mikrovaskulären Rekonstruktion von Nerven und Gefäßen, um drohende Gewebsnekrosen zu verhindern.

Bißverletzungen des Gesichtes sind vor allem im Kleinkindesalter durch Hundebiß verursacht. Entsprechend der Zähne des Tieres sind unterschiedlich große Quetschungen oder Totalamputationen (Ohrmuschel, Nasenspitze) die Folge. Es werden drei unterschiedliche Verletzungsformen unterschieden (Staindl u. Chmelicek-Feuerstein 1980):

1. Einfache Bißverletzung mit Stichkanälen der Zähne und begrenzter Gewebequetschung.
2. Tiefe Gewebeein- und ausrisse (aber ohne Gewebsverlust) bedingt durch Hakenwirkung der Zähne.
3. Glatte Gewebeabbisse: Nase, Lippe, Ohr.

Hundebißverletzungen werden in Regionen mit guter Durchblutung seltener von Infektionen begleitet; Katzenbisse weisen eine höhere Infektionsrate auf. (Bißverletzungen unter Gifteinwirkung: Kreuzotter, Sandotter, Sandviper sind in dieser Aufstellung nicht berücksichtigt). Stichverletzungen zeigen sich als klaffende, glattrandige, schlitzförmige und unterschiedlich weit in die Tiefe reichende Wunden, die eine Einstichöffnung, einen Stichkanal und bei Körperperforation eine Ausstichöffnung aufweisen (Arbab-Zadeh u. Mitarb. 1977). Durch die Übereinanderlagerung der Weichteile ist der Stichkanal nicht sondierbar. Am Halse können Pharynx und Oesophagus eröffnet sein, die Trachea weicht zumeist dem stechenden Instrument aus. Ist die Trachea dennoch, zumeist punktförmig oder schlitzförmig verletzt, treten Emphyseme des Halses und des Mediastinums auf (s. Kehlkopfverletzungen).

Schnittverletzungen sind klaffende, am Hals zumeist weniger tiefe Hautwunden mit einem keilförmigen Querschnitt, wobei der Wundwinkel flacher oder tiefer, je nach Kraft des schneidenden Instrumentes , verläuft (Bernemann u. Arnold-Schneider 1988). Tiefe Schnittwunden können die oberen Atemwege durchtrennen. In diesen Fällen besteht die akute Gefahr der Aspiration, der Dyspnoe und der Erstickung. Blutungen ergießen sich zumeist aus der Schilddrüse selbst, der Vena jugularis externa oder aus oberen Schilddrüsengefäßen. Die A. carotis und die V. jugularis interna liegen im Schutze des M. sternocleidomastoideus. Bei Öffnung der V. jugularis interna besteht die Gefahr der Luftembolie.

Nach der einwirkenden Noxe werden von diesen mechanischen Wunden thermische, chemische und aktinische Wunden abgegrenzt.

Eine Temperaturerhöhung über 56 °C, dem Koagulationspunkt des Eiweißes, verursacht Gewebsnekrosen. Es werden 3 Stadien unterschieden:

Grad I:   Erythem, Ödem der Epidermis;
Grad II:  Intradermale Blasen und Einzel-nekrosen im Korium;
Grad III: Die Verbrennung überschreitet die Koriumsgrenze. Die Haut ist braun bis schwarz, lederartig; es finden sich Sensibilitätsstörungen.

Nach 2−3 Tagen vollzieht sich der Übergang in die Verbrennungskrankheit, die unter Einwirkung eines toxischen Lipid-Proteinkomplexes steht: Entwicklung einer Sepsis, pulmonale und nephrogene Komplikationen.

Chemische Wunden sind Säure- und Laugenverätzungen. Säure hinterläßt eine Koagulationsnekrose mit Schorfbildung, Laugen wirken stärker in die Tiefe und verflüssigen das Gewebe (Gewebskolliquation).

Aktinische Wunden sind die Folge ionisierender Strahlen (Röntgenstrahlen, nukleare Katastrophe). Langsam entwicken sich Hautnekrosen und gehen in tiefe Ulzera über. Die Tiefenausdehnung erreicht Knochenmark oder innere Organe.

Schuß- und Sprengverletzungen sind in ihrem Schweregrad von der Art des Geschosses, deren Wirkungsweise und dem Aufschlagwinkel auf die Körperoberfläche bestimmt. Unterschieden werden Glattgeschosse (Mantel- oder Infanteriegeschosse), Rauhgeschosse (Splitter- und Sprengmaterial), Nichtmantelgeschosse (Kugel- oder Profilgeschosse mit geringer Durchschlagskraft) und Sekundärgeschosse (Zähne, Knochenteile). Einschußöffnungen sind oft klein; tieferliegende Organe weisen häufig erhebliche Zerstörungen auf. Seitlich des Schußkanals bildet sich eine irreversible Nekrosezone als Folge der Gewebeerschütterung. Dieser wiederum schließt sich ein Areal reversibler Veränderungen (Gewebeazidose und -ödem, Gefäßverschlüsse) an. Die Einschußöffnung zeigt vielfach Hautabschür-fungen, in welche Schmutzpartikel eingelagert sind. Beim Steckschuß verbleibt das Projektil im Körper. Ein absoluter Nahschuß (Waffe aufgesetzt) hinterläßt Riß-Platzwunden sowie unmittelbar subkutan eine Schmauchhöhle durch eingepreßte Gase. Sprengverletzungen bei Explosionen führen (neben Organzerstörungen in unterschiedlicher Schwere) oft allein durch Lungenruptur zum Tode.

## Wundheilung

Die Wundheilung vollzieht sich in 3 Abschnitten: exsudative Phase, proliferative Phase und Phase der Narbenbildung.

Im ersten Stadium kommt es unter dem Bild der exsudativen Entzündung zu Wundoedem und Leukozytenemigration. Jetzt bestehen die typischen Zeichen: Calor, Rubor, Dolor, Tumor. Während der proliferativen Phase formiert sich ein Granulationsgewebe. Ab dem 7. Tag sprossen Fibroblasten aus, es bilden sich Kollagenfasern. Unter zunehmender Wundkontraktion epithelisiert die Wunde vom Rande her. Das Narbengewebe besteht aus Kollagenfasern. Dieses bildet sich ab dem 14. Tag. Über Wochen und Monate gestaltet sich bei zunehmender Schrumpfung und Kontraktion die endgültige Narbe. Unter Überschußbildung von Kollagenfasern kommt es zu Keloiden.

Die Reißfestigkeit einer Wunde ist abhängig vom Ausmaß des Kollagenaufbaus (Hydroxyprolin). Dieser wiederum wird gesteuert von Angebot an Eiweiß und Vitamin C.

Im Ablauf einer p.p.-Wundheilung (per primam intentionem) formiert sich nur ein schmales Zwischenlager von Bindegewebe. Die p.s.-Heilung (per secundam intentionem) hingegen ist charakterisiert durch einen sichtbaren breiten Granulationssaum, der von der Tiefe her den Wundgrund ausfüllt. Die entstehende Narbe ist dann immer breiter.

## Nervenschädigung und Nervenregeneration

Periphere Nerven sind Bündel von Nervenfasern, die von lockerem Bindegewebe, dem Epineurium, umhüllt sind. In diesem Stützgewebe verlaufen die der Ernährung dienenden Gefäße und Lymphbahnen. Die Faserbündel (Faszikel) werden von einem festeren in Lamellen angeordneten Bindegewebe, dem Perineurium, zusammengehalten. Die einzelne Nervenfaser besteht aus dem Achsenzylinder, dem Fortsatz einer Nervenzelle (Axon), und

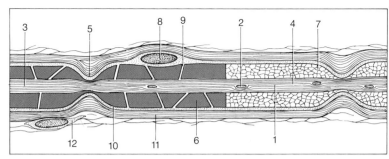

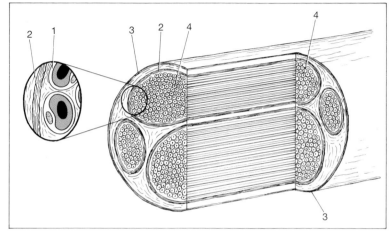

Abb. 1.**6a** u. **b** Aufbau der Nervenfaser und des peripheren Nervs **a** Längsschnitt einer Nervenfaser: mit Axon, Myelinscheide und Neurolemm (Schwann-Scheide). Rechts nach regulärer Fixierung, links nach Entfernen der Fettbestandteile (nach Ham 1969)
1 = Axon, 2 = Mitochondrien, 3 = Neurofibrillen, 4 = Ergastoplasma, 5 = Ranvier-Ring, 6 = Myelinscheide, 7 = Netzwerk von Neurokeratin, 8 = Kern einer Schwann-Zelle, 9 = Inzisur nach Schmidt-Lantermann, 10 = Neurolemm (Schwann-Scheide), 11 = Endoneuralrohr, 12 = Fibroblast des Endoneuriums
**b** Querschnitt eines peripheren Nerven
1 = Endoneurium (Neurit), 2 = Perineurium, 3 = Epineurium, 4 = Faszikel (Neuritenbündel)

der durch Ranvier-Schnürring segmentierten Myelinscheide (Abb. **1.6a** u. **b**).

Eine Nervenfaser kann regenerieren, solange sie mit ihrem nutritiven Zentrum, also der Nervenzelle, in Verbindung steht (Wallersches Gesetz). Dadurch ist die außerordentliche hohe Regenerationsfähigkeit des peripheren Nerven, auch noch nach Jahren der Schädigung, erklärbar. Eine Spontanregeneration ist dann ungestört, wenn die aus dem proximalen Stumpf vorwachsenden Axone die Schwann-Zellen als Leitstrukturen benutzen können.

Nach der Schädigung einer Nervenfaser mit Zerstörung des Axons lassen sich rasch Veränderungen am Zelleib nachweisen, die auf eine massive Veränderung des Zellstoffwechsels zurückzuführen sind. Am proximalen Stumpf der Nervenfaser bilden sich annähernd 2 Tage nach einer Nervdurchtrennung die axonalen Endkolben, die die Regeneration einleiten.

Die Veränderung an der Zelle selbst ist die Chromatolyse. Sie ist als Hypertrophie der Nervenzelle beschrieben oder wurde ehemals als „primäre Reizung" bezeichnet (Nissl, 1890, zit. in Kreuzberg 1981). Die Chromatolyse zeigt sich als erhöhte Proteinsynthese und enzymatische Aktivitätszunahme. Elektronenmikroskopisch vermehren sich u. a. endoplasmatisches Retikulum, freie Ribosomen und Mitochondrien. Die Aktivitätszunahme wird offenbar ausgelöst durch das nun fehlende „Signal" normalerweise retrograd zur Synapse wandernder Substanzen (Kreuzberg 1981). Ebenso stellt sich eine augenfällige Aktivität der perineuralen Mikrogliazellen ein.

Am peripheren Teil der Nervenfaser kommt es zu einer tiefgreifenden Umwandlung, der sog. Wallerschen Degeneration. Das Axon verliert seine fibrilläre Feinstruktur (Axolyse). Die hochgeordnete Myelinscheide zerfällt (Demyelinisierung). Die Lipide werden abgebaut. Die Schwann-Zellen proliferieren und bilden die Büngner-Bänder entlang dem peripheren Faserstumpf im ehemaligem Endoneuralrohr.

Die Schwann-Zellen formen sich unter dem Einfluß der einwachsenden Axone in die Schwann-Scheiden um, indem sich der Zelleib der Schwann-Zelle als Zytoplasmawickel mehrfach um das Axon aufrollt (Bargmann 1962). Nach Untergang des Axons erfolgt die Rücktransformation in einfache kubische Zellen. Diese aneinandergelagerten Schwann-Zellen markieren den Verlauf der ehemaligen myelinisierten Nervenfaser; sie werden als Büngner-Bänder bezeichnet. Sie bilden die Leitstruktur für von zentral aussprossende Axone.

Durch Kontakt mit Axonen bilden sich die Schwann-Zellen wieder in die Schwann-Scheide um.

Am motorischen Nerven folgt auf die Wallersche Degeneration der Nervenfaser die Degeneration der motorischen Endplatte der zugehörigen Muskelfaser. Nach einem Stadium pathologisch erhöhter Reizbarkeit der Muskelfaser kommt es zu einer raschen Atrophie, wobei die Kerne des Sarkolemms noch lange erhalten bleiben. Bei lang anhaltender Denervation kommt es jedoch schließlich zu einer völligen Fibrose des Muskelgewebes und zu teilweisem Ersatz des Muskelparenchyms durch Fettzellen (Kreuzberg 1981).

Für die Wachstumsrichtung der wiederaussprossenden Axone werden chemotaktische Prozesse vermutet. Solange das Endoneuralrohr in seiner Kontinuität erhalten bleibt, kann das Axon seine ursprüngliche Zielstruktur recht sicher wieder erreichen. Bei gröberen Defekten eines peripheren Nerven können die Axone leicht aberrieren und falsche Muskelgruppen oder gar sekretorische Zellen erreichen. Das Ziel der Mikrochirurgie ist, die Faseraberration zu verhindern. Dabei ist die Regenerationpotenz der Motoneurone äußerst hoch. Kommt es nicht zum Anschluß in den distalen Stumpf (zu große Lücke, Einwachsen von Bindegewebe in die Lücke, Entzündung) bildet sich das Regenerationsneurom. Dieses findet sich nicht allein bei Nervendurchtrennung, sondern auch bei erhaltener Kontinuität als Folge von Überdehnung (Samii 1980). Regenerationsneurome können in zahlreichen Fällen erhebliche Schmerzen verursachen, die ähnlich wie ideopathische Neuralgien getriggert werden oder auch als Dauerschmerz imponieren.

Eine chirurgisch relevante Einteilung der Nervenverletzungen erfolgt in 3 Gruppen (Seddon 1943):

1. Neurapraxie: es liegt eine lokalisierte und umschriebene Schwellung und Schädigung der Myelinscheiden vor (segmentale Demyelinisierung), die Axone degenerieren nicht. Betroffen sind überwiegend motorische und markreiche Fasern. Die elektrischen Erregbarkeitstests zeigen Normwerte. Die Heilung vollzieht sich unter Proliferation der Schwann-Zellen, welche neue Myelinscheiden bilden. Klinisch ist die Neurapraxie eine Nervenlähmung, die nach einem kurzen Zeitraum, zumeist nach 3–6 Wochen ausheilt, bis zur völligen Funktionswiederkehr ohne Defektheilung.

2. Axonotmesis: der Achsenzylinder ist unterbrochen, die Bindegewebshüllen verbleiben in ihrer Kontinuität. Quetschungen und langanhaltende Kompression sind ursächlich für diese Form der Nervschädigung. Bei Unterbrechung des Achsenzylinders stellt sich, peripher der Verletzungsstelle fortschreitend, die Wallersche Degeneration bis zur motorischen Endplatte ein. Die Heilung kann sich spontan durch Auswachsen der proximalen Axone in die peripheren Büngner-Bänder (s. o.) vollziehen. Die Zeitdauer der Reneurotisation steht somit in enger Beziehung zum Ort der Verletzung und dauert länger als bei der Neurapraxie, meist 3–6 Monate. Die Spontanregeneration ist dann in der Regel vollständig (isomorphe Neurotisation).

3. Neurotmesis: der Nerv ist in seiner gesamten Kontinuität durchtrennt. Eine spontane Heilung ist nicht möglich, die Neurotmesis stellt die schwerste Form der Nervenverletzung dar. Die chirurgische Intervention durch Naht der Nervenstümpfe oder durch freie Nerventransplantation ist vorzunehmen.

Im klinischen Bild besteht anfänglich kein Unterschied zum Zustand der Axonotmesis, auch entsprechen sich beide Verletzungsformen im Zeitablauf der Erholung für den Fall, daß die Neurotmesis chirurgisch therapiert wurde. Unterschiede zeigen sich jedoch bezüglich einer möglichen Defektheilung. Intraneurale Narbenbildung und heteromorphe Neurotisation sind bei dieser Form der Nervläsion intensiver.

Bei Nervtraumen findet sich im Querschnitt des Nerven zumeist ein Nebeneinander von Neurapraxie, Axonotmesis und Neurotmesis (gemischter Typ der Nervläsion).

Dann ist es Aufgabe der elektrophysiologischen Messungen, eine graduierte und zunehmende Nervdegeneration (prozentuale Zunahme der Axondegeneration innerhalb von Tagen) frühzeitig zu erfassen. Die Messungen dienen dazu, das Ausmaß der Schädigung prognostisch zu deuten und operative Maßnahmen zum richtigen Zeitpunkt einzuleiten (s. Fazialisdiagnostik).

Für die Bellsche Parese wurden den genannte Stadien Neurapraxie, Axonotmesis und Neurotmesis eine 4. vorangestellt: die Neuradyspraxie (Stennert 1981). Die Neuradyspraxie ist eine Lähmung, die sich in Stunden oder wenigen Tagen erholt und offenbar auf einer Stoffwechselstörung an den Membranen einzelner Neuriten beruht, ohne daß faßbare morphologische Zeichen im Sinne einer Demyelinisierung vorhanden sind.

Die regenerierenden Neurone wachsen 1–2 mm/Tag (Schliak 1969). Daraus folgt, daß der Zeitbedarf bis zu völligen Regeneration umso höher liegt, je länger die distale Nervenstrecke anatomisch ist. Der Zeitraum bis zum Eintritt klinischer Zeichen der Reinnervation wird als Latenz bezeichnet. Bei Axonotmesis und Neurotmesis beträgt die Latenz durchschnittlich 13 Wochen, bei Neurapraxie 4 Wochen.

Bei scharfer Gewalteinwirkung (Messer, Glas) entsteht eine Neurotmesis. Bei partieller Neurotmesis (teilweise Durchtrennung) kann der Schaden in beiden Stümpfen begrenzt sein. Um den Verlust an motorischen Fasern zu kompensieren (bis 50%) kann der Nerv durch „Seitensprossen" („sprouting") motorische Endplatten neu belegen. Elektrophysiologisch entsprechen diesem Phänomen polyphasische und verbreiterte Denervationspotentiale (Stennert 1981).

Bei stumpfer Gewalteinwirkung (Dislokation benachbarter Knochen) kommt es zur Bindegewebsproliferation mit Fibrosierung. Bildet sich unter dem Epineurium ein Hämatom (Druckschaden) oder wird der Nerv gedehnt, so sind lokale Zirkulationsstörungen die Folge. Werden Nerven gedehnt (Biegungsbruch der Schädelbasis) entstehen in erster Linie wieder Störungen der Durchblutung, bei stärkerer Dehnung reißen die Faszikel, danach das Perineurium.

Für die Ausbildung der Bellschen Parese kommen Fehlsteuerung der Vasa vasorum in Betracht (Hilger 1949). Einem anfänglichen Arteriolenspasmus folgen Dilatation und Transsudation mit Kompression der Lymphkapillaren und zunehmendem interstitiellem Gewebedruck.

Die Folgen einer unzureichenden und fehlerhaften Regeneration sind Restparesen (unzureichende Reneurotisation), Synkinesien (Mit- und Massenbewegungen) und das autoparalytische Syndrom.

Die Grundlage der Synkinesien ist das Bild der heteromorphen Reneurotisation (Hiller 1949). Sich neu bildende Axone verlieren bei schweren Endoneuralschäden ihre Leitschiene auf dem Weg zur Peripherie, wachsen in ein fremdes Büngner-Band und gelangen an fremde motorische Endplatten (Faseraberration). Betrachtet man den N. facialis, ist bei isolierter Willkürinnervation (z. B. Mundspitzen) und damit verbundener „Aktivierung zuständiger Motoneurone" nicht der M. orbicularis oris allein das „Erfolgsorgan", sondern es stellt sich eine Mitbewegung einer unterschiedlich großen Zahl mimischer Muskeln ein.

Ebenso eine Folge der Fehlaussprossung nach Nervplastiken des N. facialis ist das autoparalytische Syndrom (Stennert 1982). Auch für die Funktion der mimischen Muskulatur gilt das Prinzip synergistischer und antagonistischer Muskelgruppen. Das Spitzen des Mundes bewirkt der M. orbicularis oris, dessen Breitziehen der M. zygomaticus. Im Ablauf der heteromorphen Reneurotisation gelangen ursprünglich den M. orbicularis oris zugeordnete Motoneurone auch an den M. zygomaticus. Die Folge ist eine kreuzweise Innervation beider Antagonisten. Klinisch zeigt sich dieses Phänomen in Form einer partiellen Parese („weakness"). Die mimische Funktion und das Bewegungsausmaß sind beeinträchtigt, trotz elektromyographisch registrierbarer, suffizienter Reinnervation (dichtes Interferenzmuster). Dies bildet den Unterschied zu den klinisch sich gleichartig darstellenden Restparesen.

# Literatur

Arbab-Zadeh, A., O. Prokop, W. Reimann: Rechtsmedizin für Kriminologen, Ärzte, Juristen und Studierende. Fischer, Stuttgart 1977

Bargmann, W.: Histologische und mikroskopische Anatomie des Menschen, 4. Aufl. Thieme, Stuttgart 1962

Baumgartl, F., K. Kremer, H. W. Schreiber: Spezielle Chirurgie für die Praxis. Thieme, Stuttgart 1975

Becker, R., K. H. Austermann: Frakturen des Gesichtsschädels. In: Schwenzer, N., G. Grimm: Zahn-, Mund-, Kiefer-Heilkunde, Bd. 2. Thieme, Stuttgart 1981.

Bernemann, D. M. Arnold-Schneider: Über die Verletzungsabläufe von Schnitt- und Stichverletzungen des Halses. Laryngol. Rhinol. Otol. 67 (1988), 382–384.

Frey, H.: Nasal skeletal trauma and the interlocked stresses of the nasal septal cartilage. Brit. J. plast. Surg. 20 (1967) 146

Ham, A. W.: Histology. 6th. ed. Lippincott, Philadelphia 1969

Hilger. J. A.: The nature of Bell's palsy. Laryngoscope 59 (1949) 228–235

Kessler, L., J. Kascherus: Tierexperimentielle Untersuchungen zur spontanen Regeneration von rhinobasalen Frakturen und Durafisteln. Laryng. Rhinol. 60 (1981) 471–473

Kley, W.: Die Unfallchirurgie der Schädelbasis und der pneumatischen Räume. Arch. klin. exp. Ohr.-, Nas.- u. Kehlk.-Heilk. 191 (1968) 1 (Kongreßbericht)

Kley, W.: Faszienplastiken im Bereich der vorderen und mittleren Schädelbasis und im Bereich der Nasennebenhöhlen. Laryngol. Rhinol. Otol. 52, 255 (1973)

Koslowski, L., K. A. Bushe, Th. Junginger, K. Schwemmle: Lehrbuch der Chirurgie, 3. Aufl. Schattauer, Stuttgart 1987

Kreuzberg, G. W.: Neurologische Aspekte der Nervenregeneration. Arch. Otorhinolaryngol. 231 (1981) 71–85 (Kongreßbericht)

Kreuzberg, G. W.: Neurobiological factors influencing regeneration of facial motoneurons. Clin. plast. Surg. 6 (1982) 389–395

Lang, J.: Neuroanatomie der Nn. opticus, trigeminus, facialis, glossopharyngeus, vagus, accessorius und hypoglossus. Arch. Otorhinolaryngol. 231 (1981) 1–69 (Kongreßbericht)

Pauwels, F.: Gesammelte Abhandlung zur funktionellen Anatomie des Bewegungsapparates. Springer, Berlin 1965

Samii, M.: Fascicular nerve repair. In Samii: „Technics of Neurosurgery". Futura, New York 1984

Schliak, H.: Krankheiten des Nervensystems. In Dennig, H.: Lehrbuch der inneren Medizin. Bd. 2, 8. Aufl. Thieme, Stuttgart 1969

Seddon, H. J.: Three types of nerve injury. Brain 66 (1943) 238–288

Staindl, O., C. Chmelicek-Feuerstein: Hundebißverletzungen im Gesicht, Laryngol. Rhinol. Otol. 59 (1980) 40–45

Stennert, E.: Bellsche Lähmung. In Miehlke, A., E. Stennert, R. Arold, R. Chilla, H. Penzold, A. Kühner, V. Sturm, I. Haubrich: Chirurgie der Nerven im HNO-Bereich (außer Nn. stato-acusticus und olfactorius) Arch. Otorhinolaryngol. 231 (1981) 89–449 (Kongreßbericht)

Stennert, E.: Das autoparalytische Syndrom – ein Leitsymptom der postparetischen Fazialisfunktion. Arch. Otorhinolaryngol. 236 (1982) 97–114

# 2 Erstuntersuchungen und Erstmaßnahmen

# Checkliste

## Beurteilung des Schweregrades der Verletzung und des Allgemeinzustandes.

Wachzustand: Patient reagiert prompt, ausgiebig und adäquat. Willkürmotorik, grobe Kraft sind zu prüfen.
Somnolenz: Patient ist auf Anfrage erweckbar, zwar schläfrig und verlangsamt, befolgt aber Aufforderungen.
Sopor: keine Reaktion auf Aufforderung, macht jedoch Abwehrbewegungen bei Schmerzreizen.
Koma: keine Reaktion auf Aufforderung und Schmerzreiz, atmet noch spontan, Eigenreflexe können vorhanden sein. Unerläßlich ist die
Verlaufskontrolle: Verbesserung? freies Intervall? erneute Verschlechterung?
Atmung und Kreislauf: Spontanatmung, Preßatmung, Stridor, Verlegung oberer Atemwege durch Sekrete oder rückfallende Zunge (Kombinationsfrakturen von Ober- und Unterkiefer), Zahnprothesen, Aspiration.
Präschock/Schock: kalte hypotone Tachycardie: Radialispuls über 100, systolischer Blutdruck unter 100, kaltschweißige Haut, Zyanose, Dyspnoe, Unruhe, Angst, Somnolenz.
Akute Blutungen: Wunden, Wundränder, Inspektion der Körperoberfläche: Hämatome, Schwellungen, Prellmarken, offener Pneumothorax, Spannungspneumothorax, Thoraxwandinstabilität, Schmerzpunkte (Thorax, Abdomen, Extremitäten).

## Anamnese

Unfallursache und Unfallhergang (Ort und Zeit des Unfalls, etc.), objektive Anamnese (Angaben Dritter: s. u. „Dreiphasensyndrom"). Frühere Krankheiten (Blutungsneigung, etc.). Operation, Unfälle, Medikamente, Allergien, Alkoholeinfluß, Tetanusimpfung (aktuelle Situation).

## Allgemeine viszerale Untersuchung

(Heim u. Baltensweiler 1989)
Augen: Pupillenweite, Pupillenreaktion (Anisokorie, direkte und indirekte Reaktion: prompt, träge, weite reaktionslose Pupille, s. auch S. 157)
Thorax: symmetrische Atemexkursion, paradoxe Atmung, Einflußstauung, subkutanes Emphysem, Kompressionsschmerz.
Auskultation und Perkussion von Herz und Lunge: hypersonorer Klopfschall, Dämpfung, abgeschwächtes Atemgeräusch.
Abdomen: Palpation der Bauchdecke: Abwehrspannung, Loslaßschmerz, Klopfschmerz, Darmgeräusche.
Extemitäten: Aktive Bewegung aller Gelenke (Schmerzen, Asymmetrie). Palpation, passives Durchbewegen.
Wirbelsäule/HWS: Palpation der Dornfortsätze in Seitenlage: Schmerzpunkte, Lähmungen: motorische und sensible Ausfälle, Kopfbewegung, Schmerzausstrahlung

## Erstmaßnahmen

1. Sicherung der Atmung (Intubation) und Kreislaufstabilisierung (Volumenersatz): mehrere großlumige periphere Kanülen, Elektrolytlösung, Kolloide, Monitoring, Ausscheidung.
2. Innere Blutungen:
   Thoraxtrauma: Drainage bei Pneumo- oder Hämatothorax.
   Bauchtrauma: Abdominelle Sonographie oder Peritoneallavage. Evtl. Laparotomie.
3. Akuter Hirndruck: Intrakranielles Hämatom, Hirnödem: Neurologischer Status (s. u.), kraniales CT: evtl. Trepanation
4. Herzbeuteltamponade: EKG, Röntgen, Echokardiographie: evtl. Perikardpunktion.
5. Paraplegie od. andere Lähmungen:
   Neurologischer Status, evtl. Röntgen, bzw. CT der entsprechenden Wirbelsäulenregion oder des Schädels: Operative Dekompression und Stabilisierung der Wirbelsäule bzw. Trepanation.
6. Weichteilwunden: meist nicht dringlich: Wundversorgung.
7. Ischämiesyndrom (z. B. Kompartmentsyndrom Unterschenkel): Klinik, Sensibilität, Motorik, Gewebsdruckmessung: evtl. Fasziotomie, Frakturreposition, Osteosynthese.
8. Labor: Bestimmung von Blutgruppe und Rhesusfaktor, Hb, HK, Quickwert, PTT, Thrombozytenzahl, Harnstoff/Kreatinin, Elektrolyte, Blutzucker, arterielle Blutgasanalyse (z. B. Punktion der A. femoralis): pH, $O_2$-Sättigung, $P_{O_2}$, $CO_2$, Basenüberschuß.

## Einleitung

Patienten mit extrakraniellen Verletzungen an Kopf und Hals erreichen zumeist stabil nach notärztlicher Versorgung das Krankenhaus. Dennoch ist es, vor allem in Spezialkliniken, die Aufgabe jedes erstbetreuenden Artzes, einen Überblick über den Allgemeinzustand des Patienten zu erhalten. Nach einer Statistik isolierte Organverletzungen ereignen sich bei 100 Verunfallten 26 Verletzungen an Kopf und Hirn (Kretschmer 1978).

Jeder Organuntersuchung geht eine allgemeine körperliche Untersuchung voraus. Drei problemträchtige Notsituationen sind vordringlich zu erfassen:

1. Beurteilung übergroßer Blutverluste,
2. ein sich anbahnender und rasch progredienter Hirndruck,
3. eine zunehmende Ateminsuffizienz

## Blutungen

Ausgedehnte Weichteilverletzungen mit Beteiligung der großen Kopf- und Halsgefäße erwecken durch die äußerliche Sichtbarkeit zumeist den Verdacht einer übermäßigen Blutung. Durch Eigentamponade der Gewebe, Kontraktion der Gefäßstümpfe sowie äußere Kompressionsverbände hält sich die Blutung in der Regel im Rahmen der Kompensationsbreite. Stets vermitteln sie jedoch den Eindruck einer gewissen Dramatik. Es besteht dann Gefahr, wesentlich katastrophalere und schwerwiegendere Blutungen innerer Organe zu übersehen.

Bei intraabdominellen Blutungen (Ruptur von Leber, Milz, Niere, Pankreas) entwickelt sich oft sehr rasch ein schwerer Schock. Die Zunahme des Bauchumfanges ist ein nicht immer verläßliches Zeichen. Die Symptome der peripheren Mangeldurchblutung zeigen sich schnell und deutlich. Die Haut ist blaß, feucht und kalt; ebenso blaß zeigen sich die Konjunktiven. Die Schleimhäute sind trocken, das ausgedrückte Fingernagelbett füllt sich nur langsam. Die Venen sind kollabiert, der Puls frequent, fadenförmig, der Blutdruck erniedrigt bis nicht meßbar.

## Hirndruck

Hirndruck (Compressio cerebri) bedeutet Drucksteigerung im intrakraniellen Raum, verursacht durch Blutung oder Hirnödem. Das epidurale Hämatom breitet sich als arterielle Blutung zwischen Tabula interna und Dura mater aus. Es ist meist Folge einer Ruptur des Hauptstammes der A. meningea media, welche am Foramen spinosum unmittelbar auf die harte Hirnhaut übergeht und durch Abscherung reißt (Abb. 2.**1a**).

Das subdurale Hämatom gewinnt Raum zwischen Dura mater und Zerebrum. Es wird gespeist aus rupturierten Arterien von Kontusionsherden, d. h. es liegt eine Hirnverletzung vor. Eine weitere mögliche Blutungsquelle sind Brückenvenen, die sich zwischen den Blutleitern der harten Hirnhaut und der Hirnoberfläche spannen (Abb. 2.**1b**). Von diesen Traumafolgen, den intrakraniellen Hämatomen, grenzt Halves das leichte

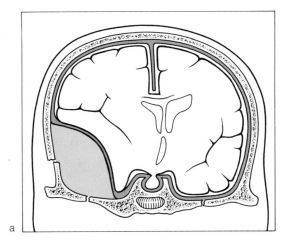

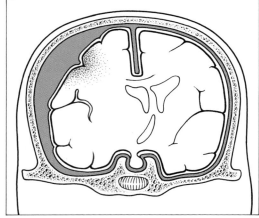

Abb. 2.**1a** u. **b** Akute traumatische endokranielle Blutung **a** Epidurales Hämatom: Kalottenfraktur, Ruptur eines Astes der A.meningea media, Hirnkompression **b** Subdurales Hämatom (akut): Kontusionsherd an der Hirnoberfläche, Zerstörung von Brückenvenen, flächenhafte Hämatomausdehnung

Schädelhirntrauma und die fokale Hirnverletzung ab (Halves 1982). Ersteres zeigt sich klinisch mit kurzzeitiger Bewußtlosigkeit und vegetativen Symptomen. Folgeträchtige Funktionsstörungen stellen sich nicht ein. Vor allem fehlen Herdzeichen.

Die fokale Hirnverletzung dagegen ist die lokale Kontusionsverletzung der Hirnrinde auch mit zunehmender sekundärer Blutung und Ödembildung. Die Verletzung wird meist von imprimierten Knochenfragmenten oder Fremdkörpern ausgelöst, nur selten ist sie die Folge einer umschriebenen „Aufprallkontusion". Es stellt sich ein sehr vielschichtiges klinisches Erscheinungsbild ein. Die Patienten sind bewußtseinsklar, oder es zeigt sich zwischen den Phasen einer primären und sekundären Bewußtlosigkeit ein freies Intervall, dessen Merkmal ein vorübergehendes Aufklaren des Patienten ist (Dreiphasensyndrom: ebenso typisch für epidurale Blutung!).

Unabhängig von der Pathomorphologie sind die Tiefe und die Dauer der Bewußtlosigkeit jedoch bedeutsam für die prognostische Entwicklung des Schädel-Hirn-Traumas. Die Dauer der Bewußtlosigkeit und der neurologischen Störungen sind Grundlage einer Graduierung der Verletzung (Tönnis 1956): Bewußtseinsverlust (retrospektive Einteilung!):

Grad I:        1-60 Minuten,
Grad II:       1-24 Stunden,
Grad III:      1 Tag−1 Woche,
Grad IV:       über 1 Woche.
Neurologische Ausfälle:
Grad I:        bis zum 4.Tag,
Grad II:       bis zur 3.Woche,
Grad III/IV:   länger als 3 Wochen.

Der Schweregrad I entspricht dem Begriff der Commotio cerebri. Die Bewußtlosigkeit hält zumeist nicht länger als 10 Minuten an. Es besteht eine retrograde Amnesie, eine Erinnerungslücke bezüglich des Unfallherganges wie auch kurzzeitig davor. Psychische Veränderungen und neurologische Zeichen halten bis 4 Tage an. Ursächlich scheinen Viskositätsänderungen intrazellulär und „Durchblutungsstörungen im Kapillarbereich" eine Rolle zu spielen.

Der Schweregrad II ist vergleichbar mit einer leichten Kontusion: es liegen Kontusionsherde vor, verbunden mit geringen Blutungen und perifokalem Ödem. Vegetative, neurologische und psychische Zeichen (s. u.) klingen innerhalb eines Zeitraumes von 3 Wochen ab. Dabei entstehen Hirnschäden weitestgehend unter Einwirkung von Scherkräften, die Axone der Nervenzellen im Marklager der Großhirnhemisphäre schädigen (Halves 1982). Es ereignen sich Hirnschäden auf der Seite der direkten Gewalteinwirkung oder diagonal auf der Gegenseite als Contre-Coup-Herd, wohl unter dem Einfluß einer Sogwirkung.

Der Schweregrad III ist dem Bild einer schweren Kontusion zuzuordnen. Der lokalen Einwirkung folgen stärkere Blutungen und ausgedehntere Ödembildung. Die Bewußtlosigkeit hält bis zu 1 Woche an, die Ausfallserscheinungen bilden sich frühestens nach 3 Wochen zurück.

Schweregrad IV: die Symptome können übergehen in Dauerschäden bis zu deren schwerster Form, dem apallischen Syndrom.

## Klinische Zeichen und Symptome

Außerhalb der Schweregrade I–IV (Grundlage: Zeittafel) finden Bewertungssysteme klinische Beachtung, welche die Reaktionslage des bewußtseinsgestörten Patienten verwerten: Glasgow-Coma-Scale (s.a. Halves 1982). 1. Kriterium

– Aufgrund welcher Reize öffnet der Kranke die Augen?
– Wie ist die beste motorische Antwort zu erhalten und wie sieht sie aus?
– Wie ist die beste verbale Antwort zu erhalten und wie sieht sie aus?

Die jeweils schlechteste Antwort auf eine der Fragen erhält einen Punkt. Davon ausgehend werden bessere Antworten mit bis zu 5 Punkten beurteilt. Gute Erholung etwa zeigen Patienten mit einem Schweregrad II (Bewußtlosigkeit bis 24 Stunden) und einem Punktewert der Komaskala 6–8, während Patienten mit z. B. einem akuten Subduralhämatom und einem Komaskalenwert von 3–5 eine Letalität von 74% aufweisen (Halves, 1982).

Den einzelnen Stadien sind folgende Symptome zuzuordnen.

Schweregrad I (Gehirnerschütterung, Commotio cerebri): Unruhe und Verwirrtheit, unsystematischer, diffuser Hirnschwindel, diffuse, nicht lokalisierbare Zephalgien, leichte motorische und sensible Störung, vegetative Beeinträchtigung (Blutdruckabfall, Pulsanstieg). Veränderungen im EEG sind passager und klingen zumeist nach 4 Tagen ab.

Schweregrad II (leichte Contusio cerebri): Verwirrtheit und Bewußtlosigkeit, Schwindelerscheinungen, Übelkeit und Erbrechen, Reflexdifferenzen, Augenstörungen, Sensibilitätsunterschiede, Pyramidenzeichen, ausgeprägte neurologische Herdsymptome.

Schweregrad III/IV (schwere und schwerste Contusio cerebri): die genannten neurologischen, psychischen und vegetativen Veränderungen sind entsprechend der Zeittafel ausgedehnt. Die langanhaltende Bewußtlosigkeit kann in ein apallisches Syndrom übergehen.

Compressio cerebri (Hirndruck): die intrakranielle Drucksteigerung ist meist mit einer Kontusion verbunden, wobei einerseits die diffuse Hirnschwellung in Folge der traumatischen Einwirkung Ursache sein kann. Diese Patienten sind häufig von Anfang an anhaltend bewußtlos. Andererseits kann die intrakranielle Drucksteigerung durch ein sich entwickelndes intrakranielles Hämatom wie z. B. eine epidurale oder subdurale Blutung entstehen. Typischerweise findet sich hierbei in der Regel ein dreiphasischer Verlauf mit anfänglicher Bewußtlosigkeit, vorübergehender Aufklarung und anschließender Eintrübung. Entwickeln sich die Symptome innerhalb weniger Stunden, ist dies für ein epidurales Hämatom

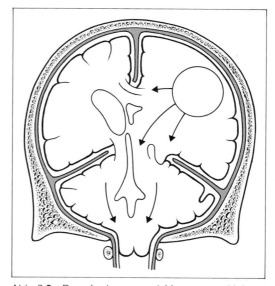

Abb. 2.**2**  Raumforderung und Massenverschiebung bei einseitiger supratentorieller Blutung: Kompression des Seitenventrikels der betroffenen Seite und Dilatation des Ventrikels der Gegenseite mit Liquorstauung durch Verlegen des Foramen Monroi. Einklemmung des Gyrus cinguli unter der Falx, des Gyrus hippocampus im Tentoriumschlitz mit Kompression des Mittelhirns („obere Einklemmung") und der Kleinhirntonsille im Foramen occipitale magnum („untere Einklemmung")

typisch. Bei einer Verlaufsdauer über Tage ist ein subdurales Hämatom wahrscheinlich. Die Diagnose wird durch die Computertomographie geklärt.

Eine progrediente Hirndrucksteigerung führt zu einer lebensgefährlichen Situation. Man spricht von einer Einklemmung. Grundsätzlich gibt es zwei Lokalisationen der Einklemmung (Abb. 2.2): 1. Die Einklemmung am Tentoriumschlitz, 2. die Einklemmung am Foramen magnum. Bei Prozessen im Bereich des Großhirns kommt es zunächst zu einer Einklemmung am Tentoriumschlitz mit früher Bewußtseinsstörung, Anisokorie mit einseitig erweiterter mydriatischer Pupille und verminderter Lichtreaktion, seitendifferentem Kornealreflex und Maschinenatmung (Druck auf das Mittelhirn und den N. oculomotorius an der Klivuskante). Setzt sich der Druck in die hintere Schädelgrube fort, so kann es im Verlauf zur Einklemmung am Foramen occipitale magnum kommen. Hierbei steigt in typischer Weise die Körpertemperatur; ebenso der arterielle Blutdruck, insbesondere der diastolische

Wert, so daß sich eine kleine Amplitude ergibt, bei gleichbleibender oder abfallender Pulsfrequenz. Die Atmung kann dann in Cheyne-Stokes-Atmung und schließlich Atemstillstand übergehen. Bei schweren Schädigungen treten tonische Strecksynergismen, beidseitige Pupillenstarre und zuweilen Magenblutungen auf (Gastromalacia acida). In diesem Stadium ist eine Erholung im allgemeinen nicht mehr möglich. Bei Prozessen in der hinteren Schädelgrube kann die Einklemmungssymptomatik am Foramen magnum primär auftreten. Dann klagen die Patienten über rasende Hinterhauptsschmerzen, zeigen einen ausgeprägten Meningismus bei hoher Körpertemperatur und die schon geschilderten Blutdruck- und Pulsveränderungen. Die Bewußtseinsstörung kommt erst mit Verzögerung und ist meist Zeichen der Irreversibilität. Stauungspapillen lassen sich nur erkennen, wenn der Hirndruck länger als 1−2 Tage besteht. Eine akute Einklemmungssymptomatik kann deshalb völlig ohne Stauungspapille einhergehen.

## Respiratorische Insuffizienz

Die Zyanose (5% reduziertes Hämoglobin) kann selbst bei deutlicher Ateminsuffizienz fehlen. Die Beobachtung der Atemexkursion, der Thoraxbewegung (paradoxe Atmung bei tiefem Durchatmen: Rippenserienfraktur), des Jugulums (juguläre Einziehung bei inspiratorischem Stridor), die Auskultation der Atemgeräusche und die Beurteilung des Exspiriums (Spiegel vor Nase und Mund) sind wichtige Untersuchungen.

Schnell muß die Überwachung des arteriellen Blutdruckes, des zentralen Venendruckes und der arteriellen Blutgase einsetzen, ergänzt durch die permanente EKG-Überwachung im Monitoring sowie die Kontrolle der Urinproduktion: mindestens 1 ml/kg KG/h! Eine Hypovolämie als Ursache der arteriellen Hypotonie ist meist am niedrigen ZVD erkennbar. Stärkste Blutverluste stellen sich beim Thoraxtrauma in Folge eines Hämatothorax oder einer Mediastinalblutung ein.

Zumeist erreichen Schwerverletzte intu-

biert und beatmet die Spezialkliniken. Lediglich beim Spannungspneumothorax ohne Drainage verschlimmern Intubation und Beatmung die Lungen-Thorax-Verletzung (Indikation zur primären Thoraxdrainage). Eine primäre, notfallmäßige Tracheotomie oder Koniotomie ist nur indiziert, wenn der Patient, etwa bei Zerstörung der normalen anatomischen Verhältnisse im Aditus ad laryngis, nicht intubiert werden kann.

### Spannungspneumothorax

Der Spannungspneumothorax kann sich auch bei kleinsten Bronchus- oder Lungenverletzungen ausbilden. Über diese Läsion, die dann eine Einweg-Ventil-Wirkung ausübt, baut sich ein zunehmend positiver Druck im Pleuraraum auf: eine lebensbedrohliche Komplikation. („Einweg-")Ventil-Wirkung bedeutet, daß Luft über eine Defektstelle in den Pleuraraum gelangt (der positive Druck zunimmt) aber nicht über das Bronchialsystem abgeatmet werden kann (Abb. 2.**3a** u. **b**).

Die Perkussion zeigt einen hypersonoren Klopfschall. Das Atemgeräusch ist nicht hörbar, auf der verletzten Seite fehlen die Atemexkursionen (das Lungengewebe ist komprimiert), der Thorax ist überbläht. Es besteht Einflußstauung: der Beatmungsdruck steigt, der arterielle Druck fällt, der ZVD und die Pulsfrequenz sind erhöht. Ein begleitendes subkutanes Emphysem (Thorax, Hals) muß Aufmerksamkeit erwecken.

Röntgenologisch sind Mediastinum und Trachea zur Gegenseite verlagert. Dadurch ist die Belüftung auf dieser Seite verschlechtert. Das Zwerchfell steht tief, dessen Kuppe ist abgeflacht, der Lungenflügel ist kollabiert. Die zunehmende Gefahr besteht in der Hypoxie und dem eingeschränkten venösen Rückfluß zum Herzen. Intubation und Beatmung ohne primäre Thoraxdrainage erhöhen den intrapleuralen Druck über die Leckage und verschlechtern den Zustand des Patienten zusehend. Das Lungengewebe der betroffenen Seite wird atelektatisch. Atelektasen entstehen durch Kollaps oder Kompression von Lungengewebe sowie nach Obturation der Bronchien. Die Folge ist die alveoläre Hypoventilation bei erhaltener Durchblutung (= Shunt-Zunahme → Hypoxie), die sekundäre Pneumonie oder der Lungenabszeß.

Dagegen stellt der einfache, geschlossene Pneumothorax, selbst bei komplettem Kollaps eines Lungenflügels, meist keine unmittelbare Lebensgefahr dar (Abb. 2.**4a** u. **b**).

Bei einem nach außen offenen Pneumothorax tritt ein charakteristisches Atemgeräusch von ein- und austretender Luft in der offenen Wunde auf. Die Lunge ist kollabiert, im Pleuraspalt herrscht der äußere Luftdruck. Durch den negativen Druck im nicht verletzten Pleuraspalt der Gegenseite wird das Mediastinum dort hin gezogen (Mediastinalflattern). Wiederum kann eine schwere Hypoxie eintreten.

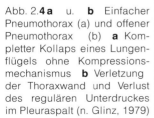

Abb. 2.**3a** u. **b** Spannungspneumothorax **a** Inspiration **b** Exspiration. Bronchus- oder Lungenverletzung: mit der Inspiration gelangt Luft in den Pleuraspalt, die nicht abgeatmet werden kann. Die Folge ist eine zunehmende Kompression des verletzten Lungenflügels, eine Verlagerung der Trachea und des Mediastinums zur Gegenseite mit Ventilationsstörung dieses nicht verletzten Lungenflügels (n. Glinz, 1979).

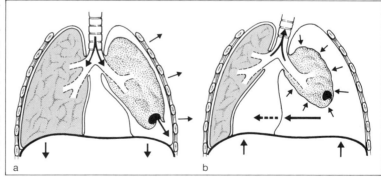

Abb. 2.**4a** u. **b** Einfacher Pneumothorax (a) und offener Pneumothorax (b) **a** Kompletter Kollaps eines Lungenflügels ohne Kompressionsmechanismus **b** Verletzung der Thoraxwand und Verlust des regulären Unterdruckes im Pleuraspalt (n. Glinz, 1979)

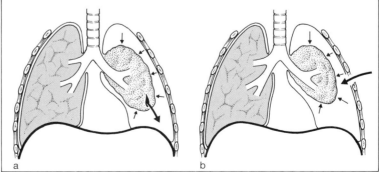

## Hämatothorax

Rippenfrakturen mit Traumatisierung der Pleura parietalis und Zerreißung der Interkostalgefäße führen zum Hämatothorax. Die Blutverluste sind gelegentlich erheblich (fehlende Eigentamponade, rupturierte Gefäße) und komplizieren die Dyspnoe. Die Atemgeräusche sind reduziert, perkutorisch stellt sich Dämpfung ein. Auch kommen für einen Hämatothorax Wirbelfrakturen ursächlich in Betracht. Bei Rippenfrakturen gibt der Verletzte einen lokalen Spontanschmerz und einen Kompressionsschmerz an. Auf der verletzten Seite findet man Schonatmung. Ein Rippenstückbruch (freies Thoraxwandfragment) wird durch den im Pleuraraum bestehenden Unterdruck ($-10$ mmHg Minimum) nach innen (lungenwärts) gezogen und hebt sich nicht mit dem übrigen Brustkorb (paradoxe Atmung). Auskultatorisch ist in vielen Fällen bei den spontanen Atembewegungen eine deutlich Krepitation hörbar.

## Zwerchfellruptur

Zwerchfellrupturen betreffen zumeist das linke Zwerchfell. Sie entstehen bei hoher, breitflächig auftreffender Gewalt. Die Differenz von intrapleuralem, negativem Druck und intraabdominellem postiven Druck führt zu Verlagerungen von Magen, Milz, linkem Kolon, Omentum oder Dünndarm in den Thorax. Gelegentlich hört man auskultatorisch neben einem abgeschwächten Atemgeräusch auch Darmgeräusche im Thorax.

## Aortenruptur

Eine Aortenruptur kann sich bei direkter Thoraxkompression aber auch bei Sturz auf den flachen Rücken ereignen. Die Aorta reißt quer in der Konvexität des Bogens. Die Symptome richten sich nach der Höhe der Verletzung. Die Verletzten sind zumeist im schweren Schock. Der Kreislauf kann bei beginnender Dissektion noch stabil sein. Häufig bestehen in die Schultern ausstrahlende Rückenschmerzen. Zu untersuchen ist eine Blutdruckdifferenz zwischen Arterien der oberen Extremitäten und denen der unteren (Pseudokoarktationssyndrom). Das verbreiterte Mediastinum und die Verlagerung der Trachea nach rechts sind röntgenologisch zu erfassende Zeichen.

## Hämatopericard

Ebenso kann es bei stumpfen Traumen zu Blutungen in die Perikardhöhle kommen: Herztamponade durch Hämatoperikard. Bereits 150 ml Blut sind bedrohlich, sie behindern die Ventrikeldilatation in der Diastole. Der zentrale Venendruck nimmt zeitig und kontinuierlich zu, der arterielle Blutdruck sinkt verzögert. Klinisch zeigt sich eine obere Einflußstauung mit gestauten Halsvenen und ein Pulsus paradoxus: arterieller Blutdruck und Puls reduzieren sich während des Einatmens. Die Diagnose wird durch Echokardiographie, die Röntgenaufnahme („Zeltfigur") und das EKG (Niedervoltage) erhärtet. Maßnahme: Perikardpunktion.

# Einführung in die traumatologische Röntgendiagnostik

Die Grundlagen der Diagnostik und Therapie von Unfallverletzungen sind eine genaue Traumaanamnese, die sorgfältige klinische Untersuchung und eine der jeweiligen Fragestellung angepaßte radiologische Diagnostik. Letzteres erfordert eine enge Zusammenarbeit zwischen dem klinisch behandelnden Arzt und dem Radiologen.

Mit der Einführung neuer bildgebender Verfahren ist in den letzten Jahren ein deutlicher Wandel in der radiologischen Diagnostik eingetreten. Die konventionell angefertigten Röntgenaufnahmen einschließlich der Tomographie sind zunehmend in den Hintergrund getreten, während die Computertomographie (CT) speziell seit der Einführung der High-resolution-CT (HR-CT) mit der Möglichkeit multiplanarer sekundärer Rekonstruktionen in vielen Fällen Methode der Wahl geworden ist. Die Sonographie hat besonders in der Orbitaregion eine neue Dimension der Weichteildiagnostik eröffnet. Die Wertigkeit der Kernspintomographie bei Verletzungen des Schädelinhalts ist unbestritten hoch, inwieweit sie jedoch im Falle von Schädelverletzungen im Vergleich zu anderen bildgebenden Verfahren von Vorteil ist, muß vor allem wegen des Zeitaufwandes noch geklärt werden. Im folgenden sollen die Vorzüge und die Nachteile der am häufigsten durchgeführten radiologischen Verfahren − konventionelle Röntgenaufnahmen und Computertomographie − kurz erläutert werden.

Bei den Gesichtsschädelverletzten handelt es sich vielfach um polytraumatisierte Patienten, bei denen zumindest am Tag der Klinikaufnahme eine exakte Lagerung für die Anfertigung von Röntgenaufnahmen nicht gewährleistet ist. Bei diesen Patienten mit vitaler Bedrohung müssen bei einem Minimum an Zeitaufwand möglichst viele, aussagekräftige Informationen gewonnen werden. In diesen Fällen ist die CT-Untersuchung die Methode der Wahl, da neben der Darstellung des Knochens auch die der Weichteile möglich ist und somit Läsionen z. B. des Gehirns oder der Orbita exakt nachgewiesen werden können.

Die Erkennung von Strukturveränderungen im Röntgenbild wird durch mehrere Faktoren wie räumliche Auflösung, die Summation und die Kontrastauflösung beeinflußt. Bei Röntgenübersichtsaufnahmen stört der Summationseffekt. Dieser wird bei einem konventionellen Tomogramm vermindert, es verschlechtert sich aber die Kontrastauflösung. Im Computertomogramm reicht die räumliche Auflösung nicht an die der konventionellen Röntgenaufnahmen heran, der Kontrast ist aber bei vernachlässigbarem Summationseffekt sehr gut (Tab. 2.1). Trotz der genannten Vorzüge der CT ist es notwendig, die Aussagekraft der konventionellen Röntgendiagnostik in vollem Umfang zu kennen, da generell beide Verfahren angewendet werden sollten, vor allem aber dann, wenn keine CT unmittelbar zur Verfügung steht.

Aufgabe der Röntgendiagnostik ist es, sämtliche Frakturen umfassend darzustellen und dislozierte Fragmente zu lokalisieren. Dabei ist auf Röntgenaufnahmen nach den direkten Frakturzeichen wie Kortikalisunterbre-

Tabelle 2.1:   Qualitätsmerkmale verschiedener bildgebender Verfahren (n. Borchers u. Jend 1984)

| Verfahren | Parameter | | | |
| | Ortsauflösung | Kontrastauflösung | Überlagerungsfreie Darstellung | topographische Zuordnung |
|---|---|---|---|---|
| CT | + + | + + + | + + + | + + + |
| konv. Tom. | + + | + | + | + |
| Rö.-Übers. | + + + | + | + | + |

chungen, Suturtrennungen, Stufenbildung und Dislokation von Knochenfragmenten sowie umschriebenen Verdichtungen infolge von Überlagerungen von Knochenstücken gezielt zu suchen. Hinweisend auf eine Fraktur können auch indirekte Frakturzeichen wie Weichteilschwellungen, abnorme Luftansammlungen oder ein röntgendichter Sinus sein. Die konventionell-röntgenologische Darstellung von Frakturen im Schädelskelett kann aber sehr problematisch sein. Aufgrund der komplexen Anatomie des Viszerokraniums kommt es zu zahlreichen Überlagerungen von anatomischen Strukturen auf dem Röntgenbild, so daß eine räumliche Zuordnung erschwert ist. Durch alleinige Übersichtsaufnahmen ist eine detaillierte Diagnostik von Gesichtsschädelfrakturen kaum möglich. Die Fehlerquote liegt nach Literaturangaben zwischen 23 und 40% (Dorobisz u. Mitarb. 1983, Jend 1984). Frakturen lassen sich konventionell um so besser abbilden, je mehr sie im Bereich des Zentralstrahles liegen. Dies gilt besonders für Frakturen in dickeren Knochen. Es sind daher zum sicheren Frakturnachweis Spezialeinstellungen notwendig, die jedoch bei Schwerverletzten, insbesondere intubierten Patienten, lagerungstechnisch oft undurchführbar sind.

Die konventionelle Tomographie kann eingesetzt werden, wenn auf konventionellen Röntgenaufnahmen Frakturen unzureichend analysierbar sind. Aufgrund der geringen Dicke der Knochenstrukturen sollten die Schichtabstände 5 mm oder weniger betragen und die Projektionsebene tangential zur Fraktur verlaufen.

Die Computertomographie bietet neben den Vorteilen einer überlagerungsfreien Dar-

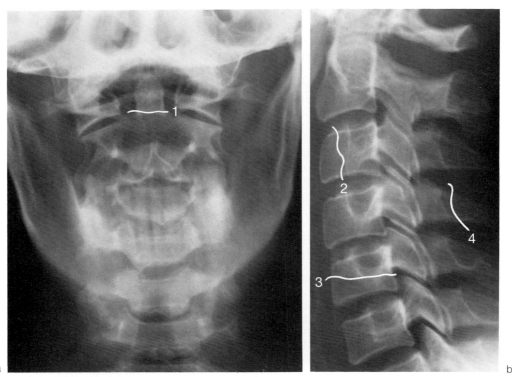

a                                                                                      b

Abb. 2.**5a** u. **b**   Halswirbelsäule in 2 Ebenen   **a** Auf der a.p. Aufnahme ist u. a. auf das Atlantoaxialgelenk zu achten, um z. B. Densfrakturen (1) zu erkennen.   **b** In der seitlichen Aufnahme können Wirbelkörperabsprengungen (2), Wirbelkörperquer- und -kompressionsfrakturen (3) sowie Dornfortsatzbrüche erkannt werden (s. S. 223)

stellung der Knochenstrukturen mit Zuordnungsmöglichkeit von Fragmenten die gleichzeitige Abklärung des Neurokraniums bei polytraumatisierten Patienten bzw. Patienten mit Schädelhirntrauma. Im Gegensatz zur konventionellen Tomographie bereitet die Beurteilung auch dünner Knochenstrukturen in unmittelbarer Nähe zu ausgedehnten Hämatomen keine Probleme. Die Möglichkeit der sekundären Rekonstruktion erlaubt – ausreichend geringe Schichtdicken (1–2 mm) vorausgesetzt – die Darstellung komplexer Strukturen in mehreren Ebenen, welche den Informationsgehalt der CT noch erhöht. Vorteilhaft gegenüber der konventionellen Tomographie ist auch die um etwa 50% geringere Linsenbelastung durch die CT (Schneider und Tölly 1984).

Problematisch ist die computertomographische Darstellung dünner, horizontal verlaufender Knochenstrukturen im axialen Bild. In diesen Fällen sind koronare Schichten erforderlich, die aber bei polytraumatisierten Patienten in der Regel nicht durchführbar sind. Abhilfe kann hierbei ein zusätzliches frontales konventionelles Tomogramm schaffen.

Anfällig für Bewegungsunruhe sind die für eine hohe Bildqualität sagittaler/koronarer Rekonstruktionen erforderlichen geringen Schichtabstände und Schichtdicken von 1–2 mm, so daß es bei unruhigen Patienten zu Bewegungsartefakten kommt. Auch Metallfüllungen der Zähne verursachen Artefakte. In diesen Fällen sollte ein konventionelles Tomogramm angefertigt werden. Insgesamt weist jedoch die CT in einem hohen Prozentsatz Frakturen nach, so daß sie heute bei Verletzungen in vielen Fällen Methode der Wahl ist.

In den folgenden Einzelkapiteln soll dargestellt werden, was lokalisationsabhängig zur radiologischen Basisdiagnostik gehört und welche weiterführenden röntgendiagnosti-

Abb. 2.**6**  Schädelübersicht p.-a.: Überlagerungsfrei sind Frakturlinien der Kalotte (z. B. 1 = parietale Fraktur, 2 = frontale Fraktur, 3 = frontale Fraktur mit Sinus-frontalis-Beteiligung, 4 = Fraktur des Unterkiefers in Höhe Kieferwinkel) nachzuweisen. Bei den schwieriger zu diagnostizierenden Mittelgesichtsfrakturen ist vor allem auf die Integrität der Sinus- und Orbitakonturen zu achten, ggf. müssen Spezialaufnahmen angefertigt werden 5 = Sagittalnaht, 6 = Lambdanaht, 7 = Os sphenoidale, 8 = Sinus frontalis, 9 = Supraorbitalrand, 10 = Foramen rotundum, 11 = Sinus sphenoidalis, 12 = Processus mastoideus, 13 = Septum nasi, 14 = Conchae nasales, 15 = Sinus maxillaris, 16 = Os zygomaticum, 17 = Mandibula

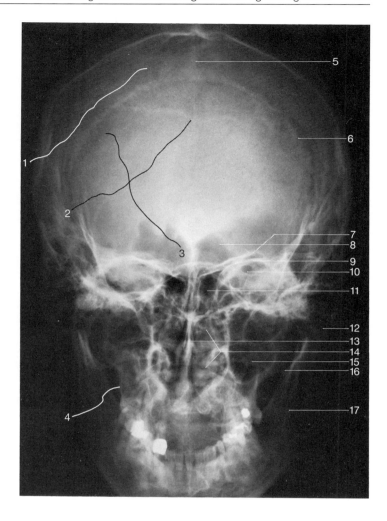

schen Methoden zur Verfügung stehen. Auf Einzelheiten der Einstellung und der Belichtungsdaten wird bewußt verzichtet, hier sei bei Interesse auf die einschlägigen Lehrbücher verwiesen.

Der akut traumatisierte Patient mit Verletzungen am Kopf bedarf einer radiologischen Basisdiagnostik, die neben der immer durchzuführenden Röntgenübersicht des Thorax eine Reihe weiterer konventioneller Röntgenaufnahmen umfaßt. Hierzu gehört die Halswirbelsäule in mindestens zwei Ebenen (Abb. 2.**5a** u. **b**), ggf. zusätzliche Schrägaufnahmen zur Darstellung der Foramina intervertebralia, die erste Hinweise auf Frakturen oder durch Bandzerreißung verursachte Insta-

bilitäten geben können. In jedem Fall müssen auch Schädelübersichten p.-a. und seitlich angefertigt werden (Abb. 2.**6**, 2.**7**). Bei der Beurteilung ist insbesondere auf die stufenlose Kontur von Lamina externa und interna, die Intaktheit der Schädelnähte, Konturen und Pneumatisation der Nasennebenhöhlen sowie die Stellung der Densspitze zu achten. Die axiale Schädelaufnahme (submentovertikal) ermöglicht insbesondere die Beurteilung der Nasennebenhöhlen, der lateralen Orbitawand, der mittleren Schädelgrube mit Keilbeinflügel, Clivus und Felsenbein sowie der Fossa pterygoidea. Der diagnostische Gewinn dieser Aufnahme wird aber durch die schwierigen Einstellungsbedingungen beim polytraumatisier-

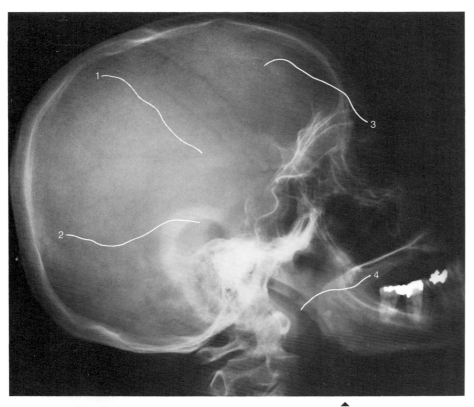

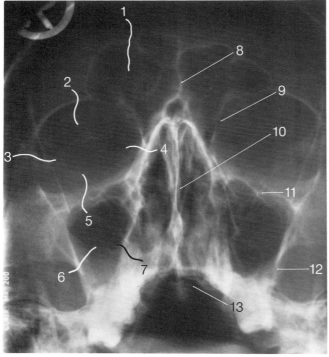

Abb. 2.**7** Schädel seitlich: Weitgehend überlagerungsfrei lassen sich Frakturlinien im Bereich der Kalotte (z. B. 1 = tempeoparietale Fraktur, 2 = parietookzipitale Fraktur, 3 = frontale Fraktur mit Sinus-frontalis-Beteiligung) nachweisen. Gleiches gilt für die Mandibula (z. B. 4 = Fraktur der Pars ascendens mandibulae). Bei den komplexen Strukturen des Mittelgesichts muß vor allem auf die Integrität der Konturen der einzelnen Sinus und der Orbita geachtet werden

◀Abb. 2.**8**  Nasennebenhöhlenaufnahme (okzipitomental): Die Aufnahme gibt Aufschluß über Frakturen der Nasennebenhöhlen und der Orbita. Demnach lassen sich z. B. Frakturen des Sinus frontalis (1), des Orbitadaches (2), der lateralen (3) und medialen (4) Orbitawand, des Orbitabodens (5), der lateralen (6) und medialen (7) Kieferhöhlenwand erkennen 8 = Septum interfrontale, 9 = Lamina papyracea, 10 = Lamina perpendicularis, 11 = Canalis infraorbitalis, 12 = Crista zygomaticoalveolaris, 13 = Sinus sphenoidalis ten Patienten mit entsprechend unzureichender Lagerungsmöglichkeit relativiert. Zur Beurteilung der Nasennebenhöhlen, speziell von Frakturen im Frontalbereich und Le-Fort-I-Frakturen, eignet sich die okzipitofrontale Nasennebenhöhlenaufnahme. Die Standardaufnahme der Nasennebenhöhlen ist die okzipitodentale Aufnahme, die sich besonders zum Nachweis von Mittelgesichts- und Nasennebenhöhlenfrakturen, Orbitarand- und -wandbrüchen (Blow-out-Fraktur) eignet (Abb. 2.**8**).

In der weiterführenden radiologischen Diagnostik sind konventionelle Tomographie und Computertomographie zu nennen. Auf die konventionelle Tomographie wird vielerorts völlig verzichtet, statt dessen kommt die Computertomographie zur Anwendung, sie ist in der Regel die Methode der Wahl. Die konventionelle Tomographie besitzt jedoch weiterhin ihre Indikation, wenn koronare CT-Schichten aus Lagerungsgründen nicht möglich sind.

Die Kernspintomographie (NMR) hat eine gesicherte Indikation in der Diagnostik von Verletzungen des Kiefergelenkes aufgrund der hervorragenden Weichteildarstellung. Der Wert der Kernspintomographie in der akuten traumatologischen Diagnostik im HNO-Bereich ist aber unklar, hier bleiben die Ergebnisse laufender Untersuchungen abzuwarten. Insbesondere der Zeitaufwand läßt eine eingeschränkte Anwendbarkeit im Akutstadium erwarten.

## Literatur

Borchers, H.D., H. H. Jend: Technische Anforderungen und Strahlenschutz. In: Hella, M., H. H. Jend: Computertomographie in der Traumatologie. Thieme, Stuttgart 1984 (S. 1–5)

Dorobisz H., I. Voegeli, N. Hardt: Konventionelle Radiologie und Computertomographie bei Gesichtsschädelfrakturen. Röntgen-Bl. 36 (1984) 428–433.

Glinz, W.: Thoraxverletzungen. Diagnose, Beurteilung und Behandlung. Springer, Berlin (1979)

Halves, E.: Morbidität und Letalität bei Schädel-Hirn-Trauma. In Bake, K. A. K. H. Weis: Schädel-Hirn-Trauma Bibliomed, Melsungen 1982

Heim, U., J. Baltensweiler: Checkliste Traumatologie. Thieme, Stuttgart, 1989

Jend, H. H.: Mittelgesichtsverletzungen. In: Hella M., H. H. Jend: Computertomographie in der Traumatologie. Thieme, Suttgart 1984 (S. 31–42)

Kretschmer, H.: Neurotraumatologie. Thieme, Stuttgart 1978

Rettinger G., W. Kalender: Computertomographie bei Erkrankungen des HNO-Bereiches. HNO 29 (1981) 364–369

Schneider, G., E. Tölly: Radiologische Diagnostik des Gesichtsschädels. Thieme, Stuttgart 1984

Tönnis, W.: Zur Unterscheidung zwischen Commotio und Contusio cerebri H. Unfallheilk. 52 (1956) 130

# 3 Ohr und umgebende Schädelbasis (Latero-Otobasis)

# Checkliste

## Instrumentarium

- Otoskop: vorschaltbare Lupe, auswechselbare Trichter von verschiedener Größe, vorschaltbares pneumatisches Otoskop (Siegle).
  Instrumente zur Gehörgangsreinigung: Häkchen, Watteträger, Ohrkürette, verschiedene Zängelchen, Sauger.
  Sterile Streifentamponade, Bajonettpinzette. Politzer-Ballon mit aufsetzbarer Metallolive, kurze Ohrendoskope: 0 Grad, 30 Grad, Kaltlichtquelle.
- Stimmgabeln, Barany-Trommel, Hörschlauch mit wechselbarem Metallohrstück, Tubenkatheter, Ohrspritze.
- Frenzel-Brille, Dokumentationbogen.
- Nervstimulationsgerät, Reflexhammer, Fließpapierstreifen.
- Glucoseteststreifen, Eprouvette, Merocel-Schwämmchen, sterile Verbände.

## Anamnese

Unfallhergang, Unfallursache, Richtung der Gewalteinwirkung, Stärke der Gewalteinwirkung. Bewußtlosigkeit, Schmerzen und andere subjektive Beschwerden (Schwerhörigkeit, Schwindel, Ohrgeräusche, Okklusionsgefühl).
Alkoholeinfluß, Medikamente, vor dem Unfall durchgeführte Operationen am Ohr und in Ohrnähe.

## Erstuntersuchung/Erstbefunde

*Inspektion und Palpation:* offene Wunden, Blutungen. *Entscheidung* über Akutoperation: schwere, lebensbedrohliche Sinusblutung.
Hämatome, Knochenlücken, Knochenstufen, Knorpelverletzungen der Ohrmuschel, Kiefergelenk (Schlußbiß- und Artikulationbewegung), Gesichtsasymmetrie (Schwellungen, Lähmungen), Abtropfen von Liquor (offene Wunden oder Gehörgang), Zuckerprobe, Sammeln in Eprouvette ($\beta_2$-Transferrin-Bestimmung).
*Otoskopie, Mikrootoskopie:* Gehörgangs- Trommelfellzerreißung (DD: Blutung von Paukenhöhle in das Ohr), Blutung aus Paukenhöhle und Antrum, Stufe hintere Gehörgangswand (Felsenbeinlängsbruch), vordere Gehörgangswand (Kieferköpfchenfraktur), Luxation von Gehörknöchelchen, eingetriebene Fremdkörper, aufsteigender und pulsierender Liquorspiegel, Hirnbrei.
Blut- Liquor-Gemisch: Tupferprobe (Hofbildung, Kokardenform von Blut-Liquor-Gemisch).
Bei wenig Liquor: Einlegen von Merocel-Schwämmchen, Zentrifugieren und $\beta_2$-Transferrin-Bestimmung.
Intaktes Trommelfell und Hämatotympanon: Felsenbeinquerbruch.
Intaktes Trommelfell und Liquortympanon: keine Punktion!
Zeichen einer Voroperation: z. B. abgetragene hintere Gehörgangswand, periaurikuläre Narben und Einsenkungen.
Pneumatisches Otoskop: Trommelfellbeweglichkeit, schlitzförmige Perforation.
*Entscheidung* über Frühoperation bei durch konservative Maßnahmen (Tamponaden) nicht stillbarer Blutung aus Mittelohr bzw. Endokranium.

*Akustische Funktionsprüfung:* Stimmgabel (Weber, Rinne), Barany-Trommel (Ertaubung), Hörweitenprüfung. Bei entsprechendem Allgemeinzustand: erstes Tonschwellenaudiogramm.

*Vestibuläre Funktionsprüfung:* Schwindelanamnese (vorbestehender Schwindel), Schwindelanalyse: Frenzel-Brille (Spontannystagmus, orientierende (evtl. verkürzte) Lage-/Lagerungsprüfung), Koordinationsprüfungen (Unterberger, Romberg).
Befundeintragung in Dokumentationsbogen.

*Prüfung der Fazialisfunktion:* vorbestehende Lähmung (z. B. Operation der Glandula parotis, Apoplex), Motorik der mimischen Muskulatur (inkomplette Lähmung, komplette Lähmung, Bellsches Phänomen, Pareseindex).
Glabellareflex, Prüfung des trigeminofazialen Reflexes (Blinkreflexe): Elektrostimulation.
EMG (Null-EMG bei Neurotmesis).

*Prüfung weiterer Hirnnerven:* besonders N. abducens, N. trigeminus, hintere Hirnnervengruppe.

*Beurteilung erster Röntgenbilder:* Schädel seitlich, Schädel a.-p., HWS, Schüller, Stenvers, transorbitale Vergleichsaufnahme, CT (Bruchlinienverlauf, intrakranielle Luft, Fallopi-Kanal).

*Entscheidung über diagnostische Probetympanotomie:* Membranruptur; über Frühexploration und Frührekonstruktion des N. facialis: bei mit Sicherheit anzunehmender Durchtrennung des Nerven soll innerhalb der ersten 48 Stunden die Verletzungsstelle am Nerv aufgesucht und die mikrochirurgische Nervennaht durchgeführt werden (EMG: NULL-EMG).
Neurologisch/neurochirurgisches und bei Kindern pädiatrisches Konsil.

## Intervalluntersuchung und Intervallbefunde

*Wiederholung und Präzisierung der Anamnese:* besonders Schwindelanamnese (s. a. Fragenkatalog: S. 38 u. S. 64).

*Inspektion und Palpation der präaurikulären Region:* Wundheilung, Infektion.

*Zeichen einer Frühmeningitis:* Nackensteifigkeit, Kernig/Lasegue-Zeichen, Liquorpunktion.

*Mikrootoskopie:* Trommelfellstatus, Verflüssigung eines Hämatotympanon.
Fraglich persistierender Liquorfluß: Merocel-Schwämmchen.

*Weiterführende akustische Funktionsprüfung:* wiederholtes Tonschwellenaudiogramm (Kontrolle durch Stimmgabelprüfung, Progredienz der Schwerhörigkeit) Sprachaudiogramm, Tympanometrie/Reflexaudiometrie (nicht bei Trommelfellperforation und breitem Frakturspalt zur Schädelbasis und offenem Schädelbasisbruch), Hirnstammaudiometrie (AEP), audiologischer Test bei Perilymphfistel.

*Weiterführende vestibuläre Funktionsprüfung:* Präzisierung der Schwindelanamnese und Schwindelanalyse (Patienten machen im Akutzustand meist keine genauen Angaben, Überwachung der Postakutphase), Frenzel-Brille, Beruhigung des Spontannystagmus), Lage-/Lagerungsprüfung, Koordinationsprüfung, thermische Erregbarkeit (nur bei intaktem Trommelfell).
*Entscheidung über vestibuläres Training.*

*Überwachung der Fazialisfunktion:* Übergang einer inkompletten Lähmung in komplette Lähmung, Pareseindex, Stimulationstest (NET, MST, ENG, ab 4.−5. Tag positiv), Willkür-EMG, trigeminofaziale Reflexe (Blinkreflexe), Magnetstimulation, topodiagnostische Tests: Schirmer-Test, Reflexaudiometrie, Salivations-Test.
*Entscheidung* über Fazialisaufdeckung und Nervrekonstruktion: ergeben die Tests Hinweise auf einen Faseruntergang über 90% innerhalb der ersten 6 Tage oder zeigt sich im Willkür-EMG eine Nullinie, ist die Indikation zur Aufdeckung gegeben.

*Weiterführende Röntgendiagnostik:* Spezialaufnahmen, CT der Postakutphase (offenes Schädelhirntrauma, Fraktur im Verlauf des Fallopi-Kanals, intrakranielle Luft).
*Entscheidung* über Aufdeckung der Schädelbasis: persistierender Liquorfluß, über 2−3 mm messender Frakturspalt der Basis (spätere Arachnoidalzyste), Frühmeningitis (besonders bei vorbestehender chronischer Infektion des Ohres).

## Spätuntersuchung/Spätbefunde

*Ziel:* klinische Kontrolle des Heilungsverlaufes, Erfassung von Befundverschlechterungen und Komplikationen (Otitis, Labyrinthitis, Meningitis, Enzephalitis, Hirnabszeß), genauere Einordnung des Krankheitsbildes (z. B. Topodiagnostik der Hörstörung), Stellungnahme zur langfristigen Prognose, Vorberei-

tung gutachterlicher Äußerung, Richtlinien für eine Operation des Ohres (Trommelfellverschluß, Gehör-knöchelchenkettenaufbau, Fazialisspätrekonstruktion, Revision der Schädelbasis). Keine langfristigen Verlaufskontrollen der Röntgenbefunde, jedoch audiologische Messungen über längere Zeiträume (Spontanrückbildung einer Mittelohrschwerhörigkeit, Progredienz einer sensineuralen Schwerhörigkeit), Vestibularisprüfungen in der frühen und späten Postakutphase (Rückbildung von Spontan-/Provokations-nystagmen, Kompensation).
Konsiliaruntersuchung: Neurologe.

*Audiologische Messungen:* wiederholte Tonschwellenaudiogramme, Sprachaudiogramm, Tympanome-trie-/Reflexaudiometrie, überschwellige Tests, Hirnstammaudiometrie (AEP).

*Vestibulogische Messungen:* thermische Erregbarkeit, Elektronystagmographie, Drehstuhluntersuchungen, Kraniokorpographie.

## Einleitung

Verkehrsunfälle stehen in der Ursachenskala der Felsenbeinverletzungen an der Spitze. Statistisch am häufigsten ziehen sich junge Erwachsene zwischen dem 20. und 25.Lebensjahr oder Kinder zwischen dem 8.und 12.Lebensjahr solche Brüche zu. Sportunfälle oder auch direkte Traumen (Fremdkörper, wie z. B. Stricknadel, Q-Tip) sind wesentlich seltener.

Die Sonderstellung der Diagnostik von Ohrfrakturen liegt einerseits in der Erkennung des reinen Knochenbruchs, andererseits in der möglichst frühzeitigen Erfassung funktioneller Störungen, d. h. Funktionsminderungen oder Funktionsausfällen des Hörorgans, Gleichgewichtsorgans sowie des N. facialis. Aus den diagnostischen Befunden ergeben sich die 3 Eckpfeiler einer operativen Behandlung.

1. *Sanierende Chirurgie:* z. B. Reposition stark dislozierter Fragmente, Duraplastik bei persistierender Otoliquorrhoe, Abdichtung einer Perilymphfistel.
2. *Präventive Chirurgie:* z. B. Versorgung sehr breiter Frakturspalte (auch ohne Liquorrhoe!) zur Prophylaxe einer Arachnoidalzyste, Enttrümmerung zur Vermeidung aufsteigender Infektionen.
3. *Rekonstruktive Chirurgie:* z. B. Wiederaufbau der Gehörknochenkette, Fazialisrekonstruktion.

Vielfach bestimmen in den ersten Stunden und Tagen nach dem Unfall die Folgen eines schweren Hirntraumas die Sorge um den Patienten. Nicht allein aus forensischen und gutachterlichen Gesichtspunkten muß jedoch bereits in dieser unmittelbaren posttraumatischen Phase die erste otologische und neurologische Untersuchung erfolgen. Es gilt, Membranrupturen und Fazialisschädigungen zu erfassen. Nicht erkannte und persistierende Funktionsstörungen sind zwar selten lebensbedrohend, stellen jedoch für die zumeist jungen Menschen eine erhebliche psychische und soziale Belastung dar. Sie verursachen verlängerte Krankenhausaufenthalte und aufwendige Spätrekonstruktionen. Die Folgen unterlassener Maßnahmen müssen dann oftmals als schicksalhafte Entwicklungen hingenommen werden.

Die Frühbefunde dienen in erster Linie der Soforterfassung zu erwartender Komplikationen und der Planung einer gezielten Ersttherapie.

Intervall- und Spätbefunde führen zu einer endgültigen Diagnose wie auch zur Einleitung einer rekonstruktiven, operativen Behandlung. Darüberhinaus ergeben sich Stellungnahmen zur Prognose sowie zur Beurteilung der Invalidität.

Stumpfe Schädeltraumen ohne nachweisbare Frakturen können selbst bei mäßiger Krafteinwirkung zu Hörstörungen führen. Selten handelt es sich um Schalleitungsstörungen mit Verletzung der Gehörknöchelchenkette hinter intaktem Trommelfell, häufiger jedoch um Schallempfindungsstörungen bis zur vollständigen Ertaubung des betroffenen Ohres. Hörstörungen als Folge von Schleudertraumen der Halswirbelsäule werden immer wieder als gutachterliche Frage diskutiert. Sie beruhen dann auf einer vertebrobasilären Zirkulationsstörung oder haben ihre Ursache in der Reizung des Halssympathikus. Die Frage des Kausalzusammenhangs mit dem Unfallgeschehen ist allerdings umstritten (s.a. „Typische traumatische Labyrinthschäden").

Gleichgewichtsstörungen sind ein vielfach erwähntes Symptom bei Schädelverletzungen. Für das postkommotionelle Syndrom sind sie nahezu obligat.

Mit besonderem Nachdruck muß die Frühbefundung der traumatischen Gesichtslähmungen hervorgehoben werden. Angesiedelt in hierfür eingerichteten Spezialkliniken haben sich wertvolle und hochspezialisierte diagnostische Verfahren herausgebildet, die anerkannte und zuverlässige Richtlinien für eine rekonstruktive Chirurgie mit hoher Erfolgsrate bieten.

Vor allem für die spätere Verlaufskontrolle und für die Klärung der gutachterlich vielfach aufgeworfenen Zusammenhangsfragen soll nachfolgender Fragenkatalog frühzeitig gestellt und dokumentiert werden (Feldmann 1986; s. S. 35 u. 64):

— Ort und Art der Verletzung, Platzwunden, Abschürfungen, Anhalt für Pyramidenfraktur?
— Chirurgische und neurologische Befunde?

– Hörbefunde aus der Zeit vor dem Unfall?
– Schwerhörigkeit sofort nach dem Unfall bzw. nach Aufwachen aus der Bewußtlosigkeit bemerkt?
– Reine Innenohrschwerhörigkeit?
– Asymmetrie der Hörbefunde, Form der Hörkurve, Recruitment, Übereinstimmung mit Ort des Aufpralls?

– Ausschluß anderer möglicher Ursachen der Hörstörung?
– Subjektive Gleichgewichtsstörungen, Art und zeitliche Entwicklung?
– Objektive Vestibularissymptome?
– Objektive Symptome einer Gesichtslähmung?

## Anatomie

Das Hör- und Gleichgewichtsorgan wird von den Knochen des Schläfenbeines (Os temporale) umschlossen. Das Schläfenbein setzt sich zusammen aus einer Pars petrosa (Felsenbein), einer Pars tympanica (mit Anteilen des Mittelohres) und einer Pars squamosa (Schläfenbeinschuppe).

An der Außenfläche des Schläfenbeines (Pars squamosa) läuft waagrecht die Linea temporalis. Sie ist bei 95% aller Menschen vorhanden und zeigt bei einer nach kaudal konvexen Biegung einen Tiefstand der Dura der mittleren Schädelgrube an. Unterhalb der Linea temporalis befindet sich der knöcherne Gehörgang (mit dem Os tympanicum) und dorsal das Planum mastoideum mit dem kegelförmigen Warzenfortsatz.

An der Innenseite des Warzenfortsatzes setzt der hintere Bauch des M. digastricus an, eine wichtige Leitstruktur für die Darstellung des N. facialis am Austritt aus der Schädelbasis in der Fossa digastrica.

Die Fossa articularis für die Mandibula liegt zwischen der Jochwurzel und der vorderen, unteren Gehörgangswand, so daß der Processus articularis des Unterkiefers der vorderen häutigen Gehörgangswand anliegt und hier bei der Öffnungsbewegung des Unterkiefers palpiert werden kann. An der sensiblen Versorgung des äußeren Ohres sind die Nn. V (auriculotemporalis), VII, X (R. auricularis), IX, sowie C2/C3 (N. auricularis magnus) beteiligt (Hustenreiz bei Traumen des Gehörganges).

Die dem Gehirn zugekehrte Fläche des Schläfenbeines ist die Pyramide. Ihre Kante trennt die mittlere Schädelgrube von der hinteren. Dort lagert sich ihrer Hinterfläche der Sulcus sigmoideus an. Der hinteren Schädel-grube zugewandt liegt der Eintritt in den Porus acusticus internus. Gering nur neigt er sich in Längsrichtung nach abwärts und stimmt in der Neigung mit dem Porus acusticus externus überein. Anteile des Schläfenbeines nehmen 2/3 des Bodens der mittleren Schädelgrube ein. Die Längsachsen der Felsenbeine stehen in einem 45-Grad-Winkel zur Längsachse des Schädels, so daß beide Felsenbeine einen nach okzipital offenen rechten Winkel bilden. Die freie Pyramidenhinterfläche zwischen Sinus sigmoideus, Sinus petrosus superior und knöchernem Labyrinth trägt die Bezeichnung Trautmannsches Dreieck.

Im Warzenfortsatz verläuft S-förmig der Sinus sigmoideus. Seine Lage ist beeinflußt vom Pneumatisationsgrad des Mastoids. Bei weitgehend pneumatisierten Warzenfortsatz und prominenter Spina suprameatum wird eine Vorverlagerung des Blutleiters selten angetroffen. Jedoch kann er bei gehemmter Pneumatisation bis nahezu an die hintere Gehörgangswand vorverlagert sein und die operative Eröffnung des Antrums erschweren. Vielfach dehnt sich die Pneumatisation über den Warzenfortsatz hinaus in den Jochbogenansatz und in die Schläfenbeinschuppe, ja bis in die Pyramidenspitze aus; in extremen Fällen sogar bis zum Keilbein.

Die lufthaltige Paukenhöhle ist zwischen äußerem Ohr und Labyrinth gelagert und wird von 6 Flächen begrenzt. Gegenüber dem Antrum mündet von vorn unten die nahezu in der Pyramidenlängsrichtung verlaufende Ohrtrompete ein (Abb. 3.**1**). Das Tegmen tympani geht nach dorsal über in das Dach des Antrums. Beide sind gleichzeitig der Boden der mittleren Schädelgrube. Die Pachymeninx, die mit dem inneren Schädelperiost verschmolzen

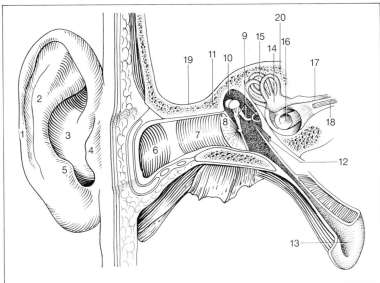

Abb. 3.**1** Anatomie des Ohres (äußeres, mittleres, inneres Ohr) und des Ohrschädels 1 = Helix, 2 = Anthelix (mit Crus inferior und superior), 3 = Cavum conchae, 4 = Tragus, 5 = Antitragus, 6 = knorpeliger Gehörgang, 7 = knöcherner Gehörgang, 8 = Trommelfell, 9 = Hammer, Amboß, Steigbügel, 10 = Epitympanon (Attik), 11 = Antrum (von Knochen bedeckt), 12 : M. tensor tympani, 13 = Tuba Eustachii, 14 = Vestibulum, 15 = Bogengänge, 16 = Schnecke, 17 = N. vestibularis, 18 = N. facialis, 19 = Basis der mittleren Schädelgrube, 20 = Labyrinthkapsel

ist, liegt dem Knochen unmittelbar an. Die Dicke dieser Trennschicht ist variabel: teilweise ein kompakter Knochen mit durawärts glatter Fläche, teilweise eine pergamentdünne Scherbe mit Lücken und Dehiszenzen. Bei ausgedehnter Pneumatisation können Dura, A. carotis interna und gelegentlich auch N. facialis nur bindegewebig, nicht knöchern, geschützt sein. Überleitungswege von Entzündungen sowohl zur mittleren wie auch zur hinteren Schädelgrube über das Tegmen antri und auch über den Paukenboden sind in zahlreichen Varianten beschrieben. Dann liegt die Schleimhaut direkt der äußeren Dura an. Der Ausbreitung von Entzündungen über persistierende Schädelnähte (Fissura petroosquamosa) kommt nicht die entscheidende Bedeutung zu. Im Gegensatz zur Rhinobasis sind spontane Liquorfisteln bei kongenitalen Knochenlücken an der Otobasis äußerst selten. Beim alten Menschen können Pacchionische Granulationen (Arachnoidalzotten) die Pachymeninx „ausdünnen" und in hintere Warzenfortsatzzellen vorwachsen, so daß hier lokalisierte Entzündungen auf den Subarachnoidalraum übergreifen können.

Die Frühmeningitis (in unmittelbarem Anschluß an eine otobasale Verletzung) bereitet bezüglich der nosologischen Zuordnung keine Schwierigkeiten. Spätmeningitiden hingegen, die sich über eine wenig stabile Narbe der bradytrophen Dura mater ausbreiten, werden leicht fehlgedeutet. Im Gegensatz zu einer viral verursachten Meningitis stellt sich bei der bakteriellen, von den Schleimhäuten ausgehenden Form, ein sehr schneller Anstieg der Zellzahl im Liquor ein. Die Zeichen einer sekundären Ohrinfektion sind dann von den Symptomen einer Menigitis überlagert, zumal die Röntgenuntersuchung Frakturen der Otobasis nicht immer darstellt. Ein oder mehrere Rezidive der Menigitis verweisen vielfach erst auf den ursächlichen Zusammenhang.

An der medianen Paukenwand, einem Anteil der knöchernen Labyrinthkapsel, ist das Promontorium (mit der basalen Kochleawindung) eine auffällige Struktur. Oberhalb liegt das ovale Fenster (Längsdurchmesser ca. 4 mm). Darüber verläuft der Fazialiskanal und weiter dorsal zeigt sich die Wölbung des horizontalen Bogengangs. Am hinteren unteren Rand des Promontoriums findet sich ein knöcherner Überhang, der zur Nische des runden Fensters weist. Die Nischenmembran selbst liegt im oberen Bereich und hat einen Durchmesser von ca. 1,3 mm. Auch bei gesunden Ohren kann sie von Weichgewebssträngen überlagert sein. Sehr verschieden ist die Distanz zwischen Nischeneingang und Membran, sie variiert von 0,5–2 mm.

Von den drei Gehörknöchelchen Hammer, Amboß und Steigbügel ist der Amboß am häufigsten disloziert oder frakturiert, seltener Hammer oder Steigbügel. Die Fraktur betrifft dann zumeist den frei in die Pauke vorspringenden Processus lenticularis des Amboß.

Die Kapsel des knöchernen Labyrinthes besteht aus einer 2—3 mm dicken und sehr harten Knochenschicht. Sie entsteht durch periostale und enchondrale Verknöcherung. Ein Frakturspalt wird bindegewebig überbrückt, ohne kallösen Durchbau. Die Kapsel umschließt ein Hohlraumsystem, welches Vorhof und Bogengänge (statischer Teil) und die 2½ Windungen der Hörschnecke (akustischer Teil) umfaßt. Zum häutigen von Endolymphe (kaliumreiches und natriumarmes Filtrat der Stria vascularis) gefüllten Labyrinth zählen Bogengänge, Utrikulus, Sakkulus und Ductus cochlearis. Den Raum zwischen Endolymphschlauch und knöcherner Labyrinthkapsel (s. o.) umgibt die kaliumarme und natriumreiche Perilymphe (Filtrat aus Blut und Liquor). Über den Aqueductus cochleae (Ductus perilymphaticus) existiert eine Kommunikation zwischen Subarachnoidalraum und Perilymphe (Abb. 3.2).

Am knöchernen Labyrinth sind das Vestibulum in der Mitte, die Schnecke ventral und die Bogengänge dorsal anzutreffen. Durch das eröffnete ovale Fenster blickt man in die mit Perilymphe gefüllte Cisterna perilymphatica. Der Utriculus liegt median oben (1,6—2 mm). Der Sakkulus ist in Richtung der Kochlea anzutreffen (1,0—1,6 mm). Dem hinteren unteren Rand der ovalen Nische sind Strukturen der Kochlea eng benachbart (0,2 mm), so daß Verletzungen die Weichteile des Ductus cochlearis hier unmittelbar treffen können.

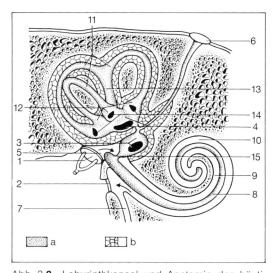

Abb. 3.2 Labyrinthkapsel und Anatomie des häutigen Labyrinthes mit Endo- und Perilymphräumen
1 = Steigbügel mit Ringband (in der Fenestra ovalis), 2 = Fenestra rotunda (runde Fenstermembran), 3 = Sacculus und Macula sacculi, 4 = Utrikulus und Macula utriculi, 5 = Vestibulum, 6 = Ductus und Saccus endolymphaticus, 7 = Aqueductus cochleae (Ductus perilymphaticus), 8 = Ductus endolymphaticus, 9 = Scala vestibuli, 10 = Scala tympani, 11 = Ductus semicirculares (labyrinthärer Anteil des Endolymphschlauches): posterior, lateralis, anterior, 12 = Ampulla posterior, lateralis, anterior, 13 = Crus commune, 14 = Kupulaorgane, 15 = Ductus reuniens, a = Endolymphräume, b = Perilymphräume (an der Cochlea nicht gezeichnet, n. Weerda 1989).

## Pathomechanismus der Ohrbrüche und regelmäßige Frakturverläufe

Stumpfe Schädeltraumen führen am Schläfenbein zu Längs- oder Querbrüchen, bzw. zu Kombinationsformen. Die Brüche zählen zu den Schädelbasisfrakturen und werden als laterobasale oder otobasale Brüche bezeichnet. Neuere Erkenntnisse haben gezeigt, daß es kaum eine reine Längs- bzw. Querfraktur gibt. Aus didaktischen Gründen wird aber die Nomenklatur beibehalten.

Verlaufen stumpfe Schädeltraumen ohne nachweisbare Fraktur, können Innenohrschäden dennoch durch Transmission der Druckwelle über die Knochen auftreten. Diese Innenohrschäden werden als Impulsschallschädigung bezeichnet und zeigen sich zumeist als Hochtonsenke oder Steilabfall in den oberen Frequenzen. Nur selten sind sie mit Frakturen oder Luxationen der Gehörknöchelchen vergesellschaftet. Der Hochtonverlust ist dann zumeist die Folge einer temporalen, parietalen und insbesondere okzipitalen Gewalteinwirkung. Der frontale Aufschlag dagegen führt nahezu regelmäßig zu einer frontobasalen Fraktur. Die Hörstörung wird unmittelbar nach dem Unfall in ihrem Vollbild bemerkt. Bei Progredienz müssen Mikrofrakturen der Labyrinthkapsel angenommen werden. Häufig wird unsystematischer Schwindel angegeben, welcher dem postkommotionellen Syndrom oder einer vegetativen Dysregulation (Schwarzwerden vor Augen beim Aufstehen) zuzuordnen ist. Finden sich dagegen typische Zeichen der vestibulären Fehlsteuerung, etwa Lage- und Lagerungsnystagmus, sollen diese im Loslösen der Otolithenmembran von Utrikulus und Sakkulus oder in Membran- und Gefäßrissen mit Blutungen in Endolymph- oder Perilymphraum ihren pathologischen Hintergrund haben (s. „Schwindel bei Cupulolithiasis").

Schußverletzungen dagegen zertrümmern das Ohr. Retinierte Projektile und andere Fremdkörper stellen eine zusätzliche Infektionsgefahr dar.

Otobasale Frakturen sind in ihrem Mechanismus Berstungsfrakturen der Schädelbasis (s. S.: „Pathomechanismus Rhinobasis, und allgemeine Verletzungslehre"). Berstungsbrüche entstehen fernab einer breitflächig einwirkenden Kraft und verlaufen in Richtung des Hauptkraftvektors. Querbrüche resultieren aus einer seitlich gegen die parietale oder temporale Region gerichtete Gewalteinwirkung. Längsbrüche der Basis sind die Folge einer frontal oder häufiger okzipital auftreffenden Kraft (Bönninghaus 1960; Abb. 3.3a u. b). Viele Basisbrüche gehen von Frakturen der Kalotte aus. Aus der Lage einer Hautwunde über dem Schädeldach und aus der Richtung einer den Schädel treffenden Kraft können daher Hinweise auf den Verlauf von Bruchlinien der Basis erhalten werden. Dabei verläuft, bedingt durch die Lage des Felsenbeines in der Schädelbasis, der Längsbruch des Ohres quer zur Basis, während der Querbruch des Felsenbeines in Längsrichtung der Schädelbasis ausgerichtet ist. Längsbrüche des Ohres sind 10 mal häufiger als Querbrüche. Eine ausgedehnte, großzellige Pneumatisation führt eher zu Längsbrüchen, bei gehemmter Pneumatisation dagegen treten überwiegend Querbrüche auf (Wick 1974).

Die Aussagen zum Pathomechanismus sind bis in die letzten Jahre das Ergebnis aufwendiger klinischer und experimenteller Untersuchungen (Hochgeschwindigkeitskinematographie, Helms u. Geyer 1983, experimentielle Tierstudien, Schadel u. Strathmann 1986). Nach Helms und Geyer kommt es am Ohr unter der Einwirkung von Scherkräften offenbar zu „registrierbaren, passageren Zerrungen mit Erweiterungen der Sutura sphenopetrosa und Sutura petrosquamosa". Man erkannte, daß die Elastizität der Schädelbasis in bisherigen klinischen und röntgenologischen Studien offensichtlich unterschätzt wurde. Unter Krafteinwirkung ist eine „passagere Dislokation" zu beobachten, die um das 10–15fache die Breite des späteren Frakturspaltes überschreitet. Scherkräfte, die eine Abhängigkeit zu Vektor und Größe der Kraft zeigen, führen dann zu den individuell verschiedenen Frakturlinien, zu Längs- und Querbrüchen oder auch zur Ausbildung permament dislozierter Stückbrüche (Komplexfrakturen, nach Thumfart u. Stennert 1988).

Eine beidseitig von lateral auf die Tabula externa einwirkende Kraft baut an der Tabula interna Zugspannung auf und führt zur Berstung angrenzender Knochenstrukturen.

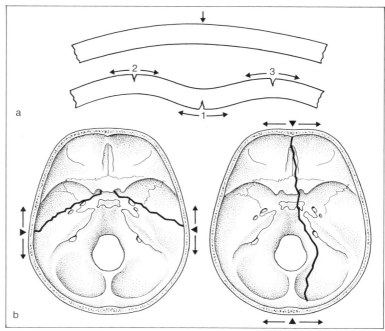

Abb. 3.3 a u. **b**  Berstungs- und Biegungsbrüche des Schädeldaches und der Schädelbasis  **a** Brüche an der Kalotte (s. Abb. **1.a**. u. **b**): eine die Schädeldecke treffende Kraft führt an der gegenüberliegenden Knochenoberfläche primär zu einer Fissur (nach Matti 1918), die bei entsprechend hoher Kraft den gesamten Knochen durchdringt (1). Zusätzlich seitliche Biegungsmomente führen bei seitlicher Abstützung zu weiteren Knochenbrüchen (2,3). Bei direkt einwirkender Kraft entstehen andererseits umschriebene Stückbrüche, die insgesamt hirnwärts disloziert sind: Impressionsfrakturen (s. Abb. 1.**5**)  **b** Berstungsbrüche der Schädelbasis (der Kalotte: Abb. 1.**5**): sie sind Kompressionsfrakturen und resultieren als Querbrüche der Basis aus breitflächiger, den Gesamtschädel treffender temporale/bitemporale Krafteinwirkung und als Längsbrüche der Basis aus frontaler/okzipitaler Krafteinwirkung.

Derartige Belastungen können dann zu einem vollständigen Querbruch der Schädelbasis führen, wobei die Frakturlinien die Felsenbeine in Längsrichtung durchsetzen (Schadel u. Stoll 1984). Erheblich sind dann auch die Zug- und Scherkräfte auf die Foramina, auf Dura und durchtretende Hirnnerven.

### Frakturlinienverlauf der Längsbrüche

Die Frakturlinien verlaufen, zumeist bei gut pneumatisiertem Warzenfortsatz, vom Os parietale und der Squama temporalis über die Pars tympanica (das Tegmen antri und das Tegmen tympani betreffend) entlang der vorderen Pyramidenfläche. Sie biegen einwärts und enden in der mittleren Schädelgrube in Höhe des Foramen spinosum. Die Fraktur verläuft in Längsrichtung des Felsenbeines (Querbruch der Basis), „wo der kompakte Labyrinthknochen vom pneumatischen Knochen sich ablöst (Fisch 1980)".

Sie durchsetzen die hintere Gehörgangswand in unterschiedlicher Höhe und können auf den Fazialiskanal nahe seinem mastoidalen Knie treffen. Das Trommelfell ist beim Längsbruch meist im 4. Quadranten verletzt. Die Gehörknöchelchen können aus ihren Gelenken und Bändern gerissen sein. Bei Dislokation der hinteren Gehörgangswand wird die Knochenstufe deutlich erkennbar (Trommelfellrandbruch). Im Gegensatz zu isolierten Trommelfellverletzungen (s. S. 45) sind die Ränder der meist schlitzförmigen Perforation nicht ins Tympanon eingeschlagen und bedürfen keiner operativen Aufrichtung.

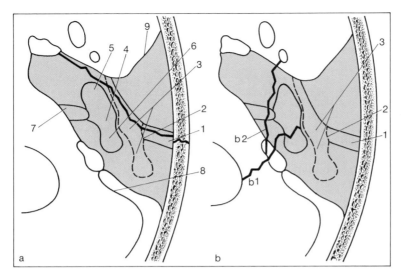

Abb. 3.**4a** u. **b** Längs- und Querbrüche des Felsenbeines **a** Längsbruch **b1** äußerer Querbruch **b2** innerer Querbruch
1 = äußerer Gehörgang (Hinterwand), 2 = Trommelfell, 3 = Paukenhöhle und Antrum, 4 = Vestibulum, 5 = Kochlea, 6 = Labyrinth, 7 = innerer Gehörgang, 8 = hintere Schädelgrube mit Foramen occipitale magnum, 9 = mittlere Schädelgrube

Überschreitet der Bruch das Foramen lacerum, verläßt der Frakturspalt den Keilbeinkörper. Es besteht dann eine beidseitige Längsfraktur.

Thumfart und Stennert (1988) verweisen darauf, daß von okzipital kommende Längsbrüche sich temporal in zwei oder mehrere „Schenkel" aufzweigen. Der Grund scheint in der kompakten, vom Trauma nicht zerstörten Jochwurzel zu liegen. Der vordere Schenkel strahlt in Richtung auf das Ganglion geniculi aus, so daß das Ganglion bei dieser Frakturform und bei der Frage einer operativen Revision stets berücksichtigt werden muß.

Thumfart und Stennert (1988) geben folgende typische Frakturverläufe an:

— Die Fraktur zieht ventro-lateral vom Labyrinthblock und erschöpft sich am Ganglion geniculi. Dies ist die häufigste Verlaufsform (Abb. 3.**4a u. b**).
— Die Fraktur überschreitet das Ganglion geniculi und erstreckt sich bis zum Foramen lacerum.
— Die Fraktur überschreitet am Foramen lacerum den Keilbeinkörper zur Gegenseite, es entsteht eine bilaterale Längsfraktur (Harvey und Jones 1980; Griffin u. Mitarb. 1979; s. auch „Rhinobasisfrakturen").
— Die Fraktur durchsetzt die Pyramide im Verlauf des Tegmen tympani, erreicht die hintere Pyramidenkante und erschöpft sich

im Bereich des Foramen jugulare der hinteren Schädelgrube (Stenger 1909).
— Die Fraktur biegt von der Hinterkante der Pyramide zum Foramen lacerum rechtwinkelig in Richtung Klivus ab und separiert die Pyramidenspitze (Felizetsche Fraktur 1873).

### Frakturlinienverlauf der Querbrüche

Querbrüche des Felsenbeines finden sich häufiger bei gehemmter Pneumatisation des Warzenfortsatzes. Sie haben ihren Ursprung in der hinteren Schädelgrube, durchsetzen die Pyramide senkrecht zu ihrer Längsachse und sprengen die gesamte Labyrinthkapsel. Sie treffen das Innenohr (äußerer Querbruch) oder den inneren Gehörgang (innerer Querbruch). Der äußere Querbruch verläßt die Labyrinthkapsel zwischen ovalem und rundem Fenster.

Die Blutansammlung liegt dann zumeist hinter einem intakten Trommelfell („primäres Hämatotympanon").

Isolierte Schneckenfrakturen (bei erhaltener Gleichgewichtsfunktion) sind jedoch ebenso beschrieben wie der doppelseitige Querbruch mit komplettem Innenohrausfall beidseitig.

Bei einem Teil der traumatischen Fazialisparesen frakturiert ein prismatisches Knochenstück am Dach der Pyramide, ohne daß jedoch der innere Gehörgang erreicht wird (Fisch 1979).

Bei dieser Frakturform tangiert die mediane Fragmentkante den labyrinthären Abschnitt des N. facialis (unter Aussparung des inneren Gehörganges), die laterale Kante, dessen tympanale Teilstrecke sowie das Vestibulum. Diese Beobachtung ist von eminenter chirurgischer Bedeutung, da eine Revision die innere, labyrinthäre Verletzungsstelle erreichen muß (Abb. 3.**5**).

Die enchondrale Schicht der Labyrinthkapsel ossifiziert nicht mehr sekundär. Der persistierende, bindegewebige Spalt birgt dann die Gefahr einer Spätmeningitis in sich. Daß dies selten eintritt, hat sicher eine Mitursache im Altersgipfel der latero-basalen Frakturen (20−25 Jahre). Eine eitrige Otitis media ist dann selten im Gegensatz zur Rhinosinusitis bei frontobasalen Frakturen. Aus klinisch didaktischen Gründen ist es sinnvoll, die Einteilung in Längs- und Querbrüche beizubehalten, obwohl sich in 2/3 der Frakturen des Ohrschädels röntgenologisch Kombinationsformen nachweisen lassen (Kleinfeldt und Rother 1977).

## Verletzungen der Ohrmuschel und des Gehörganges

Ursächlich sind Schlag, Stich oder Stoß zu nennen. Erfrierung, Verbrennung und Verätzung sind seltener.bei plötzlichen Bedrohungen (Flamme, Explosion) wird reflektorisch das Gesicht durch Seitwärtsdrehen geschützt und die Ohrmuschel ist der unmittelbaren Einwirkung ausgesetzt.

Der Verlust einer Ohrmuschel beeinträchtigt das Richtungshören; ebenso fehlt die Dämpfung der Windgeräusche (Feldmann u. Steinmann 1967). In den Fällen einer subtotalen Amputation erhält eine auch noch so schmale Haut- Bindegewebsbrücke eine erstaunlich gute Vaskularisation. Die Brücke muß unter allen Umständen erhalten werden.

Das Othämatom wird häufig auch durch kaum wahrgenommene Bagatelltraumen hervorgerufen. Es entsteht bei tangentialen Abscherungen und zeigt sich als kissenartige Vorwölbung, meist über der Anthelixfalte. Das Othämatom ist somit Ergebnis einer stumpfen Gewalteinwirkung auf die Ohrmuschel. Zwischen Knorpel und Perichondrium sammelt

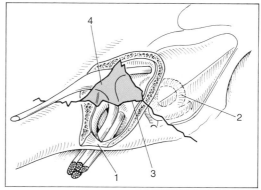

Abb. 3.**5**   Pyramidenfraktur (Blick auf ein rechtes Felsenbein von median oben, nach Miehlke u. Mitarb. 1981). Typischerweise liegt im Dach des Felsenbeines keine Fissur, sondern ein rautenförmiger Stückbruch vor. Dadurch sind zwei Segmente des Gesichtsnervs betroffen. Lateral das tympanale, median das labyrinthäre (nach Fisch, 1979) Segment 1 = innerer Gehörgang: N. facialis (vorn), N. vestibularis (Pars superior und inferior), N. cochlearis (unten), 2 = Labyrinth, 3 = labyrinthärer Bruch, 4 = tympanaler Bruch

sich ein hämorrhagischer oder auch seröser Erguß, der nicht zur Resorption neigt, sich infizieren kann und unverzüglich operativ angegangen werden muß; das Ergebnis einer fehlerhaften Behandlung ist sonst die Perichondritis mit Nekrose des Knorpels und Verstümmelung der Ohrmuschel (Ringerohr).

Zerreißungen des Gehörganges können zu Stenosen und Atresien (massive Schalleitungsschwerhörigkeit) oder durch Retention eingeschlossener Epithelmassen zu traumatischen Gehörgangscholesteatomen führen.

## Trommelfellverletzungen

Trommelfellverletzungen können durch direkte oder indirekte Traumen entstehen. Mißlungene Reinigungsversuche oder Ohrfeigen sind die häufigste Ursache. Sie führen zur Mittelohrschwerhörigkeit und bei ausbleibender Heilung zu rezidivierenden Otitiden.

Im ersteren Fall (direkte Verletzung) perforiert ein mehr oder weniger spitzer Gegenstand (Getreidehalm, Zweig, Zahnstocher, Stricknadel, Q-Tip, etc.) das Trommelfell. Glühende Metallteilchen (Schweißperle) können in das Ohr gelangen, ohne die Gehörgangshaut zu streifen. Heiße Dämpfe, Teer oder Öl führen zu Verbrennungen oder Verätzungen und hinterlassen dann ausgedehnte Trommelfellschäden.

Bei Schweißarbeiten „über Kopf" tropft flüssiges Metall ab. Der Schweißer neigt den Kopf zur Seite, die Schweißperle brennt ein Loch in das Trommelfell und gelangt in das Mittelohr (Feldmann 1986). Röntgenaufnahmen in den typischen Felsenbeinprojektionen zeigen dann das Metall im Paukenraum. Die Folge kann eine hartnäckige, prognostisch ungünstige und auch unter den modernen Bedingungen der Tympanoplastik schlecht heilende Otitis media chronica mit erheblicher Schwerhörigkeit sein (Kley 1981).

Indirekte Trommelfellverletzungen sind Überdruckrupturen und entstehen bei Explosionen, Schlägen auf das Ohr oder beim Schneuzen via Eustachische Röhre. Beim Schlag gegen das Ohr kann bei luftdichtem Abschluß des Gehörganges die Luftsäule nur gegen das Mittelohr ausweichen. Otoskopisch sieht man bei frischen Fällen zumeist radiäre Risse im vorderen, gelegentlich auch im hinteren unteren Quadranten der Pars tensa. Sind die Perforationsränder in das Mittelohr einge-

schlagen und liegen die Rißenden nicht mehr in der Trommelfellebene, muß eine operative Aufrichtung und Schienung vorgenommen werden. Einrisse ohne Verlagerung oder Substanzverlust heilen häufig spontan. Dagegen heilen die Schweißperlenperforationen des Trommelfells, aber auch Verbrühungen und Verätzungen sowie Blitzschlagverletzungen, nur selten ohne Operation.

Diagnostisch bietet die Trommelfellverletzung wenig Probleme (s. u.). Es ist jedoch dringend zu fordern, daß vor jeglichen therapeutischen Schritten ein Audiogramm aufgenommen wird. Nur das präoperative Audiogramm kann gleichzeitige Innenohrschäden festhalten, die sonst möglicherweise dem Operateur angelastet werden. Die Schalleitungsstörung sollte 20–30 dB nicht überschreiten, anderenfalls ist mit zusätzlichen Gehörknöchelchenluxationen zu rechnen.

### Ossikelverletzungen

Wird eine Stichverletzung heftig und unglücklich geführt, können die Gehörknöchelchen in die Verletzung einbezogen werden (direktes Trauma). Auch bei stumpfen Schädeltraumen ohne Felsenbeinlängsfraktur können sich Ge-

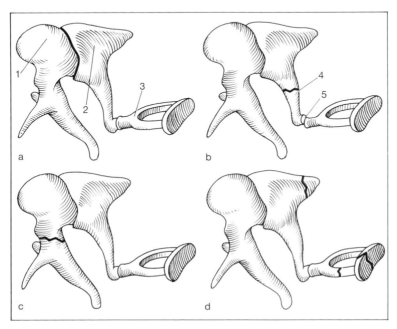

Abb. 3.**6 a–d** Häufige Gehörknöchelchenverletzungen **a** Luxation des Hammer-Amboß-Gelenkes **b** Fraktur des langen Amboßschenkels (4), bzw. dessen Proc. lentiformis (5), oder Luxation im Amboß-Steigbügel-Gelenk **c** Fraktur des Hammerhalses **d** Fraktur des kurzen Amboßschenkels mit Lösung der Haltebänder in der Fossa incudis; Fraktur der Fußplatte des Steigbügels oder der Steigbügelschenkel

hörknöchelchenfrakturen oder -luxationen ereignen (indirektes Trauma). Bei Schußverletzungen werden die Knöchelchen völlig zertrümmert oder sind gar aus dem Mittelohr herausgeschleudert. Vestibuläre Symptome weisen auf die Luxation des Steigbügels im ovalen Fenster hin.

Die häufigste traumatische Läsion der Mittelohrräume ist die Luxation des Amboß mit 75% aller Fälle (Abb. 3.6a–d). Der Amboß ist nur von der Gelenkkapsel und von sehr leicht verletzlichen Bändern, vor allem in der Fossa incudis, in seiner Lage gehalten. An zweiter Stelle steht die isolierte Fraktur der Steigbügelschenkel (Kley, 1966). Offenbar kann der Processus lentiformis des Amboß auch trophische Schäden erleiden, die eine langsam fortschreitende Rarefizierung des Knochens nach sich ziehen. Die Mittelohrschwerhörigkeit tritt dann als Spätbefund auf.

**Ruptur der runden Fenstermembran (s. S. 41)**

Die typischen klinischen Zeichen der Membranruptur: Hörsturz, Schwindel, Übelkeit und Tinnitus werden nur in ca. 50% der Labyrinthverletzungen gemeinsam genannt (Stoll 1987).

Für die Rupturen der runden Fenstermembran kommen explosive oder implosive Mechanismen unter Einbeziehung angeborener (übergroße, gut einsehbare Fenster) oder erworbener (Narben, Durchblutungsstörungen), d. h. die Membran schwächende Faktoren in Betracht (Goodhill 1971):

– *Stumpfe Schädeltraumen:* eine temporäre, plötzliche, traumatisierende Deformierung des knöchernen Labyrinthes scheint sich im Bereich des Rahmens der runden Fenstermembran am stärksten auszuwirken. Das Schneckenlumen ist hier am größten, so daß Weichteilzerreißungen an dieser Stelle am ehesten auftreten können (Strohm 1982)

– *Transtympanal* oder transtubar übertragene Kraft (Explosion, Ohrfeige): *implosive Ruptur.*

– Perilymph- und Liquordruckanstieg über den Aquaeductus cochleae (Abb. **3.2**) fortgeleitet (Pressen, erhöhter intrathorakaler Druck, Valsalvamanöver, Barotrauma, Schädeltrauma): *explosive Membranruptur.* Selbst bei einem „weit offenen" Aquaeductus cochleae ist ein schneller Druckausgleich zwischen Liquorraum und Perilymphe, der dann eine Druckwelle gegen die Fenstermembran zur Folge hätte, unbewiesen.

Unter dieser Annahme lägen die anatomischen Verhältnisse wie beim kindlichen Aquaeduct vor. Der an sich S-förmige Kanal ist beim Kind nur 3 mm lang (im Gegensatz zu 6,2 mm beim Erwachsenen) und deutlich weiter. Eher scheint es wahrscheinlich, daß ein verzögerter Blutrückstau aus dem Endokranium, evtl. bei erhöhten Blutdruckwerten, in direktem Zusammenhang mit einer plötzlichen Perilymphdrucksteigerung steht. Im Tierexperiment reißt die runde Fenstermembran nach Drucksteigerung in der Scala tympani (explosiver Mechanismus) bei 81,6 mm Hg (Mittelwert, Kellner und Studen 1987).

Eine Perilymphfistel mag sich spontan schließen, über Jahre klinisch stumm bleiben, aber plötzlich aus nichtigem Anlaß aufbrechen (Feldmann 1987). Es entstehen Symptome, die an die Meniersche Erkrankung erinnern mit fluktuierendem Hören, besonders im Tieftonbereich. Ursache ist ein Zusammenbruch der Membranpotentiale durch Einrisse des Endolymphschlauches.

**Funktionseinbußen des Hör- und Gleichgewichtsorgans**

Der Pathomechanismus dieser Verletzungen wurde von Schuhknecht 1969 dargestellt.

– Zerstörung der membranösen Labyrinthstrukturen bei Pyramidenlängs- und querbrüchen. Das häutige Labyrinth blutet massiv ein oder zerreißt. Es kommt zu Verletzungen der Nerven im inneren Gehörgang. In der Heilungsphase obliteriert das Labyrinth unter Bildung eines osteofibrösen Ersatzgewebes.

– Labyrinthkontusionen ohne Nachweis einer Fraktur der Labyrinthkapsel: die Hörstörungen beruhen auf einem traumatischen Haarzelluntergang. Gleichgewichtsstörungen können als Folge einer Abscherung der Otolithen unter der plötzlichen linearen Beschleunigung des Traumas aufgefaßt werden. Diese gleiten in die Ampulle ab und lagern sich der Kupula an. Man vermutet eine erhöhte Empfindlichkeit der Kupula (s. „Traumatische Labyrinthschäden").

– Läsionen der Hör- und Gleichgewichtszentren sowie ihrer Bahnen im zentralen Nervensystem.

## Klinische Zeichen und Symptome

Die Längsfraktur der Gehörgangs- und Mittelohrknochen ist nahezu immer mit einer Ohrblutung verbunden. Diese kann gering sein, so daß sich im Cavum conchae nur Spuren eingetrockneten Blutes finden. Bei Verletzungen des Sinus sigmoideus oder des Bulbus venae jugularis blutet es im Strahl aus dem Gehörgang.

Bei frischen Ohrtraumen müssen alle Manipulationen in Trommelfellnähe unterbleiben, um erneute Blutungen und die Infektausbreitung zu verhüten (Saugen, Kürettagen, Ohrtropfen, Streifeneinlagen). Es soll nur geklärt werden, ob die Blutung tatsächlich aus dem Ohr kommt oder ob es aus der Umgebung in den Gehörgang hineinblutet (z. B. Vorderwandfraktur bei Kieferköpfchenluxationsfraktur). Wir bringen lediglich antibiotikahaltigen Puder ein, decken das Ohr für 2–3 Tage steril ab. Nach dieser Zeit ist der Trommelfelldefekt zumeist geschlossen. Der Befund kann gefahrloser und ohne eine erneute Blutung zu provozieren, erhoben werden. Anders ist die Situation bei starken Ohrblutungen: in diesen Fällen soll eine feste Tamponade in den Gehörgang eingebracht werden.

Die klassische Felsenbeinquerfraktur weist eine Blutansammlung hinter intaktem Trommelfell auf („primäres Hämatotympanon"), so daß die Blutung nach außen fehlt. Anteile des häutigen Labyrinthes können verletzt oder die Nervenbahnen im inneren Gehörgang zerstört sein. Das otoskopisch erkennbare Hämatotympanon mag diskret sein, kann aber (gerade beim bewußtlosen Patienten) der einzige klinische Hinweis auf einen Schädelbasisbruch sein.

Die Symptome der Querfraktur sind Hörverlust (Schallempfindungsschwerhörigkeit oder Taubheit), Drehschwindel und Erbrechen. Es besteht ein Spontannystagmus. Tinnitus als nicht rückbildungsfähiges Folgesymptom, beklagen ca. 40% aller Patienten mit Felsenbeinverletzungen (Wigand 1983).

Treten diese Symptome ohne otoskopisch oder röntgenologisch gesicherte Frakturzeichen auf, kommen differentialdiagnostisch Verletzungen der runden Fenstermembran sowie Stapesluxationen oder isolierte Ringbandeinrisse in Betracht. Die Anamnese gibt in solchen Fällen wichtige Hinweise: übermäßige körperliche Belastung, Tauchen, Fliegen, etc. Die Otoskopie zeigt dann gewöhnlich nichts besonderes. Gelegentlich sieht man nur Flüssigkeitsansammlungen hinter dem Trommelfell. Spontan- oder Lagerungsnystagmus sowie ein positives Fistelsymptom können hinzutreten.

Bei einer Otoliquorrhoe tropft wasserhelle Flüssigkeit in das Cavum conchae. Diese wird in einer Eprouvette gesammelt und analysiert. Im allgemeinen liegt ein Kombinationsbruch von Längs- und Querfraktur vor. Voraussetzung für den Liquorabfluß ist die Zerreißung von Dura und Arachnoidea, die knöcherne Dehiszenz der Basis der mittleren oder hinteren Schädelgrube, ein Bruch der hinteren Gehörgangswand und/oder die Ruptur des Trommelfells.

Die Frage einer Liquorbeimengung zu Blut sollte schon bei der Erstuntersuchung aufgeworfen werden.

Bislang hatte man im Kompressentest (Bildung eines Liquorhofes, (Kley 1968) die einzige Möglichkeit zur Klärung gesehen (s. auch „Rhinobasisfraktur" S. 114).

Heute legen wir sofort bei der Erstuntersuchung Merocel(R)-Schwämmchen ein und verarbeiten die von Flüssigkeit aufgesaugten Schwämmchen im Sinne der β-Transferrinbestimmung, bzw. des laborchemischen Fluoresceintestes (s. auch „Immunologischer Liquornachweis, Rhinobasisfrakturen" S. 115).

Tritt wasserklare Flüssigkeit ohne sichtbare Blutbeimengung aus dem Gehörgang aus, ist die Zucker-Eiweiß-Probe eine Orientierungshilfe. Wichtig zu beachten ist, daß ein Teststreifen benutzt wird, welcher bereits bei

Normoglykämie und nicht bei Hyperglykämie umschlägt (Test-Tape (R), Hämo-Gluco-Test (R), Combur 8 (R); Hosch 1988).

Der traumatische Trommelfelldefekt mit Ohrblutung und Liquorbeimengung spricht für einen kombinierten Längs-Quer-Bruch, bzw. für eine Komplexfraktur. Bei schwersten Verletzungen kann sogar Hirnbrei im Gehörgang festzustellen sein.

Zusätzlich wird vorsichtig die periaurikuläre Region palpiert. Man tastet Knochenstufen und erkennt Hämatome: bei Längsbrüchen liegen sie über dem Planum mastoideum oder in der retroaurikulären Falte. Isolierte Mastoidbrüche (ohne Beteiligung des Gehörganges oder des Trommelfellrahmens) zeigen keine auffälligen otoskopischen Befunde, lediglich einen Bluterguß über dem Warzenfortsatz („Battle sign", Thumfarth u. Stennert 1988).

Man beachtet den Processus articularis des Kiefergelenkes und gewinnt Hinweise auf eine Luxationsfraktur des Kieferköpfchens (s. auch „Okklusionsstörungen" S. 202).

Unter den Hirnnervenverletzungen bei laterobasalen Brüchen steht die Fazialisparese an erster Stelle.

Die *Fazialisparese* im Ablauf eines Schädelhirntraumas ist nahezu immer peripher ausgelöst, nur in seltenen Ausnahmefällen zentral (Thumfarth u. Stennert 1988). Bei Längsfrakturen des Felsenbeines ereignen sich periphere Fazialisparesen zu 15%−35%, bei Querbrüchen bis zu 50% (Fisch 1979).

Bei einer zentralen motorischen Läh-mung des N. trigeminus (V) weicht der Unterkiefer bei willkürlicher Öffnungsbewegung zur gelähmten Seite ab. Die klinischen Ausfallserscheinungen des N. abducens (VI) sind nebeneinander stehende Doppelbilder.

Selten stellen sich nach Schädelbasisbrüchen Lähmungen der Hirnnerven (IX−XII) ein. Bei einer Lähmung des N. glossopharyngeus (IX) weicht die Uvula zur gesunden Seite ab. Verletzungen des N. vagus (X) zeigen sich durch Gaumensegel-, Pharynx- und Stimmbandlähmung. Die Gemeinsamkeit von Schluckstörungen und Heiserkeit weckt Verdacht. Die Vaguslähmung führt in der Regel zur Intermediärstellung der gleichsam gelähmten Stimmlippe.

Der N. accessorius (XI) ist bei Schädelbasisfrakturen selten betroffen und eher im extrakraniellen Abschnitt gefährdet, etwa bei Stich- und Schußwunden am seitlichen Halsdreieck. Geprüft wird der Tonus der Mm. sternocleidomastoideus und trapezius.

Bei Verletzungen des N. hypoglossus weicht die Zunge zur gesunden, beim Vorstrecken zur kranken Seite ab. Später stellen sich Fibrillationen und eine einseitige Zungenatrophie ein.

Eine gemeinsame Schädigung der Nn. glossopharyngeus, vagus und accessorius bei in das Foramen jugulare einstrahlender Fraktur wird als Siebenmann-Syndrom bezeichnet. Klinische Zeichen sind Gaumensegel- und Schlucklähmung, Heiserkeit und Schulterasymmetrie.

## Klinische Untersuchung

### Otoskopie, Ohrmikroskopie und Tympanoskopie

Handlich und leicht zu bedienen ist das Otoskop. Es verfügt über Ohrtrichter in 3 verschiedenen Größen, einen Handgriff mit Batterie und eine wahlweise vorsetzbare Lupe (Abb. 3.**7a u. b**).

Sobald es der Zustand des Patienten erlaubt, kontrollieren und erhärten wir die Otoskopie durch die Mikroskopuntersuchung (Abb. 3.**8a u. b**).

Die Untersuchung mit dem kurzen Ohr-endoskop (0 Grad und 30 Grad, Hopkins-Optik) bringt zusätzlich Informationen, besonders dann, wenn der Überblick durch Knochendislokationen schwierig und unvollständig ist.

Mit einem Nadelendoskop (90 Grad, Glasfiberoptik) lassen sich die Mittelohrkonturen (Gehörknöchelchenfrakturen) durch eine Trommelfellperforation endoskopieren. Bei intaktem Trommelfell führe man eine Parazentese aus (Nomura 1982). Blut und Sekret können mit dem Sauger aus dem Mittelohr entfernt werden. Ein weiterer Zugang für die

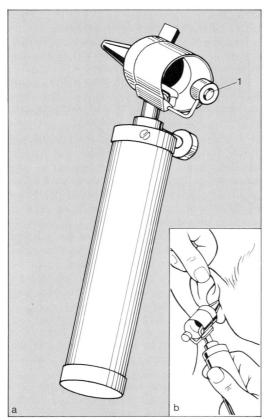

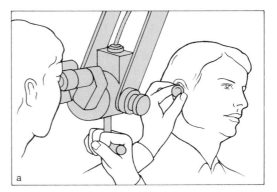

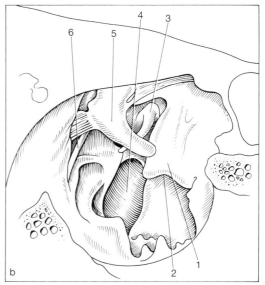

Abb. 3.**7a** u. **b** Otoskop **a** Vorschaltbare Lupe (nach Brüngings = 1) oder aufsetzbarer pneumatischer Ohrtrichter (nach Siegle, nicht abgebildet) **b** Vor dem Einsetzen des Otoskopes wird die Ohrmuschel zur Korrektur der Krümmung des äußeren Gehörgangs nach hinten u. oben gehalten. Danach ist der direkte Einblick auf das Trommelfell möglich.

Endoskopie des Mittelohres ist der Weg über die Eustachische Röhre (Hopf u. Mitarb. 1991, s. Abb. **3.86**).

Frühbefunde der Ohrmikroskopie sind Zerreißung der Gehörgangshaut, Stufenbildung , Trommelfelldefekte, Hämatotympanon, pulsierende Sekrete und Hirnbrei.

Da der Ohrenarzt häufig erst Tage nach dem Unfall an das Krankenbett gerufen wird, ist der Trommelfelldefekt (Längsbruch) zumeist verklebt oder schon in Abheilung. Man erkennt eine blauschwarz durchscheinende Membran als Ausdruck eines „ sekundären" Hämatotympanons. Das Hämatotympanon

Abb. 3.**8a** u. **b** Ohrmikroskopie, Mittelohrendoskopie **b** Mit dem Untersuchungsmikroskop ist eine binokulare Betrachtung in unterschiedlicher Vergrößerung in sitzender oder auch liegender Position des Patienten möglich: transmeatale Inspektion des Trommelfells oder des Mittelohres bei Trommelfellzerreißung **b** Über ein transnasal-transtubar eingeführtes Mikroendoskop werden Binnenstrukturen des Mittelohres via Eustachische Röhre bei intaktem Trommelfell befundet (linkes Ohr). Benutzt werden flexible Fiberoptiken mit einem Außendurchmesser von 350−650 μm. Diese Endoskopie ermöglicht folgende Diagnosen: Fraktur des langen Amboßschenkels (Amboß selbst nicht eingezeichnet), der Steigbügelschenkel oder der Fußplatte, Ruptur der runden Fenstermembran, Otoliquorrhoe hinter intaktem Trommelfell (nach Hopf u. Mitarb. 1991)
1 = Promontorium, 2 = Nische zur runden Fenstermembran, 3 = Stapes, 4 = Sinus tympani, 5 = Hammer, 6 = Chorda tympani (intaktes Trommelfell nicht gezeichnet)

sieht man dagegen beim Querbruch des Felsenbeines „primär", da dabei das Trommelfell nicht zerreißt und sich die Ohrblutung hinter einem intakten Trommelfell ausbreitet. Die Einblutung hinter das Trommelfell bedeutet natürlich auch beim Labyrinthbruch eine gewisse Mittelohrbeteiligung. Meist strahlt die Fraktur in die medianen Paukenwand, das Promontorium (zwischen den beiden Fenstern) oder in die Tube ein. Otoskopisch erkennt man gerade noch die Umrisse des Hammergriffes. Nach Tagen bis zu einer Woche kann der Bluterguß resorbiert sein. Es imponiert otoskopisch ein bernsteinfarbenes Paukenexsudat. Ein Liquortympanon ist an pulssynchronen Trommelfellbewegungen zu erkennen. Die Fraktur an der hinteren Gehörgangswand bleibt auch nach Ausheilung als überhäuteter Spalt sichtbar.

Der Liquor läuft gelegentlich über die Tube in den Rachen ab („Pseudo-Rhinoliquorrhoe" bei Felsenbeinquerfrakturen). Dieser Befund wird meist nicht bemerkt, da der Patient den Liquor schluckt (s. „Keilbeinhöhlenfrakturen", S. 105; „Immunologischer Liquornachweis"). Die Endoskopie des pharyngealen Tubenostiums (transnasal mit flexiblem Instrument oder starrer Hopkins-Optik) gibt zusätzlich Hinweise. Auch kann über diesen Weg Flüssigkeit für die larborchemische Untersuchung gewonnen werden. Die Ausschlußuntersuchung der Rhinobasis (negativer Röntgenbefund, unauffällige Computertomographie der Frontobasis, erhaltenes Geruchsvermögen, etc.) sowie die vorhandenen Symptome des kochleären und vestibulären Ausfalls (Ertaubung, Nystagmus, etc.) verweisen auf den tubaren Liquorabfluß und die vorgetäuschte Rhinoliquorrhoe.

Keinesfalls sollte bei einem Liquortympanon mit breitem röntgenologisch sichtbarem Frakturspalt das Trommelfell punktiert werden, lediglich um laborchemisch die Diagnose Liquor zu sichern. Der Liquoraustritt über die Punktionsstelle in den Gehörgang kann so kräftig sein, daß er selbst mit starken Tamponaden nicht zu stoppen ist. Über die liegende Tamponade besteht die Gefahr der Keimaszension aus dem Gehörgang in das Endokranium. Dieses Vorgehen provoziert eine sehr baldige Aufdeckung der Mittelohrräume zur Duraplastik. Zumindest in den ersten Tagen nach einem schweren Trauma kann diese Situation die Stabilisierung lebenswichtiger Funktionen seitens Intensivmedizinern, Unfallchirurgen, Neurochirurgen etc. durchaus stören. Ein Liquortympanon sollte so lange hinter verschlossenem Trommelfell verbleiben, bis die endgültige Operation vorgenommen werden kann. Das zwanghafte Bemühen, alle diagnostischen Schritte routinemäßig und ohne Würdigung des Gesamtbildes einzusetzen, mag, wie an diesem Beispiel gezeigt, für den Patienten Nachteile bringen.

**Befunde bei der Otoskopie**

**Frühbefunde:**

- Blutungen (frische Blutungen oder Koagel im Gehörgang oder Cavum conchae) Trommelfellzerreißung, Gehörgangsläsion;
- Knochenstufen, verlagerte Gehörknöchelchen;
- Hämatotympanon (s. auch gesonderte Aufstellung „Hämatotympanon"), Serotympanon (bei Resorption des Blutergusses);
- pulsierender Liquor;
- Hirnbrei;
- (Bewegung der vorderen Gehörgangswand bei Kieferöffnung).

**Spätbefunde:**
- Trommelfellperforation;
- überhäuteter, stufenförmiger Frakturspalt;
- traumatisches Cholesteatom;
- pulssynchrone Trommelfellbewegungen: Arachnoidalzyste in das Mittelohr mit Überleitung der Hirngefäßpulsationen auf das Trommelfell: (DD: atemsynchrone Trommelfellbewegungen bei „offener Tube"; sekundäre Entzündung).

**Hämatotympanon:**
- Felsenbeinquerbruch:
  „primär" hinter intaktem Trommelfell
- Felsenbeinlängsbruch:
  nach Verkleben der Trommelfellzerreißung und Sistieren der Blutung aus dem Gehörgang („sekundär").

*Differentialdiagnose:*
- Aero-Otitis media;
- Plötzliche Blutdrucksteigerung und intrakranieller Druckanstieg (Pressen, Husten, Niesen: dabei platzen Schleimhautgefäße im Mittelohr);

- hintere Nasentamponade (Bellocq): das Blut gelangt über die Tube in das Mittelohr. Ähnliches vollzieht sich auch nach Adenotomien;
- bei Neugeborenen und besonders bei asphyktischen Frühgeborenen
- Bei Erhängten oder Erdrosselten
- Tumoren (Hämangiome, Glomustumoren), Bulbushochstand, „idiopathisches Hämatotympanon".

### Pneumatisches Otoskop (Siegle-Trichter)

Auf eine mit einem Ohrtrichter versehene Kammer wird ein Ballon aufgesetzt, um im Gehörgang eine Druckschwankung zu erzeugen. Die Beobachtung erfolgt unter Lupenvergrößerung. Im Falle eines Traumas dient die Untersuchung mit dem Siegle-Trichter primär der Beurteilung schwer erkennbarer schlitzförmiger Perforationen. Auch erlaubt die Untersuchung, eine gewisse Differentialdiagnose zwischen Hammerfixationen und Ergußbildungen.

Selbst bei kleinen , kaum sichtbaren, schlitzförmigen Perforationen kommt es via Trommelfelldefekt zum Druckausgleich über die Tube, d. h. es fehlen die vom Ballon durch Druck oder Sog erzeugten Bewegungen des intakten Trommelfells.

Bei negativem Druck im Gehörgang tritt eine Gefäßerweiterung über dem Hammergriff und ein diffuses Erythem der Schrapnell-Membran nur beim Vorliegen eines Paukenergusses auf. Bei einer posttraumatischen narbigen Hammerfixation fehlen diese Zeichen. Bei Unterbrechung der Gehörknöchelchenkette zeigt sich eine Hypermobilität des Trommelfells.

Die Untersuchung darf nicht in akuten Fällen mit breit klaffendem Frakturspalt der Schädelbasis angewandt werden (s. auch „Tympanometrie" S. 60). Die Lufteinblasung kann zu einer akuten Hirndrucksteigerung führen. Darüber hinaus wird die Gefahr der Keimaszension gefördert.

## Akustische Funktionsprüfungen

Die audiometrischen wie auch die vestibulometrischen Untersuchungen sind Bestandteile einer umfassenden Spezialliteratur, die in den Grundzügen wie in aller Ausführlichkeit unfallbedingte Befunde abhandelt und diese in Bezug setzt zu multikausalen Erkrankungen. Somit kann es unsere Aufgabe nur sein, besonders einschlägige Verfahrensweisen und typische Befunde anzuführen, die in ihrer Häufigkeit und relativen Spezifität der Unfalluntersuchung im klinischen Alltag entsprechen.

### Stimmgabelprüfungen

Die Stimmgabelprüfungen, die Untersuchung mit der Lärmtrommel sowie die orientierenden Sprachabstandsprüfungen (Flüstersprache, Umgangssprache) stellen beim Frischverletzten, der vielfach auf einer Intensivstation liegt und nicht transportfähig ist, wichtige Untersuchungen dar, die zu einem späteren Zeitpunkt auch eine erhebliche gutachterliche Relevanz erlangen können.

Sie vermitteln eine schnelle Orientierung über Ausmaß und Qualität der Höreinbuße. Sie müssen für die spätere tonaudiometrische Messung stets mit herangezogen werden. Die Stimmgabelprüfungen setzen (ebenso wie die Audiometrie) den bewußtseinsklaren Patienten voraus. Die üblichen audiometrischen Untersuchungen (Tonschwelle, Sprachaudiogramm, Impedanz, etc.) rechnen wir nicht zu den ohrenärztlichen Frühbefunden. Selten ist es gerechtfertigt, etwa mit einem trag- oder fahrbaren Audiometer diese Untersuchung vorzunehmen. Die genaue audiometrische Diagnostik wird in der Regel nach Überwinden der Bettlägerigkeit nachgeholt. Wir benutzen 2 Stimmgabeln mit 512 und 1024 Hz, die unter Vermeidung von Obertönen z. B. am Knie angeschlagen werden.

Folgende technische Details sind bei der Durchführung zu beachten (Lehnhart 1987):

- Die Gabel möglichst fest am Mastoid andrücken;

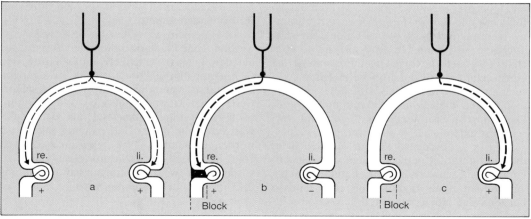

**Abb. 3.9a–c** Stimmgabelversuch nach Weber
**a** Normakusis (Ton in Kopfmitte gehört) **b** Mittelohrschwerhörigkeit (Längsbruch des Felsenbeines): Verletzung im Mittelohr rechts (Block), Lateralisation des Stimmgabeltones ins verletzte Ohr (+), **c** Sensineurale Schwerhörigkeit (Querbruch des Felsenbeines): Verletzung im Innenohr rechts (Block) und Lateralisation des Stimmgabeltones in das nicht verletzte Ohr (+) (nach Weerda 1989)

– Gabel nahe an den Gehörgang halten (ca. 1 cm);
– Zinken der Gabel stehen entweder in Richtung des Gehörgangs oder genau 90 Grad dazu. In Zwischenstellung wird der Luftschall zu leise gehört;
– Umgebungslärm nicht lauter als 50 dB;
– um Fehlinterpretationen zu vermeiden, müssen eine hochgradige Schallempfindungsschwerhörigkeit oder eine Taubheit mit der Lärmtrommel ausgeschlossen werden, wenn der Patient über Luftleitung nicht hört, aber Knochenleitung als Vibrationen wahrnimmt (Rinne absolut negativ, s. auch „Weber-Versuch").

**Rinne-Versuch**

Monauraler Vergleich des Hörvermögens für Luft- und Knochenleitung, bzw. Nachweis einer Schalleitungsschwerhörigkeit: Die Stimmgabel wird angeschlagen und auf den Warzenfortsatz aufgesetzt (Knochenleitung). Hört der Patient den Ton nicht mehr, wechselt man die Position und hält die Gabel vor das gleichseitige Ohr (Luftleitung):

1. der Patient hört den Ton über Luftleitung wieder : Rinne positiv. Die Schalleitungskette erscheint unverletzt. Eine Schallempfindungsschwerhörigkeit könnte jedoch vorliegen (s. „Weber-Versuch");

2. der Patient hört den Ton über Luftleitung nicht mehr (Rinne negativ). Der Schalleitungsapparat ist gestört. Bei Prüfung mit einer A-1-Gabel wird der Rinne bei einer Schalleitungskomponente von 20 dB negativ.

**Weber-Versuch**

Binauraler Vergleich: Der Versuch gibt Auskunft über das unterschiedliche Hörvermögen beider Ohren. Man setzt die Stimmgabel (oder den Knochenleitungshörer des Audiometers) auf Stirn oder Scheitel (Abb. 3.9a–c):

1. Der Ton wird in Kopfmitte gehört. Es liegt ein symmetrisches Hörvermögen vor, dieses kann normal oder gemindert sein. Letzteren Befund klärt die Sprachabstandsprüfung oder die spätere audiometrische Untersuchung.

2. Der Ton wird im *verletzten* Ohr gehört (Lateralisation in das verletzte Ohr): dieses Ohr weist eine Schalleitungsstörung auf, z. B. Hämatotympanon, Gehörknöchelchenluxation oder -fraktur, Perforation.

3. Der Ton wird im *unverletzten* (besser hörenden) Ohr gehört: das verletzte Ohr weist eine Schallempfindungsschwerhörigkeit oder gar eine Taubheit auf: Lateralisation in das gesunde Ohr. Dieser Befund ist jedoch nicht so deutlich wie bei (2.).

Die Überprüfung einer möglichen Taubheit erfolgt mit der *Barany-Lärmtrommel:* die Barany-Trommel vertäubt das hörende Ohr. Bei Taubheit wird laute Umgangssprache ad concham (ac) nicht gehört. Die Lärmtrommel ist einzusetzen, wenn der Ton beim Rinne-Versuch auf die Gegenseite „übergehört" oder lediglich als Vibration wahrgenommen wird. Dies täuscht „Rinne negativ" vor und verschleiert eine einseitige Ertaubung.

Ein „paradoxer" Weber-Versuch, d. h. die Lateralisation in ein Ohr mit einer Schallempfindungsschwerhörigkeit, kann bei Schädeltraumen ohne Fraktur auftreten, ebenso bei zentralen Hörstörungen. Auch bei einseitigen, frühkindlichen Ertaubungen vermißt man häufig die Lateralisation in das noch hörende Ohr.

### Bing-Versuch

Okklusionseffekt bzw. Prüfung der relativen oder absoluten Knochenleitung.

Wie beim Rinne-Versuch wird die Stimmgabel auf den Warzenfortsatz aufgesetzt. Nach Abklingen des Tones beläßt man die Stimmgabel und verschließt den Gehörgang des zu prüfenden Ohres mit dem Finger.

– Der Knochenleitungston wird wieder hörbar:
  Schalleitungsapparat intakt. Es kann jedoch eine sensineurale Schwerhörigkeit bestehen.
– Der Ton ist weiterhin nicht hörbar: Schalleitungsapparat ist defekt (z. B. Gehörknöchelchenfraktur). Dieser Versuch wird vor allem im anglo-amerikanischen Sprachraum angewandt, wenn die Angaben bei Weber- und Rinne-Versuch unklar sind.

### Hörweitenprüfung

Die orientierende Hörweitenprüfung soll beim kooperativen Patienten in ruhigen Krankenzimmern oder auf Intensivstationen möglichst umgehend vorgenommen werden. Sie gibt wichtige Hinweise auf spätere audiologische Befunde und ist prinzipiell auch gutachterlich zu berücksichtigen.

Der Prüfer spricht viersilbige Zahlworte (21-99) in Umgangs- und Flüstersprache. Umgangssprache ist gleichzusetzen mit „regulärer Zimmerlautstärke", Flüstersprache wird mit Reserveluft intoniert.

Das nicht geprüfte Ohr muß abgedeckt werden. Eine Hilfsperson legt den Zeigefinger auf den Tragus, verschließt durch Druck den Gehörgang und führt schüttelnde Bewegungen aus (Wagenerscher Schüttelversuch). Als Hörweite (oder Hörweitenbereich, z. B. 2–3 m, bis 5–6 m) gilt der Abstand, aus dem zum Zahlworte zu mehr als der Hälfte richtig angegeben werden (Feldmann 1984). Beispielsweise ist eine hochgradige Schwerhörigkeit dann zu vermuten, wenn Umgangssprache aus 0,25–1 m nicht verstanden wird.

### Tonschwellenaudiometrie

Hörprüfungen sollen routinemäßig bei allen Schädelhirntraumen und HWS-Verletzungen erfolgen. Sie sind einmal für die Diagnostik wichtig und können zum anderen retrospektive gutachterliche Diskussionen erleichtern.

Mit dem Audiometer wird die Hörschwelle für Luft- und Knochenleitung bestimmt. Die Hörschwelle ist definiert als Grenze zwischen gerade hörbarem und nicht mehr hörbarem Ton.

Tonaudiometer erzeugen über ein Frequenzspektrum von 125–12000 Hz reine Töne in Oktav- und Halboktavabständen. Die Dezibelskala der Lautstärkeregelung steigt von 0 zu 120 dB an und gibt Dauerton oder Impulston über Lautsprecher (Freifeld), Kopfhörer (Luftleitung) und Knochenleitungsgeber (Knochenleitung). Aufgezeichnet wird eine Hörverlustkurve. Die kleinste wahrgenommene Intensität des Tongenerators entspricht dann der subjektiven Hörschwelle. Sowohl der Ablauf der Hörschwellenbestimmung wie auch die Dokumentation der gefundenen Werte in Audiometerformularen sind DIN Vorschriften unterworfen (Abb. 3.**10a–e**).

### Befunde bei Schallempfindungsschwerhörigkeit (sensorisch/neural) und Ertaubung

Die Hörverlustkurven der Luft- und Knochenleitung verlaufen deckungsgleich (Abb. 3.**10c**). Eine fluktuierende Innenohrschwerhörigkeit kann Zeichen einer Membranruptur mit Perilymphabfluß sein (Goodhill 1971). Pankochleäre wie auch Hochtonschwerhörigkeiten finden sich auch ohne rönt-

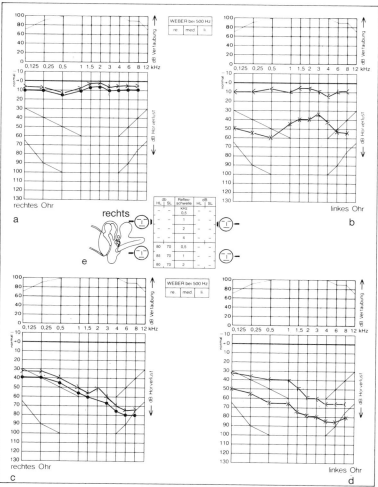

Abb. 3.**10 a–e** Tonschwellenaudiogramm **a** Normales Tonschwellenaudiogramm (rechtes Ohr: Normaku-sis) **b** Audiogramm bei linksseitiger Schalleitungsstörung; (Unterbrechung des Amboß- Steigbügel-Gelen-kes), Normakusis für Knochenleitung, heraufgesetzte Hörschwelle für Luftleitung (50 dB). Stapediusreflexe von links nicht auslösbar und links auch nicht registrierbar (s. 3.10e). Compliance links stark überhöht (s. „Tympa-nometrie") **c** Innenohrschwerhörigkeit (stumpfes Schädeltrauma): pankochleärer Hörverlust. Häufig sinkt die Hörschwelle ab einer Grenzfrequenz von 1000 Hz bis zu 80 dB bei etwa 6000 Hz stark ab: Schädigung der Haarzellen besonders in der Basalwindung der Schnecke **d** Audiogramm bei kombinierter Schwerhörigkeit **e** Stapediusreflexmessung: Für die Registrierung der Schwankung der Impedanz, ausgelöst durch eine Stape-diuskontraktion, muß das Mittelohr intakt und schwingungsfähig sein. Ist der Reflex auch nur einseitig ausge-löst, erfolgt die Muskelkontraktion stets beidseitig. Zu trennen ist daher das Reizohr (Auslösung des Reflexes durch breitbandigen akustischen Reiz) vom Sondenohr (Registrierung der Reflexantwort durch Änderung der Impedanz). Auf der Seite des Sondenohres werden kontralateral und ipsilateral gewonnene Reflexschwellen in dB HL und db SL jeweils in der Farbe des Reizohres (rechtes Ohr rot, linkes Ohr blau) aufgenommen. (Man be-zeichnet die Schwelle für Click-Reize, wie sie bei der konventionellen Tonaudiometrie subjektiv bestimmt wird, als 0 dB HL (hearing level). Der dazu passende Schalldruck ist 0 dB SL [sound level].) Für die Klärung einer Mittelohrschwerhörigkeit ist daher die Registrierung des Reflexes von Bedeutung, während für die Unterschei-dung der Schallempfindungsschwerhörigkeit in sensorisch (Innenohr) oder neural (Hörnerv) die Auslösbarkeit entscheidend ist (nach Lehnhardt 1987 s. a. „Stapediusreflexmessung bei Fazialislähmung")

genologisch nachweisbare Fraktur im Rahmen von Labyrinthkontusionen. Ertaubungen stellen sich ein bei Querbrüchen und bei kombinierten Frakturen. Eine zentrale Hörstörung darf nur nach gründlicher audiologischer Diagnostik angenommen werden.

Die Symptome des Felsenbeinquerbruches sind vorrangig von einer Beeinträchtigung der Innenohrfunktion bestimmt: Ertaubung, Spontannystagmus zur gesunden Seite, Tinnitus.

Eine Senke oder ein Steilabfall der Hörkurve als Ausdruck einer posttraumatischen Schallempfindungsschwerhörigkeit finden sich häufig nach stumpfen Schädeltraumen. Diese Schäden können sich bessern; eine Progredienz ist, besonders bei schweren Traumen, nicht ausgeschlossen (Feldmann 1986). Wächst Bindegewebe in einen nicht ausreichend verschlossenen Frakturspalt ein, könnte dieser Vorgang zu einem sekundären Labyrinthausfall führen.

### Befunde bei Schalleitungsschwerhörigkeit

Die Schalleitungsschwerhörigkeit bei einer Längsfraktur läßt sich im Frühstadium der Verletzung bezüglich der möglichen Ursachen (Trommelfellzerreißung, Blutung im Mittelohr, Gehörknöchelchenluxation) oft nicht eindeutig und ohne Vorbehalt differenzieren. Die Kurven von Knochen- und Luftleitung verlaufen in Abständen zueinander (Abb. 3.**10b**). Je größer dieser Abstand ist, umso gravierender ist die Mittelohrkomponente. Die persistierende Schalleitungsschwerhörigkeit würde dem typischen Bild einer Längsfraktur entsprechen. Rückbildungsfähig sind Mittelohrschwerhörigkeiten dann, wenn Hämatome resorbiert werden und Trommelfelldefekte spontan heilen.

Erst im späteren Verlauf sind weiterführende Untersuchungen, wie etwa die Tympanometrie, notwendig, um Indikationen zu einem gehörverbessernden Eingriff zu stellen.

Summarisch tritt eine Schalleitungsschwerhörigkeit auf bei Trommelfellzerreißungen, bei Gehörknöchelchenfrakturen und -luxationen (zumeist Amboß), bei Blutansammlung hinter wieder geschlossenem Trommelfell („sekundäres Hämatotympanon", im Falle einer Längsfraktur). Man findet sie ferner bei Liquortympanon und auch beim „Serotympa-

non", d. h. einem in Resorption begriffenem Hämatotympanon.

Kombinierte Schwerhörigkeiten finden sich in einer Häufigkeit von 70% aller Ohrverletzungen (3.**10d**). Eine Einteilung der Schalleitungsschwerhörigkeit umfaßt 3 Gruppen (Escher 1973):

Typ I:    reine Schalleitungsschwerhörigkeit,

Typ II:   Schalleitungsschwerhörigkeit im Bereich der tiefen Frequenzen mit sensineuralem Hochtonverlust,

Typ III:  kombinierter Hörverlust für Luft- und Knochenleitung.

### Tinnitus

Ohrgeräusche sind ein häufiges Symptom nach Schädelverletzungen. Sie werden vom Verletzten vielfach störender empfunden als die eigentliche Schwerhörigkeit und gehen in die MdE ein.

Ein tonaler Tinnitus läßt sich im Vergleich mit Audiometertönen in seiner Frequenz bestimmen. Die Intensität des Geräusches kann durch „Verdecken" mit Schmalbandgeräuschen abgeschätzt werden.

Kochleäre Läsionen sind die häufigste Ursache subjektiver Ohrgeräusche, zumal eine große Zahl der Patienten eine Schallempfindungsschwerhörigkeit hat. Die individuelle Tinnituslautheit ist unterschiedlich. Das Geräusch wird anfänglich nur in ruhiger Umgebung wahrgenommen und intensiviert sich gelegentlich bei körperlicher Belastung und seelischer Anspannung. Später kann sich die Tinnituslautheit verstärken. Angstgefühl, Schlafstörungen, psychische und vegetative Reaktionen gesellen sich hinzu. Einige Patienten fallen in eine tiefe Verzweiflung, vor allem nach vergeblicher Therapie und hegen Selbstmordgedanken.

Die neuere Hörforschung liefert Modellvorstellungen, die zur Pathophysiologie des Tinnitus Erklärungen geben können. Die äußeren Haarzellen besitzen kontraktile Aktinfilamente, die aktive Bewegungen erlauben. Sie verstärken die Wanderwelle auf der Basilarmembran und die Abscherung der Stereozilien innerer Haarzellen im Hörschwellenbereich: aktive Vorverstärkung, Anhebung der Dynamikbreite und der Empfindlichkeit (Zenner 1986). Bei vielen Tinnituspatienten ist eine gewisse Zahl der äußeren Haarzellen geschädigt. Restliche äußere Haarzellen führen pathologische Kontraktionen aus, beeinflussen die Reihe der inneren Haarzellen und können hierdurch zur Auslösung des Tinnitus Anlaß geben. Andere Modelle erklären die Entstehung über zentral-neuronale Beeinflussung, da sich über eine pathologische Änderung der Spontanaktivität im Hörnerven oszillierende oder kreisende Erregungen in einzelnen Hörbahnabschnitten einstellen können. Sie geben eine Erklärung für das Fortbestehen der Ohrgeräusche auch nach Besserung kochleärer Funktionsstörungen oder nach Ausfall des N. acusticus (Lenarz 1989).

## Sprachaudiometrie

Es sollen Zahl- und einsilbige Prüfworte in unterschiedlicher Lautstärke verstanden werden. Für den Freiburger Sprachtest stehen Kassetten zur Verfügung, die über Kopfhörer im Audiometer abgespielt werden. Bestimmt wird der „prozentuale Hörverlust".

## Akustisch evozierte Potentiale (AEP)

Die Ableitung der AEP kann zu folgenden Fragen Antwort geben:

- Lage der Hörschwelle,
- Lage und Ausmaß einer Schädigung im Hirnstamm,
- Unterscheidung kochleärer von retrokochleären Hörstörungen.

Objektivierbare Zeichen eines auslösenden und wahrgenommenen Schallreizes sind Potentialschwankungen entlang der Hörbahn von der Schnecke bis zum kortikalen Hörfeld. Diese Potentialschwankungen treten charakteristisch in zeitlichen Abständen (Latenzen) von 1-500 ms auf und werden ausgelöst von alternierenden Clicks (Rechteckimpulse) von 0,1 ms.
    Untersucht wird am wachen, sedierten oder auch narkotisierten Patienten, zumeist in schallgeschützten Kabinen: liegend, völlig entspannt, um Muskelaktivität zu vermeiden. Die Clickreize werden monaural mit unterschiedlichen Lautstärken angeboten, im überschwelligen Bereich beginnend und sich gleichmäßig der Hörschwelle nähernd.
    Latenz und Zuordnung der Potentiale erlauben deren Einteilung in 3 Gruppen (Maurer und Leitner 1982):

1. Frühpotentiale von 0–10 ms:
   - Mikrophonpotentiale oder Cochlea-Potentiale als präsynaptische Antwort. Sie werden abgeleitet mit der Elektrocochleographie, d. h. über eine intratympanal, promontorial eingebrachte Elektrode (Nahfeldtechnik).
   - Frühe akustisch evozierte Potentiale (FAEP). Sie stehen für die Reizantwort des Hirnstamms: Brainstem evoked response audiometry: BERA. Diese und die folgenden Potentiale werden abgeleitet mit Elektroden über dem Warzenfortsatz und dem Scheitel (Vertex-Mastoid-Ableitung): Fernfeldtechnik.
2. Mittlere akustisch evozierte Potentiale (MAEP) von 10–70 ms. Sie entstehen in Höhe Mittelhirn bis Kortex: fast cortical evoked response audiometry, fast CERA.
3. Späte akustisch evozierte Potentiale (SAEP) von 50–500 ms. Diese Potentiale entstammen dem Kortex: slow cortical evoked response audiometry (slow CERA).

    Bei den FAEP entstehen 5 charakteristische Wellen (JEWITT I–V, Abb. 3.**11**). Die Welle V kommt über alle Reizstärken mit größter Konstanz. Den zeitlichen Abstand der Wellen I–V bezeichnet man als kochleomesenzephale Leitzeit, den Abstand II–V als zentrale (neuronale) Leitzeit und den Abstand I–II als periphere Leitzeit. Im allgemeinen existieren im Schwellenbereich der Tonaudiometrie noch keine FAEP: die Differenz der Hörschwellen für Sinustöne und Kurzzeitreize beträgt beim Hörgesunden etwa 10–15 dB.
    Die Welle V ist bis nahe an die Click-Hörschwelle ableitbar, die Hörschwelle für Sinustöne liegt dann 10–15 dB niedriger.
    Tieftonschwerhörigkeiten sind durch Hirnstammaudiometrie oftmals nicht nachweisbar (Kebekus 1988).
    Im Erwachsenenalter sind es vor allem die Latenzen der Wellen I, III und V, die der Beurteilung otologischer und neurologischer Krankheitsbilder dienen. Die Schalleitungsschwerhörigkeit im Kindesalter ist durch die Latenz der Welle I und den Latenzquotienten V/I quantifizierbar (Fujita, u. Mitarb. 1991).
    Für die folgenden Störungen werden typische BERA-Muster angegeben:
- Schalleitungsstörung (traumatischer Trommelfelldefekt, Gehörknöchelchenluxation): Schwellenerhöhung von 10–45 dB,

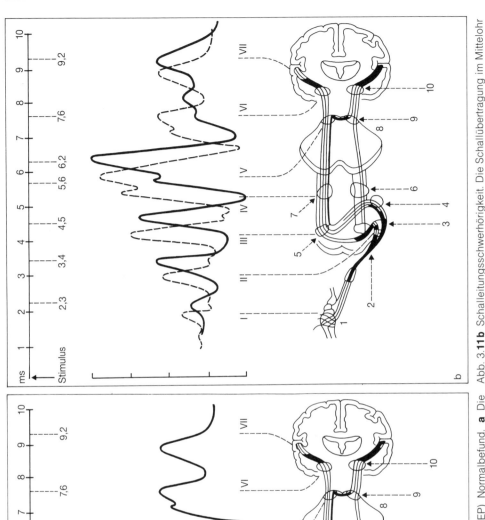

Abb. 3.11a–d   Akustisch evozierte Potentiale (AEP) Normalbefund. **a** Die Wellen II (Nucleus cochlearis) und III (obere Olive) erscheinen mit 1,1 bzw. 2,2 ms Latenz zur Welle I (N. acusticus). Wellen IV (Lemniscus lateralis) und V (Colliculus inferior) bilden einen Komplex mit gemeinsamer Basis. Charakteristisch ist der steile Potentialabfall nach dem Gipfelpunkt der Welle V. Die I–V-Leitzeit beträgt 3,9 ms (Legende zur Hörbahn s. Abb. **3.11d**).

Abb. 3.**11b**   Schalleitungsschwerhörigkeit. Die Schallübertragung im Mittelohr ist durch Gehörknochenluxation bzw. Hämatotympanon gestört. Dementsprechend erscheint die Welle I verspätet bei 2,3 ms. Die Wellen II–V sind mit normalen Interpeak-Latenzen rechtsverschoben (entsprechend der unbehinderten retrokochleären Weiterleitung. Die I–V-Leitzeit beträgt 3,9 ms.

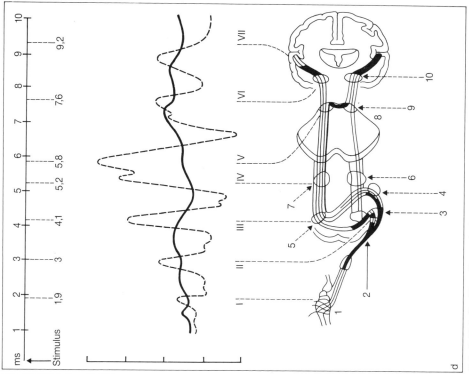

Abb. 3.**11d** Surditas. Reproduzierbare Potentiale sind nicht ableitbar. Zu beachten ist die korrekte Vertäubung des Gegenohres 1 = Corti Organ, 2 = N. acusticus, 3 = Nucleus cochlearis ventralis, 4 = Nucleus cochlearis dorsalis, 5 = oberer Olivenkomplex, 6 = Kern des Lemniscus lateralis, 7 = Pons (Medulla), 8 = Mittelhirnbereich, 9 = Colliculus inferior, 10 = Corpus geniculatum mediale

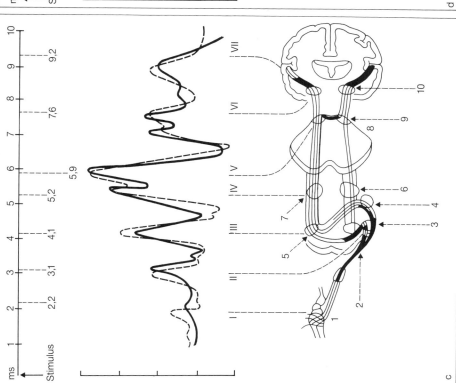

Abb. 3.**11c** Commotio cochleae. Durch erhebliche Innenohr-Hochtonschwerhörigkeit nach Schädel-Hirn-Trauma resultiert eine Latenzverzögerung mit Amplitudenreduktion der Welle I. Da die übrigen Wellen nicht in gleichem Maße verspätet erscheinen, kommt es zu einer Verkürzung der I-V-Leitzeit (3,7 ms). Dies ist ein wichtiges differentialdiagnostisches Kriterium zur retrokochleären Hörstörung

Latenzverzögerung insbesondere der Welle I und des IV−V-Wellenkomplexes, Leitzeit normal (Maurer und Leitner 1982).

− Sensorische Schallempfindungsstörung: um das Ausmaß des Hörverlustes ist die Schwelle erhöht, die Leitzeit der Wellen I−V ist normal für hohe Reizpegel.

− Neurale Schallempfindungsschwerhörigkeit: die I−V-Leitzeit ist verlängert, vor allem auch im überschwelligen Bereich

− Schädelhirntrauma: FAEP geben Hinweise zur Schwere und Prognose eines Schädel-Hirn-Traumas. Sie werden bei Bewußtlosen zur Verlaufskontrolle angewandt. Ein reguläres Muster gibt Hinweise auf eine günstige Prognose mit schneller Restitution, während deutlich veränderte Potentiale (Potentialverlust und verlängerte Interpeak-Latenzen) eine zentrale Behinderung andeuten (Kaja u. Nagai 1985). Voraussetzung ist, daß zunächst ein völlig normales BERA-Muster abgeleitet werden kann. Bleibt das Muster stabil, erhärtet dieser Befund die Annahme einer günstigen Prognose. Verändert sich das Muster, kann eine zunehmende Stammhirnsymptomatik vermutet werden, wenn eine periphere Hörstörung sicher ausgeschlossen ist.

## Audiologischer Test bei Perilymphfistel

Die Kardinalsymptome der traumatischen Stapesluxation sowie der Ruptur der runden Fenstermembran mit Abfluß von Perilymphe in das Mittelohr sind 1. massiver Drehschwindel, 2. Nystagmus, 3.rasch einsetzende Schwerhörigkeit (bis zur Ertaubung).

Das Audiogramm bei der Labyrinthfistel zeigt einen Innenohrabfall, teilweise fluktuierend. Es wird vermutet, daß die Schwerhörigkeit durch eine Transmissionsherabsetzung in der Perilymphsäule aufgrund eingetretener Luft (Perilymphluftaustausch in der Kochlea) bedingt ist (Fraser u. Flood, 1982). Unterbindet man das Abfließen der Perilymphe durch Lagerung des Patienten auf das gesunde Ohr, so daß das kranke Ohr nach oben seitlich zu liegen kommt, kann die Innenohrflüssigkeit sich wieder auffüllen und dadurch ein verbessertes Hörvermögen nachweisbar sein (Pau u. Mitarb. 1989).

Nach dem Orginalverfahren wird bei dem Patienten zunächst ein Tonschwellen- und Sprachaudiogramm in sitzender Position angefertigt. Danach nimmt der Patient für 30 Minuten die genannte Lagerung ein. In der gleichen Lage werden anschließend Ton- und Sprachaudiogramm wiederholt. Der Test ist als beweisend anzusehen, wenn wenigstens in 2 Frequenzen das Hörvermögen um 10 dB ansteigt.

## Diagnostische Probetympanotomie (Nachweis einer Perilymphfistel)

Die Aussagekraft der audiologischen Tests zum Nachweis einer Perilymphfistel nach Fraser und Flood wird im Deutschen Sprachraum eher negativ beurteilt (Pau u. Mitarb. 1989). Somit verbleibt für den endgültigen Nachweis des Abflusses von Perilymphe in das Mittelohr oder auch zum Nachweis von Verletzungen im Bereich des Steigbügels und des Ringbandes die operative Aufdeckung des Mittelohres (Probetympanotomie).

Hosch gibt 1988 nachfolgende Verfahrensweise an. Die Tympanotomie wird in Narkose vorgenommen, damit kein Lokalanästhetikum das Mittelohr erreicht. Unmittelbar nach Auslösen des Anulus fibrosus wird ein trockenes Stückchen Fibrinschwamm, z. B. Gelita® in die Fensternische und ein zweites nach vorne auf das Promontorium gelegt. Füllt sich dasjenige in der Fensternische, so wird mit großer Wahrscheinlichkeit eine Perilymphfistel vorliegen. Danach werden beide Stückchen auf einen Glucoseteststreifen (Test-Tape®) gelegt. Erzielt dasjenige der Fensternische einen Farbumschlag, so ist die Perilymphfistel nachgewiesen.

Dabei müssen Zuckerstreifen benutzt werden, die bereits bei Normo- und nicht bei Hyperglykämie anzeigen (s. S. 114 „Zucker-Eiweiß-Probe"). Füllen sich beide Kügelchen mit glucosenegativer Flüssigkeit, so liegt eine Hypersekretion im Mittelohrbereich vor.

Mittlerweile wurde das $\beta_2$-Transferrin in der Perilymphe sowie Endolymphe nachgewiesen (Oberascher und Arrer 1986). Sie empfehlen, austretende Flüssigkeit in einer Mikropipette zu sammeln und diese Flüssigkeit postoperativ dem laborchemischen $\beta$-Transferrin-Nachweis zu unterziehen.

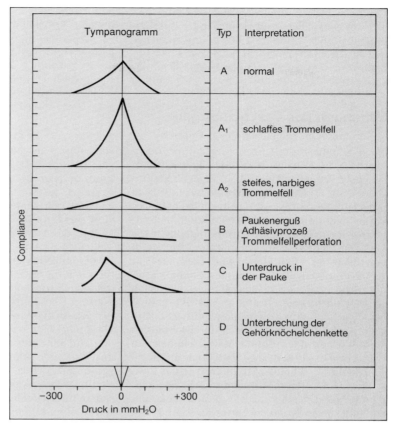

Abb. 3.**12** Formen des Tympanogramms: Der akustische Widerstand des Trommelfells, die Impedanz (gebildet aus Reibungswiderstand und Steifheit des Mittelohres), ist hoch bei Druckunterschieden zu beiden Seiten des Trommelfells. Der reziproke Wert der Steifheit von Trommelfell und Gehörknöchelchen ist die Compliance, d. h. die Nachgiebigkeit des Systems. Über die Apparatur wird der Druck im Gehörgang von +300 mm WS zu Null und weiter zu −300 mm WS fließend und automatisch reguliert. Bei Normaldruck in der Pauke steigt die Compliance an bis zu ihrem Maximum im Nullpunkt und fällt dann wieder ab. Der unbekannte, d. h. zu bestimmende Druck im Mittelohr entspricht im Compliance-Maximum (d. h. Impedanzminimum) dem vom Gerät erzeugten und daher ablesbaren Druck im Gehörgang (nach Lehnhardt 1987).
A Die Spitze der Kurve liegt bei 0 mm WS. Bei diesem Wert herrscht Druckgleichheit zwischen Gehörgang und Mittelohr: Normkurve   A1 Der Gipfel ist höher, weil die Nachgiebigkeit des Systems größer ist: übermäßig bewegliches und schlaffes Trommelfell   A2 u. B Flüssigkeit im Mittelohr verringert die Nachgiebigkeit des Trommelfells: Complianceanstieg läßt sich nicht aufzeichnen (Dämpfung oder Flachkurve)   C Bei Unterdruck im Mittelohr schwingt das Trommelfell wieder regulär, sobald die Apparatur beim Durchlaufen der Druckskala auch im Gehörgang den Mittelohrdruck erreicht hat: Compliance-Maximum zu negativen Werten verschoben   D Plateaukurve bei Gehörknöchelchenunterbrechung: Compliance stark überhöht, da System abnorm nachgiebig.

## Tympanometrie/Stapediusreflexmessung

Die Änderung der Compliance-Kurve ist zu erwarten bei Flüssigkeitsansammlungen (Liquortympanon) im Mittelohr, bei Unterbrechungen der Gehörknöchelchenkette sowie im Ausheilungsstadium von Trommelfellrupturen mit atropher Narbenbildung (3.**12**).

Wir vermeiden die Tympanometrie als Frühuntersuchung bei röntgenologisch nachgewiesenem Frakturspalt zur Schädelbasis.

Die Messung des akustiko-fazialen Stapedius-reflexes (bei gleich- und gegenseitiger Beschallung auslösbar) wird zur Beurteilung eines positiven Recruitments herangezogen (Abb. 3.**10e**). In diesem Falle und im Einklang mit einem vermutlichen kochleären Schaden ist die übliche Schwellendifferenz von Hörschwelle zu Stapediusreflexschwelle (ca.70 dB) herabgesetzt (positives Metz-Recruitment).

## Störungen des Vestibularorgans

Nach Schädelverletzungen (auch ohne nachweisbare Fraktur) werden Gleichgewichtsstörungen mit großer Häufigkeit angegeben.

75% aller Kopfverletzten äußern Gleichgewichtsstörungen, die sich bei 60% der Fälle objektiveren lassen. Bei akuten Felsenbeinverletzungen gibt Bönninghaus die Gleichgewichtsstörungen mit einer Häufigkeit von 30% an, Thumfarth und Stennert mit 40%. Vestibuläre Störungen sind lediglich einer konservativen Behandlung zugänglich (z. B. vestibuläres Training) mit Ausnahme bei Operation einer Membranruptur. Die zentrale Kompensation stellt sich durchschnittlich 4−6 Wochen nach dem Unfallgeschehen ein (Mittermeier 1941); bei Patienten unter 50 Jahren um so schneller, je intensiver das Training ist (Kley, pers. Mitteilung). Alle Medikamente, die die Schwindelsymptome dämpfen, verlängern die Kompensationsphase und sind nur zu Beginn bei starken vegetativen Symptomen indiziert.

Die Blutung in das Bogengangsystem, in Utrikulus und Sakkulus oder die unmittelbare Zerstörung des Endolymphschlauches haben den schlagartigen Ausfall eines peripheren Gleichgewichtsorganes zur Folge. Typisch ist dann der Dauerschwindel, der über mehrere Tage oder Wochen anhalten kann. Es setzt ein heftiger Dreh- oder Schwankschwindel ein, begleitet von vegetativen Symptomen wie Erbrechen und Übelkeit. Der Patient schildert eine scheinbare Drehung seiner Umwelt, deren Richtung mit dem einsetzenden Nystagmus übereinstimmt. Bereits nach Tagen verlieren die Zeichen an Schwere, sind anscheinend bei Bettruhe völlig überwunden, setzen jedoch nach körperlicher Belastung wieder ein.

### Pathomechanismus

Die Tonusdifferenzen des Vestibularorganes sind gerade für den akuten Vestibularisausfall von Frenzel anschaulich in einem Schema dargestellt (Frenzel 1952, 1955): die vestibulären Zentren (der Medulla oblongata) tonisieren gekreuzt die pontinen Blickzentren, von denen die Horizontalwender der Augen inerviert werden. So lange auf beiden Seiten die Menge der Impulse etwa gleich ist, herrscht Augenruhe (Abb. 3.**13a**). Bei Zerstörung der Sinnesendzellen eines Labyrinthes (Querfraktur!) fällt die Spontanaktivität dieser Seite aus: das zugehörige Vestibulariszentrum und das pontine Blickzentrum der anderen Seite werden zuerst nicht mehr tonisiert (Frenzel 1952). Dadurch kommt es zu vestibulären Deviationen zur Seite des geringeren vestibulären Tonus, die durch schnelle okuläre Rückbewegungen unterbrochen werden und somit zu einem rhythmischen Vorgang führen: dem aus langsamen und schnellen Phasen zusammengesetzten Rucknystagmus (Abb. 3.**13b**). Die Schlagrichtung des Rucknystagmus wird nach der bei der Beobachtung auffälligen schnellen Phase bezeichnet; die langsame Phase stellt die primäre Phase dar und charakterisiert die Augenbewegung eines vestibulären Nystagmus (Stenger 1979).

### Spontannystagmus

Die vestibulär ausgelösten Schwindelbeschwerden zeigen in der Regel einen in horizontaler Achse schlagenden richtungsbestimmten, reproduzierbaren Rucknystagmus. Die Richtung der langsamen Phase entspricht somit dem geringer tonisierten, bzw. durch den Unfall zerstörten Vestibularorgan und stimmt überein mit der Drehrichtung etwa beim Unterberger-Tretversuch oder der Deviation beim Barany-Zeigeversuch. Die langsame Phase bewegt den Augapfel aus der Mittelposition seitwärts, während dieser in der schnellen Phase, als Ausdruck einer zentralen Ausgleichsbewegung, in die Mittelposition zurückschnellt (Stenger 1979).

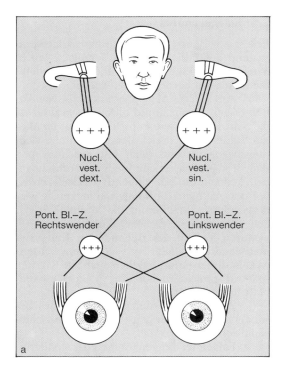

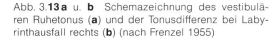

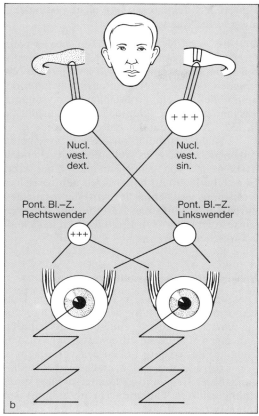

Abb. 3.**13a** u. **b** Schemazeichnung des vestibulären Ruhetonus (**a**) und der Tonusdifferenz bei Labyrinthausfall rechts (**b**) (nach Frenzel 1955)

Der richtungsbestimmte Spontannystagmus behält in allen 5 zwanglosen Blickrichtungen (s. Frenzel-Schema) die gleiche Schlagrichtung bei. Zwar kann er in seiner Intensität, Frequenz (niederfrequent/hochfrequent) und Amplitude (grobschlägig/feinschlägig) wechseln, jedoch ist das Intensitätsgefälle stets gering. Der Spontannystagmus intensiviert sich bei Blick in Richtung der schnellen Phase, schwächt sich ab in Blickrichtung der langsamen Phase. Wohl zeigt sich in einzelnen Fällen eine zusätzliche rotatorische Komponente, jedoch ist sie seltener als bei zentralen Störungen. Der vestibulär ausgelöste Nystagmus ist stets assoziiert: beide Augäpfel führen bezüglich Amplitude und Schlagrichtung die gleiche Bewegung durch.

Eine exkate Intensitätsmessung gelingt später durch die Elektronystagmographie.

Als Ausfallnystagmus (Querbruch) schlägt er zur nicht verletzten Seite. Der Patient leidet unter heftigem Schwindel und vegetativen Erscheinungen (s. u.). Der Nystagmus beruhigt sich in einem Zeitraum von einem ½ bis zu 1 Jahr und ist später nur noch nach Provokation (Kopfschütteln) nachweisbar. Die Schwindelbeschwerden werden in der Regel wesentlich früher erträglich.

Ein Reiznystagmus schlägt in das verletzte Ohr und ist Ausdruck einer serösen Labyrinthitis (Blutung ins Innenohr). Die subjektiven Beschwerden sind für diesen Fall geringer als beim Ausfall. Verstärken sich die Beschwerden jedoch und schlägt der Nystagmus um, so ist dies als ein Symptom einer sich entwickelnden Komplikation (eitrige Labyrinthitis, Meningitis) zu werten.

**Einseitige Blickparesen und nicht vestibulär ausgelöste Nystagmen**

Vergleichbare Nystagmusformen gibt es beim Orbitaspitzensyndrom: den richtungsbestimmten Spontannystagmus. Doch haben diese Nystagmen stets ein steiles Intensitätsgefälle: bei Seitenblick ist ein grobschlägiger Nystagmus vorhanden, der bei Geradeausblick ausfällt (s. S. 152, „Verletzung der hinteren Orbita").

Nicht vestibulär ausgelöste Nystagmen zeigen sich häufig als wellenförmige „Pendelnystagmen" von sinusförmigem Charakter. Eine Überlagerung kann durch den toxischen Nystagmus geschehen.: er wird hervorgerufen durch Einwirkung von Barbituraten, Opiaten sowie auch unter dem Einfluß von reichlich alkoholischen Getränken.

## Untersuchung des Vestibularorganes

Die Schwindelanamnese liefert wichtige Hinweise zur Kausalität. Sie ist eine Leitschnur für die danach zu registrierenden objektivierbaren Störungen und deren zu erwartender Auswirkung auf das spätere Leben des Verletzten.

Gerade unter den erschwerten Bedingungen der Erst- und Frühuntersuchung eines traumatisierten Patienten (heute zumeist auf Intensivstationen) ist die Beobachtung des Nystagmus unter der Frenzelschen Leuchtbrille und die Dokumentation der wiederholt zu prüfenden Befunde in dem von Frenzel angegebenen (verkürzten) Schema aufschlußreich und führt am ehesten zu standardisierten Werten. Die Untersuchung mit der Frenzel-Brille ist einfach, mit einem vertretbaren Zeitaufwand durchzuführen und wenig belastend für den Patienten (s. u.). Der Patient darf für die Untersuchung nicht ermüdet sein, sedierende Medikamente (Antihistaminika, β-Blocker, etc.) müssen beachtet werden.

Eine elektronystagmographische Auswertung steht zu diesem Zeitpunkt meist nicht zur Verfügung.

Auch die thermische Erregbarkeitsprüfungen werden nicht am akut verletzten Ohr, sondern frühestens in einem bestimmten zeitlichen Intervall, etwa nach Verschluß einer traumatischen Trommelfellperforation oder nach Resorption eines Hämatotympanons vorgenommen.

**Schwindelanamnese**

Eine erste Beurteilung erfaßt den Allgemeinzustand des Patienten, seine Vigilanz. Wachheitsgrad (s. S. 19) und Medikamenteneinflüsse müssen berücksichtigt werden.

Am Krankenbett des kooperativen Patienten mit Verdacht auf otobasale Fraktur ist die Schwindelanalyse von Bedeutung: im akuten Stadium findet sich der horizontale, richtungsbezogene und auch mit geschlossenen Augen sogar stärker empfundene Drehschwindel. Jedoch werden subjektive Beschwerden bei der Aufnahme oftmals nur ungenau wiedergegeben. Dies betont die Wichtigkeit der Schwindelanalyse der Postakutphase und im weiteren Verlauf der Behandlung. Ein systematischer Schwindel mit Richtungstendenz wird in dieser Form, letztlich auch zur Klärung späterer gutachterlicher Fragen, im Krankenblatt festgehalten.

Zusätzlich werden Liftgefühl (dies besonders bei bettlägerigen Patienten) und Lateropulsion genannt.

Folgender Fragenkomplex ist standardisiert und am besten anhand eines Schwindel-Fragebogens zu dokumentieren (Feldmann 1984):

– *Charakter des Schwindels:* Drehschwindel, Schwankschwindel, Liftschwindel, Gefühl der Lateropulsion, Schwarzwerden vor Augen.

– *Zeitlicher Verlauf des Schwindels:* Anfallsschwindel, Dauerschwindel, Belastungsschwindel.

– *Einen Belastungsschwindel provozierende Situationen:* Plötzliche Kopfwendungen, Bücken, Lagewechsel, Höhenschwindel, Schwindel nur im Dunkeln.

– *Begleitende Symptome:* Übelkeit, Erbrechen, Schweißausbruch, Schwerhörigkeit, Ohrensausen.

– *Konkrete allgemeine Auswirkungen:* Gangabweichungen, Fallneigung, Unsicherheit, Orientierung im Dunkeln, Radfahren, Autofahren, Schwimmen; kann der Untersuchte beim Fahren lesen (Reklameschrift, Hinweisschilder), Dandy-Syndrom?

– *Konkrete Auswirkungen im Beruf:* Stehen auf Leitern, Gerüsten, Über-Kopf-Arbeit, Arbeit an gefährlichen Maschinen (Kreissägen, Stanzen, Schlagscheren usw.).

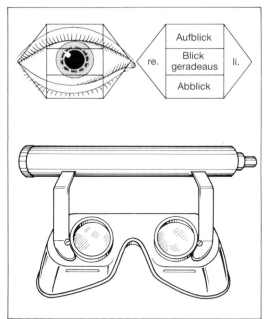

Qualität: ⇄ Richtung des Nystagmus

horizontaler Nystagmus

| feinschlägig | mittelschlägig | grobschlägig |

Frequenz:

| wenig frequent | mittelfrequent | hochfrequent |

Nystagmus

| vertikaler | diagonaler | rotatorischer |

| horizontaler mit rotator. Komponente | unsicherer mit langsamer Komponente | Pendel-Nystagmus |

re. ⌀ li.

**Abb. 3.14** Leuchtbrille (nach Frenzel) mit Batterie-handgriff und Schema (5 Felder) der Augenposition in den 5 Hauptblickrichtungen zur Erkennung und Dokumentation eines Spontannystagmus

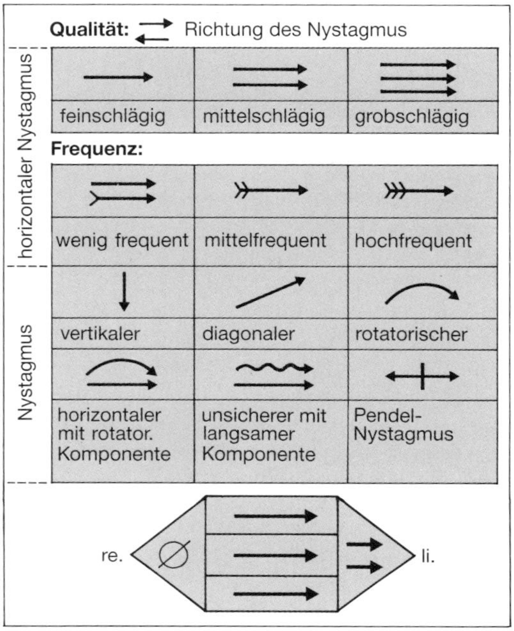

**Abb. 3.15** Symbole zur Typisierung und Dokumentation unterschiedlicher Nystagmusformen am Beispiel der Aufzeichnung eines richtungsbestimmten Spontannystagmus, der sich bei Blickrichtung nach links intensiviert

## Frenzel-Brille

Die Frenzel-Brille besitzt Gläser in einer Stärke von 15 dpt und eine Innenbeleuchtung. Damit wird die Fixation stark eingeschränkt, durch die Beleuchtung aber nicht völlig aufgehoben. Im Dunkelraum sieht man gut die diskreten Augenbewegungen. Am Krankenbett eines Verunfallten ist zumeist keine völlige Dunkelheit zu erreichen. Kopfbewegungen des Untersuchers oder Instrumente im Blickfeld erzeugen einen störenden optokinetischen Nystagmus. Ein Abstand von ca. 30 cm muß eingehalten werden (Abb. 3.14).

*Spontannystagmus*

Man beobachtet die Augenbewegungen in den 5 Hauptblickrichtungen (Seitenblick ca. 30 Grad von der Mittellinie aus) und trägt die festgelegten Symbole in das Sechseckschema ein (Abb. 3.14). Der Patient liegt oder sitzt, der Kopf ist geradeaus gerichtet (Nullage). Der Nystagmus wird nach den 3 Kriterien:

Schlagrichtung, Amplitude (grobschlägig/feinschlägig) und Frequenz (Schlagzahl pro Minute) beurteilt (Abb. 3.15).

*Provokationsnystagmus (aktivierter Spontannystagmus)*

Der Provokationsnystagmus wird durch mehrmaliges Kopfschütteln (horizontal in einem Winkel von mindestens 120 Grad) ausgelöst. Dies soll einen bislang nicht in Erscheinung getretenen Sponannystagmus stimulieren, der in der Nullage nicht aufzufinden ist (latenter Nystagmus). Die Untersuchung dient dazu, einen bereits abgeklungenen Ausfallnystagmus aufzufinden oder einen Reiznystagmus zu verstärken. Regelmäßig fehlen diese Zeichen bei einem beidseitigen Vestibularisausfall.

Ebenso wie vor der Durchführung der Lage- Lagerungsprüfung muß dieser Untersuchung eine kritische Würdigung des Allgemeinzustandes eines traumatisierten Patienten vorangehen.

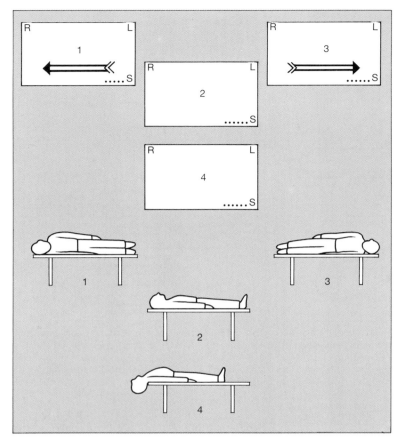

Abb. 3.**16** Lageprüfung (position test) mit regelmäßig richtungswechselndem Lagennystagmus und Lageschwindel. Die Haltung des Kopfes zum Rumpf muß bei den Seitenlagerungen unverändert bleiben: zumeist ein unerschöpflicher Nystagmus, der solange schlägt wie die Lage beibehalten wird (nach Stoll u. Mitarb. 1986)

*Lageprüfung*
*(lageabhängiger Provokationsnystagmus)*

Bei der Lageprüfung wird aus der Rückenlage langsam zunächst die rechte, dann die linke Seitenlage eingenommen, ohne Änderung der Kopf-Rumpf-Achse. Danach wird die Kopfhängelage eingenommen. Bei bettlägerigen Schwerverletzten wird diese Prüfung lediglich als seitliche Kopfdrehung vorgenommen (vereinfachte Kopflageprüfung, Abb. 3.**17**).

Wesentlich für den Labyrinthausfall ist es, den richtungsbestimmten Lagennystagmus zu erfassen, der in allen Lagen die Schlagrichtung beibehält, d. h. nicht in entgegengesetzte oder vertikale Richtung umschlägt und der als Ausfallnystagmus zur gesunden Seite imponiert.

Ein regelmäßig richtungswechselnder Lagennystagmus zeigt sich bei Rechtslage nach rechts, bei Linkslage nach links oder um-

gekehrt. In der Nullage ist kein Nystagmus erkennbar. Er ist zentralen Schäden zuzuordnen und findet sich bei Intoxikationen mit Alkohol und Barbituraten.

Ein regellos richtungswechselnder Lagennystagmus schlägt in unterschiedliche Richtungen und ist Ausdruck einer zentralen Störung.

*Lagerungsprüfung*

Die Lagerungsprüfung besteht aus dem schnellen Wechsel aus dem Sitzen in die Rücken- bzw. Kopfhängelage mit anschließendem Wiederaufrichten und nachfolgender Wiederholung unter Kopfdrehung (Abb. 3.**16**). Diese Untersuchungen sind für Schwerverletzte anstrengend und belastend, dienen jedoch besonders dem Nachweis eines „benignen paroxysmalen Lageschwindels" (s. „Schwindel bei Läsionen der Halswirbelsäule", S. 73).

Abb. 3.**17** Lagerungsprüfung (positioning test): Lagerungsnystagmus und Lagerungsschwindel nach otobasaler Fraktur, (2:15″: nach einer Latenz von 2 s setzt ein Nystagmus für 15 s ein), nach Stoll u. Mitarb. 1986) 1 = aufrechtes Sitzen: a Rechtsdrehen des Kopfes, b Linksdrehen des Kopfes; 2 = Kopfhängelage; 3 = Wiederaufrichten

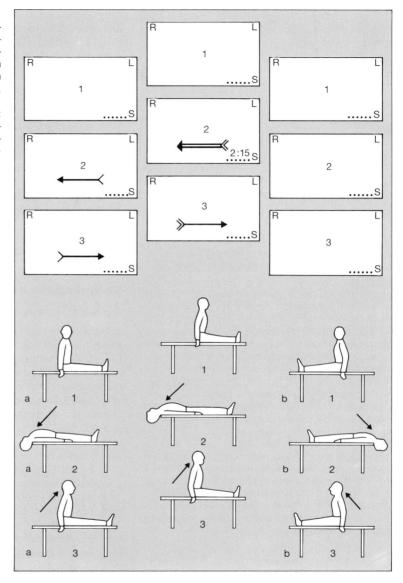

Typische Befunde der Lagerungsprüfung sind (Stenger 1979):

– Der Nystagmus setzt mit einer Latenz von 1–10 s. ein. Der Patient gibt nun Schwindel an.
– Der Nystagmus ist eher vertikal, seltener horizontal.
– Er weist ein deutliches An- und Abschwellen auf und dauert nur Sekunden.

– Nach Wiederaufrichten setzt ein gegenläufiger Nystagmus ein. Dieses Phänomen wird mit hoher Wahrscheinlichkeit dann peripher ausgelöst.

Lage- und Lagerungsnystagmus stellen einen wichtigen vestibulären Befund bei der Untersuchung posttraumatischer Gleichgewichtsstörungen dar.

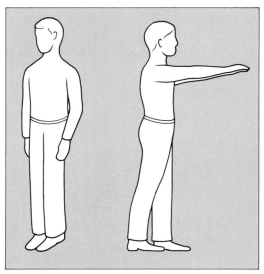

Abb. 3.**18**  Einfacher Romberg und erschwerter Tandem-Romberg: bei peripher-vestibulären Läsionen stellt sich eine Abweichung ein, die der langsamen Phase des Nystagmus entspricht. Änderung der Kopfhaltung ändert die Deviationsrichtung. Dies unterbleibt bei zentralen Störungen. Fall oder Deviation stellen sich unmittelbar ein, oft auch nach vorn oder hinten. Die Abweichung kann auch verdeutlicht werden in bezug zu einem von der Decke herabhängenden Senkblei (Romberg de fil a plomb). Unter Jendrassikschem Handgriff treten auch kleinere Abweichungen zutage, da die Konzentration des Patienten von der Untersuchung abgelenkt ist. Beim Stand mit offenen und geschlossenen Augen lassen sich gerichtete Fallneigung (z. B. vestibuläre Läsion, Kleinhirnhemisphärenläsion) und ungerichtete Fallneigung (z. B. Polyneuropathie, Kleinhirnwurmläsion) differenzieren. Bei Kleinhirnläsionen ist der Unterschied zwischen Augen auf/zu gering. Bei leichten Schädigungen läßt sich dies durch den erschwerten Romberg-Versuch verdeutlichen.

*Fensterfistelsymptom*

Dieser Befund gibt Hinweise auf eine Perilymphfistel im Bereich des runden oder ovalen Fensters (Stoll 1987).

Gesucht wird nach einem lageabhängigen Provokationsnystagmus. Aus der Rückenlage wird die Seitenlage (verletztes Ohr unten) und/oder die Kopfhängelage mit Kopfwendung zur verletzten Seite eingenommen. Es zeigt sich ein transitorischer, reproduzierbarer Nystagmus von nur geringer Latenz (1–2 s. oder sofortiges Einsetzen!), dessen Schlagrich-

tung jedoch nicht einheitlich ist (Differentialdiagnose: benigner paroxysmaler Lage-/Lagerungsschwindel [Cupulolithiasis]: s. S. 75). Bei erneuter Rückenlage, Aufrichten oder gegenläufiger Seitenlage verschwindet der Nystagmus.

Die Intensität des geschilderten Nystagmus ist wechselnd, häufig ist er von subjektivem Schwindel begleitet. Das Vorhandensein eines Fensterfistelsymptoms (Nystagmus bei Seitenlage und Umschlagen des Nystagmus bei Änderung der Körperlage) hat erhebliche therapeutische Konsequenzen, da nach Würdigung aller übrigen Befunde (audiologische Messungen, Röntgendiagnostik) die Indikation zu einer diagnostischen und therapeutischen Tympanoskopie (Abdichten der rupturierten Membran) gestellt werden muß.

**Vestibulospinale Reaktionen**

*Romberg-Versuch (statisches Gleichgewicht)*

Patient steht mit geschlossenen Augen, die Füße parallel oder gegeneinander versetzt (Tandem-Romberg), für ca. 2 Minuten, hält die Arme 90 Grad nach vorn, den Handrücken nach oben. Die periphere Labyrinthstörung zeigt sich an einer typischen Abweichreaktion. Diese ist reproduzierbar und richtungsbestimmt. Bei Labyrinthausfall besteht Fallneigung zur betroffenen Seite. Wendet der Verletzte den Kopf zur Seite des betroffenen Ohres, beeinflußt diese Bewegung die Fallneigung in eine stärker nach dorsal gerichtete Bewegung. Eine zentrale Störung ist durch Kopfdrehung nicht zu beeinflussen (Stoll u. Mitarb. 1986). Ebenso ist ein zentraler Prozeß zu vermuten, wenn die Arme bei zunehmender Innenrotation absinken (Abb. 3.**18**).

Die Schwankungen beim Romberg-Test lassen sich quantifizieren und aufzeichnen. Die Methode ist die Posturographie, als Instrument dient eine Meßplattform („Luzerner Meßplatte", Fried u. Arnold 1987). Dabei werden die sagittalen und lateralen Körperschwankungen getrennt registriert und eine Frequenzanalyse der Körperschwingungen gewonnen. Die Methode erlaubt eine Verlaufskontrolle bei einseitigem Vestibularisausfall und markiert den Zeitpunkt einer ausreichenden Kompensation (Reicke 1991). Die Kompensation unterbleibt, wenn zentrale Anteile der Vestibularisbahnen geschädigt sind (Hamann 1987).

*Unterberger-Tretversuch (dynamisches Gleichgewicht)*

Der Patient führt auf der Stelle in ca. 2 Minuten 80−100 Tritte aus. Die Arme sind vorgestreckt, die Augen geschlossen, die Hände in Pronationsstellung. Die Knie werden bei den Trittbewegungen weit nach oben gezogen. Kommt eine Drehung dabei über einen Grenzwert von 40−60 Grad zu einer Seite zustande und bewegt sich der Patient ca. 1 m nach vorn, gibt dieses Ergebnis Hinweise auf eine peripher vestibuläre Störung (Abb. 3.**19**).

Fehlerquellen entstehen bei peripheren Lähmungen, zentralnervösen Koordinationsstörungen oder Verletzungen der unteren Extremität (Kniearthrodese, Beinprothese, etc.), (Feldmann 1986). Für die Registrierung der Abweichreaktionen stehen graphische Methoden zur Verfügung: Kraniokorporographie (Claussen 1975)

*Schachbrettgang*

Der Patient schreitet eine auf den Boden gezeichnete rechteckige Schachbrettfigur mit kleinen Schritten zuerst in Linksrichtung und anschließend in Rechtsrichtung nacheinander ab. Die Augen sind dabei geschlossen. Die Schrittfolge wird eingezeichnet: bei Gang in Richtung des betroffenen Ohres ensteht eine „enge Form" (Dreiecksform), bei Gang in Gegenrichtung entsteht eine „offene Form" (polygonales Bild). Diese Befunde stellen sich ein bei einem kompletten einseitigen Labyrinthausfall (Stoll 1981).

*Vertikaler Zeichentest*

Der vertikale Zeichentest ist eine Fortführung des Baranyschen Zeigeversuches und ohne apparative Ausrüstung durchführbar. Dabei schreibt der Patient mit verbundenen Augen 5 vertikale Reihen von um 45 Grad versetzten Kreuzen. Periphere Störungen ergeben eine deutlich größere Abweichung als zentrale (Fukuda 1959).

**Thermische Erregbarkeitsprüfung**

Durch seitengetrennte (!) thermische Reizung der Labyrinthe wird eine typische Nystagmus-

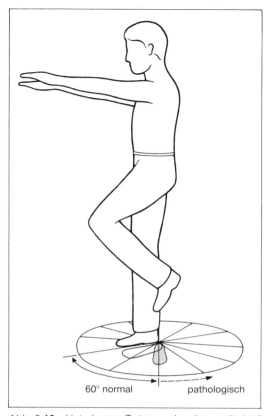

60° normal      pathologisch

Abb. 3.**19** Unterberger-Tretversuch: eine pathologische vestibuläre Läsion liegt vor bei einer Abweichung über 60 Grad. Diese erfolgt dann ebenso in Richtung der langsamen Nystagmusphase. Deutlicher werden die Befunde bei der Ausführung des Tretversuches auf einer Matratze. Beim Einbeinstand mit offenen und geschlossenen Augen lassen sich insbesondere bei leichten Ausfällen Seitendifferenzen (Tonusminderung, Ataxie) erfassen und damit der Läsionsort vermuten.

reaktion provoziert, welche unter der Frenzel-Brille zu beobachten ist und im Elektronystagmogramm aufgezeichnet werden kann. Der Wärmereiz eines Labyrinthes (44 °C) führt zu einem Nystagmus zur gereizten Seite, während ein Kältereiz (30 °C, bzw. 20 °C sog. Starkreiz) einen zur Gegenseite gerichteten Nystagmus hervorruft. Man benutzt hierfür Apparaturen, die eine konstante Temperatur und ein konstantes Spülvolumen aufrechterhalten, notfalls eine einfache Spritze mit einem dem Gehörgang angepaßten Schlauchansatz. Die thermische Prüfung gestattet, jedes Labyrinth einzeln zu erregen.

Zur Vorbereitung müssen die Ohren gereinigt und otoskopiert werden. Bei Trommelfelldefekten und voroperierter Radikalhöhlen soll die Spülung unterbleiben. Alternativ steht die Luftkalorisation zur Verfügung.

Die Untersuchung wird im Liegen vorgenommen, wobei der Kopf mit einer Nackenrolle unterstützt ist und 30 Grad nach vorn geneigt wird (Optimumstellung des Kopfes; Halpike 1956).

Bei der Untersuchung wird ein vorgegebener Arbeitsplan exakt eingehalten (Stoll u. Mitarb. 1986):

Rechts Warmspülung: 100 ml, 44 Grad, Spüldauer 30 s
Links Warmspülung: 100 ml, 44 Grad, Spüldauer 30 s
Rechts Kaltspülung: 100 ml, 30 Grad, Spüldauer 30 s
Links Kaltspülung: 100 ml, 30 Grad, Spüldauer 30 s

Zwischen den Spülungen muß eine Abklingphase des Temperaturreizes von 5 Minuten streng eingehalten werden.

Die Warmspülung hebt bestehende Seitendifferenzen hervor. Die Kaltspülung kann auch bei komplettem Ausfall einen latenten Spontannystagmus wecken (schlägt in das gesunde Ohr!) und eine in Wirklichkeit erloschene Erregbarkeit vortäuschen (Holtmann u. Scherer 1988). Die Untersuchung beginnt daher stets mit der Warmspülung (Abb. 3.20 a−f).

Die Reaktion, d. h. die Zahl der Nystagmusschläge pro Zeiteinheit, wird in ein vorbereitetes Schema eingetragen. Man zählt die Nystagmen über 60 Sekunden, etwa von der 10. bis zur 70. Sekunde. Beurteilt werden Richtung, Amplitude und Schlagfrequenz. Verschiedene graphische Schemata können für die Darstellung benutzt werden (Frenzel, Stenger, Stoll, Haid, Claussen). Die Muster können die Befundbeurteilung erleichtern, aber auch eine diagnostische Sicherheit vortäuschen.

Es entstehen typische graphische Bilder: in der Traumatologie vornehmlich das Fehlen der Reizantwort beim Spülen eines Ohres (Labyrinthausfall, z. B. Felsenbeinquerbruch).

Weitere häufige Befunde sind:

− Seitendifferenz mit herabgesetzter einseitiger Erregbarkeit (z. B. Akustikusneurinom, Morbus Menière).
− Richtungsüberwiegen einer Nystagmusrichtung, d. h. des Linksnystagmus oder des Rechtsnystagmus: z. B. vertebrobasiläre Insuffizienz. Ein deutliches Richtungsüberwiegen verweist auf eine zentrale Störung.

Ein vorhandener Spontannystagmus wird an 2 Stellen dokumentiert, einmal halbquantitativ im 6-Eck-Schema nach Frenzel (s. o.), zum anderen quantitativ, nach Bestimmung der Nystagmusfrequenz (gestrichelte Linie, Abb. 3.20 a−f).

*Nach Abschluß der thermischen Erregbarkeitsprüfung können folgende Fragen beantwortete werden* (nach Stoll u. Mitarb. 1986):

− Sind beide Labyrinthe seitengleich erregbar oder besteht eine Seitendifferenz?
− Ist ein Labyrinth ausgefallen?
− Liegt ein Spontannystagmus vor? Wie beeinflußt er die Erregbarkeit der Labyrinthe?
− Läßt sich der Spontannystagmus umkehren oder behält er bei thermischer Reizung seine Schlagrichtung bei?
  (Eine seitengleiche Erregbarkeit mit umkehrbarem Spontannystagmus ordnet diesen als einen zentralen Spontannystagmus ein. Bei Labyrinthausfall einerseits wird sowohl bei Kalt- wie bei Warmspülung dieser Seite der Spontannystagmus, ggf. mit geringer Streubreite, registriert, während bei der Spülung des Gegenohrs jeweils ordnungsgemäße Reiznystagmen gefunden werden)
− Läßt sich ein Richtungsüberwiegen der Reaktionslage nach einer Seite festhalten?

Ein beidseitiger Labyrinthausfall ist meist die Folge einer toxischen Einwirkung, seltener der doppelseitigen Querfraktur. Die doppelseitige Querfraktur ist dann allerdings in nahezu allen Fällen zumindest mit einer einseitigen Fazialisparese verbunden (Kley, persönl. Mitteilung). Beide Labyrinthe sind thermisch nicht erregbar, es fehlt Spontannystagmus! In der Akutphase treten bei minimaler Kopfwendung heftiger Schwindel und Erbrechen auf, jeweils mit Fallneigung zur Seite der Kopfdrehung, positives Dandy-Phänomen: das Blickfeld ist beim

Abb. 3.**20** Graphische Darstellung der thermischen Erregbarkeitsprüfung (Dokumentation nach Stoll) **a–c** ohne Spontannystagmus **d–f** mit Spontannystagmus (gestrichelter Pfeil) **a** Seitengleiche Erregbarkeit im Rahmen der Interquantilzone **b** Seitendifferente Erregbarkeit mit verminderter Erregbarkeit links **c** Fehlende Erregbarkeit links: Labyrinthausfall **d** Seitengleiche Erregbarkeit mit umkehrbarem Spontannystagmus (zentraler Nystagmus) **e** Seitengleiche Erregbarkeit mit nicht umkehrbarem Spontannystagmus **f** Labyrinthausfall links mit Ausfallnystagmus nach rechts: Kalorisation links bringt keine Änderung des Spontannystagmus. Warmspülung rechts verstärkt den Spontannystagmus, Kaltspülung rechts führt zu Linksnystagmus: erhaltene Erregbarkeit rechts

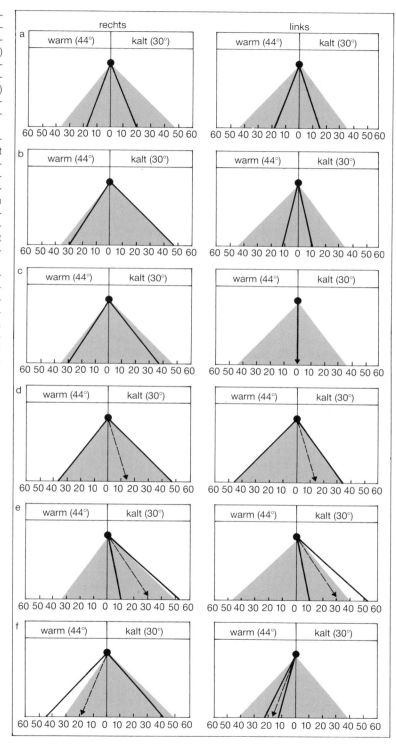

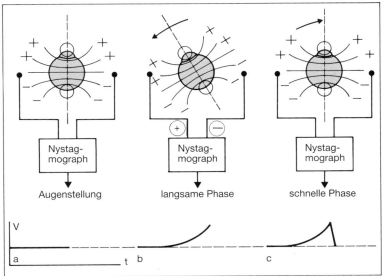

Abb. 3.**21 a−c** Schema der Elektronystagmographie: An der Netzhaut führen konstante elektrische Erscheinungen zu einer negativen Aufladung gegenüber der elektropositiven Hornhaut. Das Auge ist ein sich um eine kranio-kaudale Achse drehender Dipol. Diese Erscheinung führt zu Potentialdifferenzen, die proportional zum Blickwinkel sind **a** Isoelektrische Linie zwischen beiden Ableiteelektroden bei Blickgeradeaus am Beispiel des rechten Auges **b** Langsame Deviation nach links: nasale Elektrode positiv, temporale Elektrode negativ **c** Schnelle Rückstellbewegung

Gehen nicht stabil und wackelt von oben nach unten (Ausfall vestibulo-oculärer Reflexe und damit der Stabilisierung von Augenbewegungen), so daß auch später unter dem Einfluß von Bewegungsimpulsen (Autofahren) Schriften und Schilder nicht fixiert und gelesen werden können. Es entsteht eine Oszillopsie (Haid 1990). Die Sehschärfe sinkt vorübergehend nach Kopfschütteln. In Einzelfällen läßt sich das Dandy-Symptom (Sehstörungen bei raschen Bewegungen, die sich nach Wegfall der kinetischen Stimulation beruhigen) auch bei einseitigem Vestibularisausfall nachweisen (Jatho 1958).

### Elektronystagmographie (ENG)

Elektrophysiologisch ist das Auge ein Dipol, wobei der positive Pol der Hornhaut und der negative Pol der Netzhaut entspricht. Augenbewegungen haben eine Lageänderung des Dipols zur Folge und damit nachweisbare Spannungsänderungen (Abb. 3.**21 a−c**). Die Ableitung erfolgt durch Oberflächenelektroden, die für die horizontale Augenbewegung seitlich und nasal an jedem Auge, für die vertikale Augenbewegung über der Augenbraue und dem Jochbein (Mitte der knöchernen Orbita) angebracht werden (Abb. 3.**22 a−c**). Auf

diese Weise können die Bewegungen der Augen einzeln abgeleitet werden, so daß auch dissoziierte Augenbewegungen, z. B. als Folge von Schädigungen im Orbitabereich oder durch Hirnstammläsionen, erfaßt werden können. Die aufgezeichneten Spannungsänderungen sind direkt proportional zur Amplitude und Geschwindigkeit der Augenbewegung (Kornhuber 1969, Stoll u. Mitarb. 1986).

Die Ableitapparatur entspricht einem EKG-Schreiber mit einer Papiergeschwindigkeit zwischen 2,5 und 20 mm/s, wobei die Polung der Geräte so gewählt wird, daß die schnelle Phase nach oben einem Rechtsnystagmus, bzw. einem Nystagmus nach oben und die schnelle Phase nach unten einem Linksnystagmus, bzw. einem Nystagmus nach unten entspricht. Auf diese Weise können feine, auch unter der Frenzel-Brille nicht sichtbare Nystagmen gesichert werden. Üblicherweise wird folgendes Ableitprogramm bei Verwendung einer Drehstuhlanlage durchgeführt:

− Eichung der Blickbewegung;
− Blicksakkaden;
− Spontannystagmus (Augenschluß);
− Optokinetik bei verschiedenen Reizfrequenzen:
  − lange Rechtsdrehung auf dem Drehstuhl mit plötzlichem Abbremsen;

– lange Linksdrehung auf dem Drehstuhl
mit plötzlichem Abbremsen;
– evtl. Pendelreizung auf dem Drehstuhl mit
und ohne Punktfixation;
– kalorische Prüfung.

Dieses Programm erlaubt eine gute Differenzierung von peripher-vestibulären Läsionen
gegenüber zentralen Läsionen. Letztere können durch den Geübten auch weiter differenziert werden in Mittelhirn-, Kleinhirnbrücken-
und Großhirnläsionen. Unter der Fragestellung eines Zervikalnystagmus kann zusätzlich
ein Programm mit Pendelbewegungen des
Körpers gegen den fixierten Kopf eingeführt
werden. Selbstverständlich sind solche diffe-
renzierten Untersuchungen nicht im Anfangsstadium nach traumatischen Läsionen möglich. Sie können jedoch insbesondere bei gutachterlichen Fragen nach einem Schädelhirntrauma oder einem Schleudertrauma hilfreich
sein.

**Schwindel bei Läsionen der Halswirbel-
säule**

Patienten mit Halswirbelsäulenschleudertrau-
men und auch Zervikalsyndromen (bei dege-
nerativen Veränderungen der Halswirbelsäule) klagen nicht selten über Schwindel. In der
überwiegenden Zahl der Fälle handelt es sich
um einen unsystematischen Schwindel in Form
eines Benommenheits- und Unsicherheitsge-
fühls beim Gehen oder bei raschen Körperbe-
wegungen. Es wurden verschiedene Hypothe-
sen zur Erklärung dieses Symptoms aufgestellt
(Hülse u. Partsch 1976, Weitbrecht 1984).
   Von einigen Autoren wurde die Hypo-
these favorisiert, daß durch eine Störung der
Perzeption der Kopfbewegung am kraniozervi-
kalen Übergang diese Art des Schwindels ausgelöst wird (Hülse, Partsch 1976). Andere Autoren konnten jedoch nachweisen, daß einerseits auch bei komplettem Labyrinthausfall
dieser Schaden nicht durch die Rezeptoren im
oberen Kopfgelenk ausgeglichen werden
kann. Andererseits zeigen Untersuchungen an
gesunden Probanden, daß bei Rotation des
Körpers gegen den fixierten Kopf die Reizantwort von der Bewegungsvorstellung abhängt
und somit sugestibel ist (Weitbrecht 1984).
Wahrscheinlicher ist, daß dieser unspezifische
Schwindel allein durch den Schmerz mit sei-

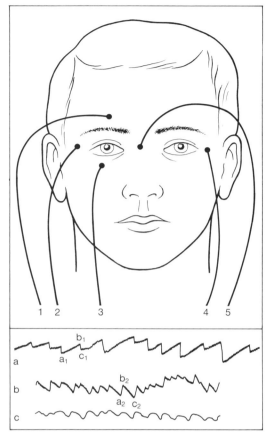

Abb. 3.**22** Lage der Elektroden für die Elektronystagmographie: Für die horizontale Deviation sind es
die Elektroden 2 und 4; für die vertikale 1 und 3; 5 ist
die Erdung (nach Paparella u. Shumrick 1987). Im
Diagramm ein Linksnystagmus (**a**) a1–b1: langsame
Phase; $b_1$–$c_1$ schnelle Phase: vestibulärer Rückny-
stagmus: für diesen Fall Spontannystagmus bei Labyrinthausfall rechts. Rechtsnystagmus (**b**): mit nach
oben gerichteter schneller Phase $a_2$–$b_2$; Pendelny-
stagmus (**c**)

nem Einfluß auf das vagovasale System zu erklären ist, wie dies auch bei Schmerzen in anderen Organsystemen (z. B. Koliken) zu beobachten ist.

## Typische traumatische Labyrinthschäden (Zusammenfassung)

### Felsenbeinquerbruch

*Frühbefunde*

**Beschwerdebild:** Heftiger, vorwiegend bei geschlossenen Augen empfundener Drehschwindel, vegetative Begleitsymptome wie Übelkeit und Erbrechen. Schwerhörigkeit bis Ertaubung des verletzten Ohres, Unfähigkeit zu gehen und/oder zu stehen, Tinnitus, Gesichtslähmung (ca. 50% der Fälle).

**Otoskopie, bzw. Mikrootoskopie:** Hämatotympanon (dunkel, livide Verfärbung des Trommelfells, Gehörgangsschlauch intakt, keine Blutung, kein Liquorabfluß aus dem Gehörgang, Liquorabfluß in einigen Fällen über die Tuba Eustachii (Otorhinoliquorrhö), bei breitem Frakturspalt mit Liquortympanon pulsierendes Trommelfell.

**Hörprüfung:** Weberversuch zur gesunden Seite lateralisiert; bei Vertäubung des hörenden Ohres mit der Barany-Lärmtrommel wird laute Umgangssprache ad concham (ac) nicht verstanden.

**Audiometrie:** Zum Nachweis der Ertaubung bzw. Erhaltung einzelner Hörreste.

**Vestibularisprüfung:** Spontannystagmus: intensiver, horizontalschlagender Rucknystagmus zur gesunden Seite (Ausfallnystagmus). Richtungsbestimmter Provokationsnystagmus Unterberger/Romberg: Abweichreaktion der langsamen Nystagmusphase entsprechend. Thermische Unerregbarkeit

**Facialisdiagnostik:** klinische Bestimmung des Pareseindex, trigeminofaziale Reflexe, NMG, EMG.
**Liquordiagnostik:** Nachweis von β-Transferrin, Einlage von Meroceltupfer, evtl. auch Nasopharynx (tubarer Liquorabfluß).

*Spätbefunde*

Regelrechter otoskopischer Befund, einseitige Ertaubung, Fazialislähmung mit Defektheilung, Vestibularisausfall mit thermischer Unerregbarkeit. Der anfänglich heftige Spontannystagmus wird schwächer und ist später nur noch nach Kopfschütteln als Provokationsnystagmus nachweisbar. Die zentralen Ausgleichsvorgänge verlaufen beim alten Menschen verzögert und oftmals nicht vollständig. Jedes Medikament, das die Schwindelempfindung dämpft, verzögert den Zeitpunkt der Kompensation.

### Felsenbeinlängsbruch

*Frühbefunde*
**Beschwerdebild:** Blutung aus verletztem Ohr, Schwerhörigkeit, selten vestibuläre Zeichen, lediglich bei Stapesläsion.

**Otoskopie, bzw. Mikrootoskopie:** Blutung aus der Tiefe des Gehörganges oder Blut-Liquor-Gemisch bei Otoliquorrhö; anatomische Strukturen nicht genau zu differenzieren, Stufenbildung. Später sekundäres Hämatotympanon, persistierende Otoliquorrhö.

**Hörprüfung:** Weber-Syndrom in verletztes Mittelohr lateralisiert, Audiogramm: Mittelohrkomponente, evtl. Steilabfall in den hohen Frequenzen.

**Vestibularisprüfung:** Keine oder nur uncharakteristische Zeichen einer vestibulären Störung.

**Fazialisdiagnostik:** wie Querbruch.

**Liquordiagnostik:** Tupferprobe (Hofbildung), Beta-Transferrinbestimmung.

*Spätbefunde*

Am häufigsten findet man Stufenbildung und Gehörknöchelchendislokation, selten bleibende Perforationen, später evtl. Entstehung eines traumatischem Cholesteastoms. Schalleitungsschwerhörigkeit (Narbenbildung, Ankylosierung, Gehörknöchelchenfraktur), evtl. mit Innenohrbeteiligung und Neigung zur Progredienz, Rekruitment nicht eindeutig, Fazialisparese mit Defektheilungsindex und entsprechenden elektrophysiologischen Daten (s. u.), Spätmeningitis (Voss, 1946).

## Commotio labyrinthi (stumpfes Schädeltrauma)

*Frühbefunde*

**Beschwerdebild:** unsystematischer Schwindel, Tinnitus, Schwerhörigkeit.

**Mikrootoskopie:** unauffälliger Gehörgang/Trommelfellbefund.

**Audiometrie:** Hochtonverlust, ein- oder beidseitig, pancochleär bei schweren Verletzungen, Weber-Versuch ins besser hörende Ohr lateralisiert, Rinne positiv, Rekruitment positiv.

**Vestibularisprüfung:** Lage-/Lagerungsnystagmus, seitengleiche thermisch erregbare Labyrinthe, kein Spontannystagmus (einzelne uncharakteristische Schläge bei Provokation).

*Spätbefunde*

Vielfach verbleiben die Hörstörungen, Schwindelbeschwerden bilden sich nach Monaten zurück.

## Benigner paroxsysmaler Lage-/Lagerungsschwindel (Cupulolithiasis)

*Frühbefunde*

**Beschwerdebild:** Sekundenschwindel, der bei bestimmter Lagerung auftritt: vom Sitzen zum Liegen (orthostatischer Schwindel umgekehrt!), bei schneller Seitenlage oder rascher Kopfwendung, keine vegetativen Begleiterscheinungen oder Gangstörung.

*Erklärung* (Schuknecht 1969): nach Schädelverletzungen oder auch idopathisch lösen sich Partikel der Otolithenmembran, bewegen sich frei und reizen bei Lagerung die Sinneszellen.

**Mikrootoskopie:** regelrechter Trommelfellbefund.

**Audiometrie:** normales oder durch andere Erkrankung herabgesetztes Hörvermögen.

**Vestibularisprüfung:** kurzzeitiger transitorischer Horizontalnystagmus (mit rotatorischer Komponente und Latenz von 2−4 s) für 10−20 s, ausgelöst nach Einnahme der schnellen Kopfhängelage mit Maximum bei zur kranken Seite gedrehten Kopf, dabei deutliches Schwindelgefühl. Der Nystagmus ändert seine Schlagrichtung bei schnellem Wiederaufrichten und bei Lagerung zur Gegenseite, er schlägt „zur Seite des unten liegenden Ohres". Thermische Erregbarkeit ist seitengleich, keine Abweichreaktionen.

*Spätbefunde*

Vor allem unter vestibulärem Training spontane Ausheilung nach Wochen (Brandt und Bücheler 1983)

# Radiologische Diagnostik von Otobasisverletzungen

Grundsätzlich sind hierbei Pyramidenlängsfrakturen von Pyramidenquerfrakturen zu unterscheiden. Erstere traumatisieren die Räume des Mittelohrs, das Trommelfell und den äußeren Gehörgang, letztere betreffen das Innenohr und den inneren Gehörgang. Für den Nachweis von Frakturen in den genannten Strukturen sind verschiedene röntgenologische Einstellungen notwendig. Zur Basisdiagnostik gehören Schüller- und Stenvers-Aufnahmen.

Die Röntgenuntersuchung bei der Pyramidenlängsfraktur besteht aus konventionellen Röntgenaufnahmen nach Schüller (Abb. 3.**23**), welche den Frakturverlauf durch die Temporalschuppe, das Mastoid, das Tegmen tympani, den äußeren Gehörgang und das Kiefergelenk zeigen, und Aufnahmen nach Meyer (Abb. 3.**24**), die Frakturen im Antrum mastoideum und äußeren Gehörgang nachweisen können. Etwa ein Drittel der Felsenbeinfrakturen werden in ihrem vollen Aus-

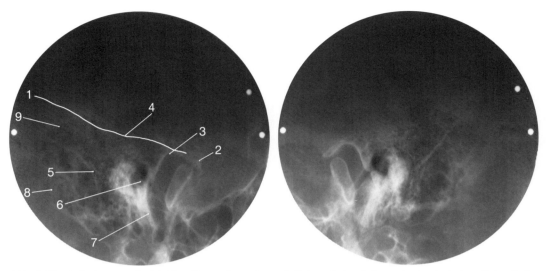

Abb. 3.**23**  Aufnahme nach Schüller: Darstellung des möglichen Frakturlinienverlaufes bei einer Felsenbein-längsfraktur 1 = Felsenbeinlängsfraktur, 2 = Tuberculum articulare, 3 = Fossa mandibularis, 4 = Basis der mittleren Schädelgrube, 5 = Sinusschale, 6 = Meatus acusticus ext./int., 7 = Processus styloideus, 8 = Emissarium mastoideum, 9 = Zellen im Sinus-Dura-Winkel (Citelli)

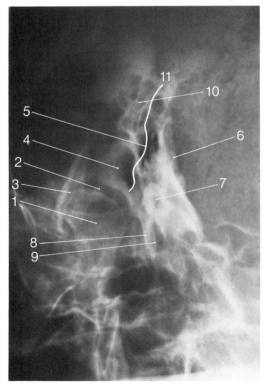

maß durch konventionelle Übersichtsaufnahmen erfaßt, zwei Drittel der Frakturen werden aber übersehen (Holland 1984, Kleinfeldt u. Rother 1977), so daß eine weiterführende radiologische Diagnostik bei Verdacht auf Felsenbeinfraktur unabdingbar ist. In der Regel werden axiale CT-Scans angefertigt (Abb. 3.**25**), koronare Computertomographieschichten sind bei den meist schwer verletzten Patienten nicht durchführbar. Eine detaillierte computertomographische Darstellung ermöglicht das Verfahren der multiplanaren Sekundärschnittrekonstruktionen (Haas u. Kahle 1988). Sollte ein CT in hochauflösender Technik nicht zur Verfügung stehen, so bieten sich die anterior-posteriore, die Stenvers-Projektion und besonders die seitliche Tomographie

◄ Abb. 3.**24**  Halbaxiale Aufnahme nach Meyer (rechts): Darstellung der Paukenhöhle, der seitlichen Attikwand, des Antrums und des äußeren Gehörganges (Längsfraktur) 1 = Kieferköpfchen, 2 = Gelenkspalt mit Diskus, 3 = Jochbogenansatz, 4 = äußerer Gehörgang, 5 = Antrum, 6 = Sinus sigmoideus, 7 = Labyrinthblock, 8 = Pyramidenspitze, 9 = Canalis caroticus, 10 = Warzenfortsatzzellen, 11 = Felsenbeinlängsfraktur

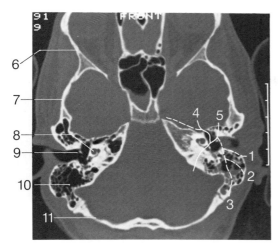

Abb. 3.**25**   Felsenbeinlängs- und -querfrakturen: Verlauf der Frakturlinien bei Längsfraktur (gestrichelt) durch den Boden der mittleren Schädelgrube, das Tympanon, den äußeren Gehörgang und die Mastoidzellen (1–3) und bei Querfraktur durch das Innenohr und den inneren Gehörgang (4, 5)
6 = Os sphenoidale, 7 = Os temporale, 8 = Kochlea, 9 = Inkus, Stapes, 10 = Cellulae mastoideae, 11 = Os occipitale

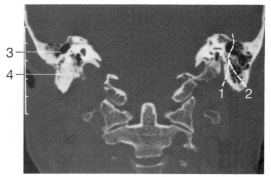

Abb. 3.**26**   Felsenbeinfrakturen: Darstellung im coronaren CT. Frakturlinienverlauf durch das Tympanon und die Mastoidzellen bei Längsfraktur (1, 2)
3 = Tympanon, 4 = Mastoid

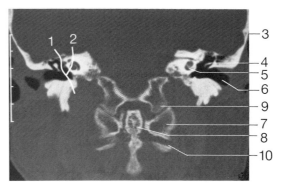

Abb. 3.**27**   Frakturlinienverlauf durch die Gehörknöchelchenkette und die Kochlea bei Kombinationsfraktur (1, 2) 3 = Os temporale, 4 = Malleus, 5 = Kochlea, 6 = Meatus acusticus externus, 7 = HWK I (Atlas), 8 = Dens axis, 9 = Condylus occipitalis, 10 = Articulatio atlantoaxialis lateralis

(Schichtdicke 1–2 mm) an (Abb. 3.**26**). Letztere vermag den Frakturverlauf am Kiefergelenk, am äußeren Knie und mastoidalen Fazialiskanal nachzuweisen. Bei laterobasalen Frakturen bildet sich ein Frakturspalt regelmäßig in der Nähe des Ganglion geniculi aus, die hier vorliegende Prädilektionsstelle für Nervenschädigungen ist vor allem in der axialen Computertomographie gut zu beurteilen. Gleiches gilt auch für die tympanale Verlaufsstrecke des N. facialis. Koronare CT-Scans sind dagegen bei Frakturen am äußeren Knie und an der mastoidalen Verlaufsstrecke von Vorteil (Abb. 3.**27**).

Frakturen und Läsionen der Gehörknöchelchenkette sind nur konventionell tomographisch und computertomographisch diagnostizierbar. Voraussetzung ist allerdings eine Dislokation um 1–2 mm. Unter Berücksichtigung dieser Einschränkung kann das geschädigte Amboß-Steigbügel-Gelenk am besten durch seitliche Tomographie oder im axialen CT beurteilt werden. Die Luxationen des Hammer-Amboß-Gelenkes sind im axialen CT oder in den Standardprojektionen der konventionellen Tomographie darstellbar. Die Frakturen des Malleus werden im koronaren CT und in der anterior-posterioren konventionellen Tomographie und die Fraktur des Crus longum incudis im axialen CT oder im konventionellen Tomogramm in Stenvers-Projektion erfaßt.

Wird bei einem Patienten mit Schädelhirntrauma eine *Liquorrhoe* aus der mittleren oder hinteren Schädelgrube festgestellt, so kann die ursächliche Frakturstufe im Tegmen tympani bzw. antri im axialen/koronaren CT dargestellt werden. Die Liquoraustrittsstelle kann in ca. 80% der Fälle direkt mit der Metrizamid-CT-Zisternographie nachgewiesen werden (Valavanis u. Mitarb. 1986). Metall-

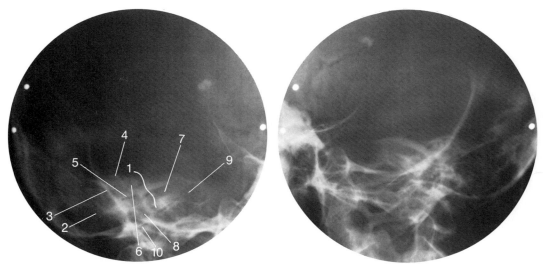

Abb. 3.**28**   Aufnahme nach Stenvers. Die Spezialaufnahme nach Stenvers dient dem Nachweis einer Pyramidenquerfraktur. Die Frakturlinie kann z. B. durch das Labyrinth und die Kochlea bis zum inneren Gehörgang ziehen (1), 2 = wenig pneumatisiertes Mastoid, 3 = Crista occipitalis, 4 = obere Pyramidenkante, 5 = lateraler Bogengang, 6 = oberer Bogengang, 7 = innerer Gehörgang, 8 = Schnecke, 9 = Pyramidenspitze, 10 = Kiefergelenk

dichte Fremdkörpereinsprengungen, knochen- oder weichteildichtes Material im Mittelohr an untypischer Stelle können computertomographisch gut erfaßt werden. Frakturen und Luxationen des Kieferköpfchens werden bevorzugt computertomographisch nachgewiesen (axiale/koronare Scans). Die Computertomographie hat aber ihre Bedeutung hinsichtlich der Weichteildiagnostik im Bereich des Kiefergelenkes verloren, hier ist die Kernspintomographie, speziell bei der Frage einer Diskusverletzung, Methode der Wahl (s. „Mittelgesichtsfrakturen", S. 207)

Bei Vorliegen einer Pyramidenlängsfraktur ist immer auch nach einer Pyramidenquerfraktur zu fahnden, da sie in zwei Drittel der Fälle kombiniert auftreten (Kleinfeldt u. Rother 1977). Die radiologische Basisdiagnostik bei Verdacht auf *Pyramidenquerfraktur* umfaßt die Übersichtsaufnahmen nach Towne und die Spezialaufnahme nach Stenvers (Abb. 3.**28**), wobei letztere Frakturen des inneren Gehörganges und des kranialen Labyrinthabschnitts darstellt. Mit diesen Aufnahmen werden 50% der Querfrakturen erfaßt, bei negativen Übersichtsaufnahmen und dringendem klinischem Frakturverdacht mit Li-

quorrhoe, Labyrinthausfall oder Fazialisparese sind Tomographien anterior-posterior und in Stenvers-Projektion sowie axiale und koronare CT-Scans erforderlich. Besondere Bedeutung hat die Computertomographie im Nachweis von Frakturen des tympanalen Fazialiskanals und bei intrazerebralen Traumafolgen inklusive intrakraniellen Lufteinschlüssen (ab 1 ml). Der intrakranielle Nachweis von Luft ist als Indiz für eine Verletzung der Begrenzung zur mittleren und hinteren Schädelgrube zu werten (s. a. Frontorhinobasis).

**Zusammenfassend** besteht die röntgenologische Diagnostik aus den im folgenden genannten Untersuchungen, wobei die Reihenfolge von der klinischen Situation, der Verfügbarkeit und der Erfahrung mit den verschiedenen Röntgenmethoden abhängt:

1. Felsenbeinlängsbruch:
   – Aufnahme nach Schüller
   – Aufnahme nach E. G. Meyer
   – Tomographie (a.-p., seitlich, Stenvers)
   – CT
2. Felsenbeinquerbruch:
   – Aufnahme nach Towne

- Aufnahme nach Stenvers
- Tomographie (a.-p., Stenvers)
- CT

3. Läsionen der Gehörknöchelchen:
   - Tomographie (a.-p.,seitlich, Stenvers)
   - CT

## Verletzung des Nervus facialis

Am Beispiel der Fazialisläsionen zeigen sich die Nachteile einer verzögert und unvollständig durchgeführten Diagnostik mit besonderer Deutlichkeit und Schwere. Mehrfach verletzte Patienten, auch jene, die nur für einige Tage bis zur Besserung auf Intensivstationen beobachtet werden, sind meist nicht sofort oder frühzeitig untersuchbar. Nahezu regelmäßig werden dann Gesichtslähmungen als sogenannte „Spätlähmungen" ausgelegt.

Gesichtlähmungen, die in den ersten 6 Tagen nach einem Unfall auftreten, werden als Fazialisfrühparesen eingestuft und verlangen bei entsprechenden elektrophysiologischen Befunden die Operation (Fisch 1973). Sicherlich zeigt ein hoher Prozentsatz (70%) der Gesichtsnervenläsionen eine befriedigende spontane Nervenerholung (Miehlke 1981). Die Heilungschance der Restgruppe wäre größer, wenn die präzise ausgearbeiteten Daten zur Operationsindikation beachtet würden (Fisch 1976, Miehlke 1981, Stennert 1984, Thumfart u. Stennert 1988 etc).

Die Operationstechniken weisen eine vor Jahren noch nicht zu erwartende Erfolgsquote auf. Gerade für Nichtotologen und Nichtneurologen ist dieser Komplex der Ohrverletzungen in ihrer „Mixtur" von Sinnesphysiologie, Neuroanatomie und klinischer Neurologie schwer nachvollziehbar. Die Aufgabe des Otologen (auch des Otologen, der die Fazialischirurgie an Spezialkliniken vornehmen läßt) ist vor allem darin zu sehen, der Einbeziehung und zeitlichen Planung rekonstruktiver Fazialiseingriffe in eine „Operationskaskade", welche von mehreren Fachdisziplinen reichlich gefüllt wird, Nachdruck zu verleihen.

Für die Beurteilung der fortschreitenden wie auch ausheilenden Lähmung gelten die von Miehlke formulierten Leitsätze auch für die traumatische Läsion (Miehlke 1981):

- Die klinisch inkomplete periphere Lähmung:

Diesen Patienten kann mit hoher Wahrscheinlichkeit eine vollständige oder nahezu vollständige Heilung in Aussicht gestellt werden. Jedoch muß die Verschlechterung durch tägliche Kontrollen frühzeitig erfaßt werden. Bleibt dieser Übergang in die komplette Lähmung bis eine Woche nach dem Trauma aus, so ist der Zustand mit Sicherheit stabil. 85% aller Patienten erreichen die Restitutio ad integrum. Bleibt der Übergang in die Lähmung bis zum Ende der zweiten Woche aus, erhöht sich die Heilungsquote auf 95%. In beiden Fällen bedarf die Verletzung keiner Behandlung.

- Die klinisch *komplette* periphere Lähmung: Bei diesen Lähmungen müssen die Elektrotestuntersuchungen unverzüglich veranlaßt werden.

### Anatomie

Von Bedeutung für die Sonderstellung der traumatischen Fazialisläsion ist die Kenntnis der peripheren Abschnitte vom Austritt aus dem Hirnstamm bis zum Eintritt in die Parotisloge. Diese Verlaufsstrecke wird in 3 Abschnitte geteilt: intrakranieller Abschnitt, intratemporaler Abschnitt, extratemporaler Abschnitt.

Die erste Teilstrecke (der intrakranielle Abschnitt) weist vom Austritt aus dem Hirnstamm bis zum Porus acusticus internus eine Länge von ca. 3,5−6 mm auf.

Den intratemporalen Abschnitt teilt man in 5 Segmente: meatales, labyrinthäres, ganglionäres, tympanales und mastoidales Segment. Die engste Stelle des Kanals liegt im proximalen labyrinthären Anteil.

Das meatale Segment reicht vom Porus acusticus internus bis zum Fundus des inneren Gehörganges, dem Eintritt in den Fallopischen Kanal. Dieses Segment wird mit durchschnittlich 12 mm Länge angegeben.

Der Fallopische Kanal selbst weist eine Länge von ca. 30 mm auf. Er beginnt am Fundus des inneren Gehörganges und endet am Foramen stylomastoideum. Sein Eingang mißt durchschnittlich 0,68 mm. Hier wird der Nerv sanduhrförmig eingeschnürt. Der Nerv ist, wie auch im Kleinhirnbrückenwinkel, noch ohne peri- und epineurale Umscheidung. Das liquorführende Spatium subarachnoidale erreicht zwischen dem Periost des Kanals und zwischen den Nervenfasern das Ganglion geniculi und damit den Abgang des Nervus petrosus superficialis major. Erst am Ganglion formieren sich epineurales und perineurales Bindegewebe. Im ganglionären Segment sitzt das Ganglion selbst mit pseudounipolaren parasympathischen Zellen dem Knie des N. facialis wie eine Kappe auf (Thumfart u. Stennert 1988). Das tympanale Segment erstreckt sich von dieser Region bis zur Eminentia pyramidalis. Daran schließt sich mit der Bildung des dritten Fazialiskniees das mastoidale Segment mit einer Länge von bis zu 2 cm an. Es endet mit dem Austritt des Nervs aus der Schädelbasis am Foramen stylomastoideum.

Die knöcherne Bedeckung des Fallopischen Kanals kann, vornehmlich bei Ohren mit guter Pneumatisation (Poganysche Zelle), an einzelnen Stellen dehiszent sein. Die Nervenfasern sind systematisch gebündelt, der Mundast liegt dem Cavum tympani am nächsten, es folgen die Bündel für Wange und Auge, während der Stirnast am weitesten entfernt ist.

## Anatomische Grundlagen der Topodiagnostik

Im meatalen Segment laufen mit dem N. facialis (motorische Innervation der mimischen Muskulatur und des M. stapedius), der N. statoacusticus und der Nervus intermedius mit folgenden afferenten und efferenten Bündeln: Tränendrüse, Unterkieferspeicheldrüse, Geschmacksfasern aus den vorderen 2/3 einer Zungenhälfte (Abb. 3.**29**).

Aus diesen anatomischen Verhältnissen ergibt sich ein Konzept der Höhendiagnostik von Läsionen. Die Organfunktionen (Tränensekretion, Speichelproduktion, Geschmacksempfindung sowie Stapediusrefelx) sind intakt, wenn die Verletzung peripher der betreffenden Abzweigung liegt. Liegt die Läsion je-

doch zentral, geht die Organfunktion verloren, bzw. zeigt sich eingeschränkt:

– Präganglionäre sekretorische Fasern zur Glandula lacrimalis: sie verlassen den Nerv am Ganglion geniculi zum N.petrosus superficialis major. Eine Läsion im ganglionären Segment oder in den präganglionären Abschnitten (zumeist labyrinthär) führt zu einer einseitigen Minderung der Tränensekretion. Diese wird untersucht im Schirmer-Test.

– Präganglionäre sekretorische Fasern zur Glandula submandibularis: sie verlassen den Nerv mit der Chorda tympani. Schädigungen im tympanalen Abschnitt führen zu einer Herabsetzung der ipsilateralen Speichelproduktion der Glandula submandibularis. Diese wird überprüft mit der Sialometrie (Gangsondierung und Gewinnung von Reizspeichel). Eine pathologische Sialometrie verweist bei seitengleich ausfallendem Schirmer-Test auf eine mögliche Schädigung in der tympanalen Verlaufsstrecke. Bei zusätzlich positivem Schirmer-Test ist eine Läsion weiter zentral (zumeist im labyrinthären Segment) zu vermuten. Motorische Fasern zum M. stapedius: proximal des Processus pyramidalis gelegene Schädigungen führen zu einem Ausfall (oder zu einer erhöhten Schwelle) des Reflexes der verletzten Seite. Gemessen wird im Rahmen der Tympanometrie.

## Bruchlinienverläufe

Querfrakturen tangieren zumeist das labyrinthäre Segment. In der labyrinthären Verlaufsstrecke selbst verläuft der Nerv in sehr enger anatomischer Beziehung zur basalen Schnekkenwindung sowie zur Ampulle des seitlichen Bogenganges. Frakturen in diesem Areal entsprechen dem äußeren Querbruch des Felsenbeines.

Dabei ist es bedeutsam, daß über dem Fallopischen Kanal ein prismatisches Knochenstück frakturieren kann, welches gleichzeitig das tympanale wie auch labyrinthäre Segmente, d. h. an 2 Stellen verletzt (s. „Bruchlinienverläufe bei otobasalen Frakturen" S. 45). Als Ursachen für die Nervenlähmung kommen in Frage (Fisch 1976):

– Durchtrennung des Nerven (32%)

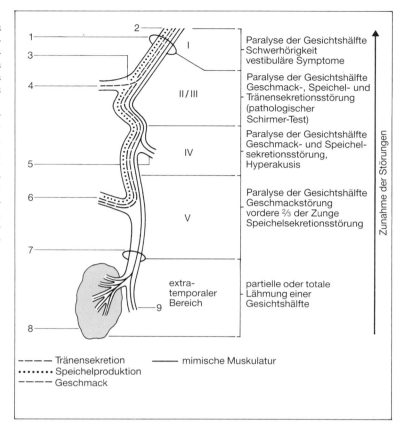

Abb. 3.**29** Topodiagnostik, Läsionen des N. facialis (nach Weerda 1989) I = meatales Segment, II/III = labyrinthäres und ganglionäres Segment, IV = tympanales Segment, V = mastoidales Segment 1 = Fundus des inneren Gehörgangs, 2 = N. VIII, 3 = Ganglion geniculi, 4 = N. petrosus superficialis major, 5 = N. stapedius, 6 = Chorda tympani, 7 = Foramen stylomastoideum, 8 = Glandula parotis (Rr. temporales, zygomatici, buccales, marginalis mandibulae, colli), 9 = N. auricularis posterior

Paralyse der Gesichtshälfte
Schwerhörigkeit
vestibuläre Symptome

Paralyse der Gesichtshälfte
Geschmack-, Speichel- und
Tränensekretionsstörung
(pathologischer
Schirmer-Test)

Paralyse der Gesichtshälfte
Geschmack- und Speichelsekretionsstörung,
Hyperakusis

Paralyse der Gesichtshälfte
Geschmackstörung
vordere 2/3 der Zunge
Speichelsekretionsstörung

partielle oder totale
Lähmung einer
Gesichtshälfte

extratemporaler
Bereich

Zunahme der Störungen

– – – – Tränensekretion          —— mimische Muskulatur
••••••• Speichelproduktion
– – – – Geschmack

– Einbrüche des Fallopi-Kanals mit Nervquetschung (18%)
– Intraneurales Hämatom, welches als Folge einer Zerrung des N. petrosus major entsteht (50%).

**Pathomechanismus der Nervenschädigung**

Nervenschädigungen bei Knochenbrüchen sind zumeist die Folge einer stumpfen Gewalteinwirkung, so daß zu beiden Seiten der Verletzungsstelle eine unterschiedlich ausgedehnte Zone der Quetschung anzunehmen ist.

Die Nervenläsion selbst weist drei Schweregrade auf (Seddong 1972, s. auch „Allgemeine Verletzungslehre" S. 13):

– *Neurapraxie:* die leichtere Form der Verletzung. Pathologischanatomisch liegt eine umschriebene Fragmentation des Myelins vor (Miehlke 1981). Die elektrische Erregbarkeit des Nervs zeigt in den Stimulations-

tests (s. u.) keine Schwellenanhebung. Die Restitution erfolgt spontan in kurzem Zeitraum. Auch bei kompletten Lähmungen behandelt man weiter konservativ.
– *Axonotmesis:* Achsenzylinder sind untergegangen. Peripher der Verletzungsstelle unterliegen die Axone der fortschreitenden Wallerschen Degeneration. Die bindegewebigen Hüllen sind erhalten, eine spontane Aussprossung proximaler Axone in die Peripherie ist möglich (Miehlke 1981). Die Regneration ist jedoch von längerer Dauer als im Falle der Neurapraxie.
– *Neurotmesis:* der Nerv ist durchtrennt. Eine Spontanheilung kommt nicht zustande, er muß chirurgisch rekonstruiert werden (Nervennaht, Nerventransplantation). Dennoch ereignen sich Defektheilungen. Es enstehen Synkinesien, es verbleiben Restparesen. Erstere sind die Folge einer Faseraberration in ein fremdes Büng-

Tabelle 3.**1**   Stennert-Schema des Pareseindexes

| Ruhetonus | Lidspaltendifferenz | | <3 mm | 3 mm und mehr |
|---|---|---|---|---|
| | Ektropion | | Nein | ja |
| | Nasolabialfalte verstrichen (sofern auf gesunder Seite ausgebildet) | | nein | ja |
| | Mundwinkeltiefstand | | <3 mm | 3 mm und mehr |
| Motilität | Stirnrunzeln (Faltenbildung bzw. Heben der Augenbraue) [<50%] | | möglich | nicht möglich |
| | Restlidspalt | In-Schlaf-Haltung | nein | ja |
| | | bei max. Innervation | nein | ja |
| | Zähnezeigen | Eckzahn oben und unten | sichtbar | nicht sichtbar |
| | | 2. Schneidezahn oben in ganzer Breite | sichtbar | nicht sichtbar |
| | Mundspitzen (Abstandsverkürzung Filtrum– Mundwinkel gegenüber der gesunden Seite) | | 50% und mehr | <50% |
| | | | | Pareseindex |

ner-Band. Damit verbunden ist das Erreichen einer falschen motorischen Einheit: sog. heteromorphe Neurotisation nach Hiller (Hiller 1951, zitiert nach Stennert 1981).

Ebenso als Folge der heteromorphen Neurotisation kommt es zur Durchmischung der Motoneurone antagonistischer Gruppen der mimischen Muskulatur, so daß sich Bewegungen gegenseitig blockieren (Stennert 1982). Es verbleibt eine Muskelschwäche: „autoparalytisches Syndrom" unter dem klinischen Bild der Restparese (s. „Allgemeine Verletzungslehre"), jedoch mit differnten elektrophysiologischen Kennzeichen.

**Klinische Symptome**

Das Ausmaß der Gesichtslähmung wird in einem Bewertungsschema dokumentiert (Stennert 1977, Tab. 3.**1**). Dabei werden 10 unterschiedliche Funktionen der mimischen Muskulatur berücksichtigt. Das Ergebnis jeder Untersuchung wird im Sinne einer Ja/Nein-Entscheidung jeweils durch Ankreuzen festgehalten. Die Summe der Kreuze, die einen negativen Befund kennzeichnen, ergibt den Pareseindex (Stennert 1977). Bei flüchtiger Untersuchung kann bei kleinen Kindern eine Ge-

sichtslähmung wegen des hohen Gewebeturgors übersehen werden. Dagegen treten bei irreversibler Lähmung mit zunehmendem Lebensalter die typischen Zeichen der mimischen Funktionsstörung (s. u.) deutlich hervor.

16 Einzelmuskeln einer Gesichtshälfte können aufgrund synergistischer Bewegungsabläufe auf 6 mimische Grundfunktionen zurückgeführt werden (Thumfart und Stennert 1988):

– Stirnrunzeln (M. frontalis)
– Augenschließen (M. orbicularis oculi), Bellsches Phänomen (M. rectus superior)
– Naserümpfen (M. levator labi)
– Zähnezeigen (Mm. zygomatici major et minor)
– Mundspitzen (M. orbicularis oris)
– Herabziehen der Mundwinkel (M. depressor anguli oris)

Dabei wird die Kraft seitenvergleichend durch Auflegen des Zeigefingers auf die genannten Muskelgruppen geprüft.

Die Verkürzung des Mundwinkels wird durch Abstandsmessungen vorgegebener Punkte (Schneidezahn, Eckzahn, etc.) vom Lippenrot vor und nach der Muskelkontraktion bestimmt (s. Pareseindex, Tab. 3.**1**).

Am komatösen Patienten ist die Beobachtung des trigeminofazialen Reflexes durch Auslösen des Glabellareflexes bzw. durch Stimulation mit dem Reizgerät möglich.

Der Blinkreflex wird durch leichten Schlag mit dem Reflexhammer auf die Glabella (Glabellareflex) ausgelöst. Man beobachtet die Kontraktion des M. orbicularis oculi. Die Bedeutung dieser Untersuchung ist darin zu sehen, daß eine Sofortuntersuchung auch am komatösen Patienten möglich ist.

## Elektrophysiologische Tests

Eine Stimulation des Nervs zur Untersuchung seiner Funktionstüchtigkeit erfolgt seitens des Neurologen üblicherweise proximal der Läsionsstelle. Die Antwort wird distal abgeleitet.

Die lange intra- und extratemporale Verlaufsstrecke des Gesichtsnervs läßt eine derartiges Vorgehen nicht zu. Die Stimulation wird indirekt, meist über der Regio parotidea vorgenommen und die Reaktion im Vergleich zur gesunden Seite oder über ein Oberflächenelektromyogramm ausgewertet. Alle Stimulationstests sprechen ab dem 4. Tag nach dem Unfall an, da die absteigende (Wallersche) Degeneration diesen Zeitraum benötigt, um von der Verletzungsstelle (intratemporal), die Regio parotidea (extratemporal) zu erreichen.

## Bestimmung der minimalen Reizstärke (nerve excitibility test, minimal threshhold test, NET)

Die Reizung des Nervs erfolgt perkutan, wobei die Elektrode unmittelbar präaurikulär auf der gesäuberten und entfetteten Haut liegt; bei allen Folgeuntersuchungen an identischer Stelle. Die Reizstärke wird erhöht, bis die ersten Muskelzuckungen nachweisbar werden (Laumans und Jongkees 1963). Die Geräte erzeugen Einzelimpulse mit einer Dauer von 1 ms bei einer Pausendauer von 1000 ms.

Eine Differenz der Reizstärke zwischen gesunder und kranker Seite von mehr als 3,5 mA soll pathologisch sein. Bei höheren Reizstärken treten jedoch erschwerend Schmerzzustände auf, auch ist die Interpretation durch reaktive Muskelverspannung schwierig.

Der Test ist unsicher und vor allem für die frühzeitige Indikationsstellung zur Operation unbrauchbar, da bei intratemporaler Neu-

rotmesis frühestens nach 4 Tagen ein Schwellenanstieg erkennbar wird.

## Maximalstimulationstest (MST)

Bei diesem Test wird die sichtbare Reizantwort bei einem Maximalstimulus, d. h. dem höchsten vom Patienten tolerierten Reizstrom registiert (May 1977). Ebenso wie der NET ist er unsicher, da er unter dem Aspekt einer rechtzeitigen operativen Therapie zu spät anspricht.

## Elektroneuronographie (Neuromyogramm, NMG)

Benötigt wird eine EMG-Einrichtung. Die Reizung erfolgt perkutan als supramaximaler Stimulus durch Rechteckreize von 0,1 ms Dauer (Cohen u. Brumlik 1969, Esslen 1973, Ludin 1976). Supramaximaler Stimulus bedeutet: die kontinuierlich erhöhte Reizstärke wird bis zur Massenerregung der gesamten mimischen Muskulatur gesteigert (maximale Reizung). Man erhöht nun die Reizstärke um weitere 20%, um sicher zu sein, daß alle motorischen Einheiten in Erregung gebracht sind (Stennert 1981) (Abb. 3.**30 a u. b**).

Nahe der Reizschwelle (NET) werden nur wenige Aktivitäten erfaßt. Bei supraliminaler Reizung (MST) werden Fasern zugeschaltet, so daß die Summenkurve messbarer Spikes ansteigt. Am kranken Nerv kann die Reizschwelle noch im Normbereich sein, es fehlt jedoch bei überschwelliger Reizung die Faserzuschaltung, so daß die Summenkurve flach verläuft.

Bipolare Oberflächenelektroden dienen der Reizung (präaurikulär) wie auch der Registierung (Nasolabialfalte). Zur Aufzeichnung gelangt, wiederum im Seitenvergleich, ein evoziertes Summenaktionspotential, ein Oberflächenelektromyogramm, „einer Anzahl repräsentativer motorischer Einheiten der Gesichtsmukulatur" (Fisch 1972).

Bei der Auswertung wird die Amplitudengröße der verletzen Seite in Beziehung gesetzt zu jener der unverletzten Seite. Diese relative Amplitudengröße entspricht in linearer Abhängigkeit der Anzahl noch funktionstüchtiger, intakter Axone. Der prozentuale Amplitudenunterschied der gesunden (AG) zur kranker Seite (AK) ist somit ein Maß für die

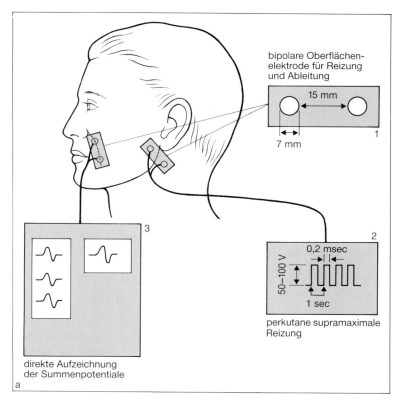

bipolare Oberflächen-
elektrode für Reizung
und Ableitung

15 mm

7 mm
1

3

2

0,2 msec

50–100 V

1 sec

perkutane supramaximale
Reizung

direkte Aufzeichnung
der Summenpotentiale

a

Abb. 3.**30 a** u. **b** Elektroneuronographie (NMG, nach
Miehlke, 1981) **a** Oberflächenelektroden dienen der
Reizung (perkutaner, supramaximaler Stimulus) und der
Ableitung (Summenpoten-
tial) 1 = Abmessung der
Elektroden, 2 = Kriterien der
Nervreizung, 3 = Summen-
potentiale: die Amplitudenminderung ist (im Vergleich
zur gesunden Seite) proportional der Anzahl blockierter
Nervenfasern

Anzahl blockierter Nervenfasern (AG−AK : AG + AK×100 = %)

Folgende typische Befunde werden erhoben:

− *Neurapraxie:* Axonzylinder intakt, lediglich „segmentale Demyelisierung" (Miehlke 1981) proximal der Reizstelle: keine Amplitudendifferenz im Seitenvergleich.
− *Axonotmesis:* eine gewisse Anzahl der Axone degeneriert. Dies führt zu einem Absinken der Amplitude im Seitenvergleich.
Der Amplitudenunterschied ist direkt proportional zur Anzahl der untergegangenen Axonen.
− *Neurotmesis:* komplette Nervdurchtrennung: keine Reizantwort.

Dieses Verfahren dient dazu, den gemischten Typ der Lähmung zu erfassen. Ein Teil der Nervenfasern ist blockiert (Stadium der Neurapraxie), läßt sich aber peripher der Läsion weiterhin erregen. Ein weiterer Anteil ist degeneriert mit Zerfall bis zu den motorischen Endplatten (Stadium der Axonotmesis) und somit nicht mehr erregbar. Während im Willkür-EMG (s. u.) letztere Fasern ausfallen, lassen sich im distal von der Schädigungsstelle abgeleiteten evozierten EMG, also im Neuromyogramm, die neuroprakischen Fasern noch nachweisen (Stennert 1981 in Miehlke u. Mitarb.) (Abb. 3.**30 a u. b**).

Eine Operationsindikation besteht, wenn die Elektroneuronographie die Degeneration von mindestens 90% der motorischen Fasern in einem Zeitraum von 6 Tagen nach Einsetzen der Paralyse erbringt. In den ersten Tagen nach Lähmungsbeginn sind somit regelmäßige, tägliche Kontrollen notwendig. In der Spätphase soll operativ interveniert werden, falls die Lähmung nach 6 Monaten keine ausreichende Erholung aufweist (Fisch, 1976). Dann ist es zu überschießenden Narbenbildungen im distalen Schenkel des äußeren Knies und zu einer Fehlsprossung von vorwachsen-

Abb. 3.**30b** Idealisierte Antwortpotentiale Willkür-EMG und NMG in bezug auf die Seddong-Klassifizierung 1 = Nervenzelle, 2 = Achsenzylinder, 3 = Myelinscheide und Basalmembran, 4 = motorische Endplatte (n. Thumfart und Stennert 1988)

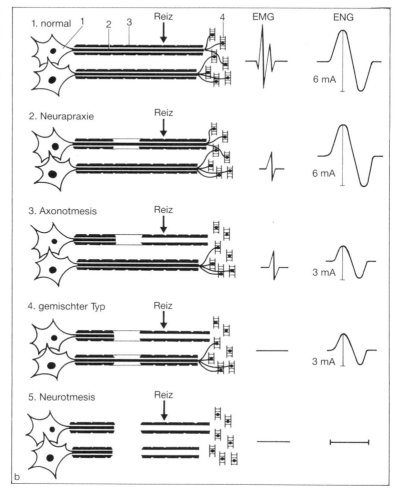

den motorischen Fasern in den N. petrosus major gekommen.

**Elektromyographie (EMG)**

Die Ableitung und Darstellung der elektrischen Muskelaktivität kann durch Oberflächen- oder Einstichelektroden erfolgen (Ludin 1976).

Die Oberflächenelektrode erfaßt eine große Zahl von Muskelfasern und gibt ein Summenaktionspotential. Die Nadelelektrode hat, bei korrekter Lage, direkten Kontakt zur Muskelfaser und gestattet deshalb eine differenziertere Beurteilung der bioelektrischen Vorgänge (Abb. 3.**31**).

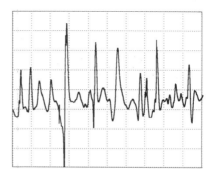

Abb. 3.**31** Normal konfigurierte Potentiale im Elektromyogramm bei Willkürinnervation (eine Einheit horizontal = 10 ms, vertikal = 0,2 mV). Spontanaktivität ist im Normalfall nicht nachweisbar

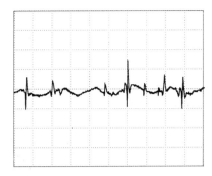

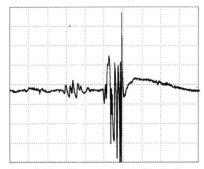

Abb. 3.**32** Oben: typische Fibrillationspotentiale wie man sie bei frischer Denervierung nach 7−10 Tagen nachweisen kann als Zeichen eines Axonunterganges. Unten: typische Reinnervationspotentiale wie sie nach Wochen oder Monaten als Zeichen der Erholung nachgewiesen werden können (eine Einheit vertikal = 0,05 mV, horizontal = 10 ms, beide Abb.)

Nach Einstich wird die Spontanaktivität beurteilt. Auch vom gesunden Muskel ist die „Einstichaktivität" ableitbar, die aber rasch (300 ms) sistiert.

Langanhaltende Spontanaktiviät zeigen die Muskelfasern nach Verlust der motorischen Endplatten, wenn die Wallersche Degeneration die Muskelfaser erreicht hat. Diese Potentiale werden als Fibrillationspotentiale bezeichnet. Nach einer Neurotmesis treten sie nach 5−8 Tagen auf. Eine frühzeitige Beurteilung des Nervenzustandes nach Trauma ist damit nicht möglich.

Die Ableitung der Willküraktivität setzt einen kooperativen Patienten voraus.

Beurteilt wird die „Dichte" des registrierten Musters, bzw. seine fortschreitende „Auflockerung" (d. h. nachlassende Innervationsstärke) nach folgenden Stadien:

– normales bis gelichtetes Interferenzbild,
– Übergangsmuster,
– Einzelentladungsmuster (mehr als 5 MAP/ Muskel),
– Einzelentladungen (bis zu 5 MAP/Muskel),
– Null-EMG (als Ausdruck „elektrischer Stille").

Weiterhin beurteilt wird die Potentialform, was insbesondere bei der Frage nach einer Erholung des Nerven eine Rolle spielt, wenn sich hochpolyphasische Reinnervationspotentiale nachweisen lassen. Ein Umbau der Potentiale mit Verplumpung ohne den Nachweis von Reinnervationspotentialen im weiteren Verlauf spricht für eine ungünstige Prognose (Abb. 3.**32**).

NMG und EMG sind derzeit die empfindlichsten Untersuchungen. Sie zeigen vom Augenblick des Traumas an zunehmende Veränderungen, die Anhaltspunkte für das Ausmaß der Schädigung geben. Vor allem langsam fortschreitende oder partielle Schäden können sehr zuverlässig registriert werden. Eine zunehmende Funktionswiederkehr des Gesichtsnerven ist nur im EMG mit Sicherheit feststellbar.

**Trigemino-faziale Reflexe (Blinkreflex)**

Die Reflexantwort (Stennert u. Mitarb. 1977) beruht ipsilateral auf einer monosynaptischen Umschaltung vom 5. Hirnnerven auf den N. facialis im Kerngebiet des Hirnstammes. Weiterhin sind späte, polysynaptische Antworten ipsi- und kontralateral ableitbar, die über die Medulla oblongata geschaltet werden.Mit der Ableitung, die ipsi- und kontralateral erfolgt, können kontusionelle Läsionen aus diesem Bereich nachgewiesen werden. Damit ist eine Abgrenzung von „reinen" peripheren Fazialisparesen möglich.

Reizstelle ist der N. supraorbitalis (Glabellaregion), Ableitungsort der M. orbicularis oculi. Registriert wird über eine EMG-Ableitung mit Oberflächenelektroden. Aufgezeichnet wird eine frühe ipsilaterale R1-Komponente (Normlatenz R1 < 12,5 ms) und eine ipsi- und kontralaterale R2-Komponente (Normlatenz R2 < 40 ms) (Laskawi, u. Mitarb. 1985, Abb. 3.**33**).

Die Bedeutung dieses Verfahrens ist darin zu sehen, daß eine Sofortuntersuchung auch am komatösen Patienten möglich ist.

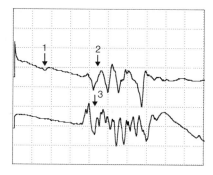

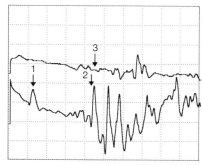

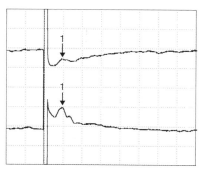

**Abb. 3.34** Magnetstimulation bei einer peripheren Fazialisschädigung rechts mit Stimulation lateral hinter dem Ohr und Ableitung mit Oberflächenelektroden am M. orbicularis oris (Einheit vertikal = 0,1 mV, horizontal = 5 ms). Kurz nach dem Reizartefakt ist links ein deutlich amplitudenstärkeres Antwortpotential als rechts (oben) erhältlich (1)

**Abb. 3.33** Blinkreflex bei einer peripheren Fazialisschädigung rechts mit elektrischer Reizung des R. frontalis des N. trigeminus und beidseitiger Ableitung mit Oberflächenelektroden über dem M. orbicularis oculi (Einheit vertikal = 0,2 mV, horizontal = 10 ms). Oben: Reizung rechts mit extrem amplitudengeminderter R1-Antwort. Unten: Reizung links, mit links unauffälligem Befund 1 = R1-Antwort, 2 = R2-Antwort (ipsilateral), 3 = R2-Antwort (kontralateral)

Weiterhin ist eine prognostische Beurteilung bezüglich der Rückbildungsprognose insoweit gegeben, als der Nachweis einer Reflexantwort innerhalb der ersten Woche nach der Läsion die Prognose günstig erscheinen läßt.

### Transkranielle Magnetstimulation

Mit Hilfe einer Magnetspule läßt sich transkutan der N. facialis intrakraniell vor Eintritt in den Canalis facialis erregen, so daß hierdurch kortikale Strukturen und zisternale Nervenbahnen, vor allem aber die proximale Strecke und die Überleitung über die Pars labyrinthica des Nervs beurteilt werden können (Claus 1989). Die Reizung erfolgt mit Hilfe einer Magnetspule, die paramedian hinter dem Ohr gleichseitig angelegt wird. Die Ableitung er-

folgt mit Oberflächenelektroden vom ipsilateralen M. orbicularis oris. Die Latenz der Summenantwort beträgt im Mittel 5,1 +/− 0,8 ms (Abb. 3.34). Sie ist um 1,3 ms länger als nach elektrischer Reizung am Foramen stylomastoideum. Bei kompletten Schädigungen fällt die Antwort aus. Vorteil der Untersuchungsmethoden ist, daß proximal der Läsion erregt werden kann.

### Topodiagnostische Tests

Für die topodiagnostischen Tests (Zusammenfassung, s. Tab. 3.1) werden die parasympathischen Faseranteile des Gesichtsnerven herangezogen: N. petrosus superficialis major, N. stapedius, Chorda tympani. Der Begriff „Topodiagnostik" wurde von Jepsen eingeführt (Jepsen 1965).

### Tränensekretionsprüfung (Schirmer-Test)

Dieser Test ist zuverlässig und in der Topodiagnostik von besonderer Bedeutung, da erhebliche chirurgische Konsequenzen aus den unterschiedlichen Läsionstellen (präganglionär/postganglionär) bestehen. Eine postganglionäre Verletzungsstelle kann über einen mastoidalen/tympanalen Zugangsweg angegangen werden, während die proximal des Ganglion liegenden Läsionstellen einer transtemporal -intrakraniellen Aufdeckung bedürfen.

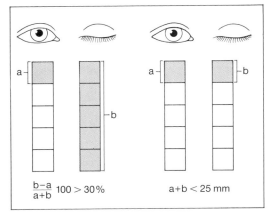

$$\frac{b-a}{a+b}\ 100 > 30\%\qquad a+b < 25\ mm$$

Abb. 3.**35**   Bewertung des Schirmer-Tests. Pathologische Werte:
1. Die Differenz zwischen beiden Augen überschreitet 30% der totalen beidseitigen Sekretion
2. Die Summenwerte beider Augen liegen unter 25 mm Benetzung (links einseitige Minderung, rechts beidseitige Minderung, nach Miehlke 1979)

1. Vorbereitung des Konjunktivalsakkes/Basissekretion: der Bindehautsack der gelähmten Seite wird vorsichtig ausgetupft. Ein topisches Anästheticum (Novesine) wird in den Konjunktivalsack getropft, wonach der Flüssigkeitsüberschuß nochmals abgetupft wird. Erst dann legt man den Filterstreifen ein (s. u.). Macht man dies ohne vorausgehende Tropfanästhesie, so führt der Fremdkörperreiz des Filterpapierstreifens zu einer starken Reizsekretion und die Beurteilung der Basissekretion wird unmöglich.

2. Einlegen der Lackmuspapierstreifen. Diese sollen über 5 Minuten verbleiben, danach muß eine Strecke von mindestens 1,5 cm benetzt sein, wobei der in den Konjunktivalsack eingelegte Abschnitt für die Auswertung nicht berücksichtigt wird. Bei mangelhafter oder fehlender Tränensekretion (vornehmlich bei älteren Patienten) kann die Tränensekretion durch Einatmen eines Trigeminusreizstoffes (Salmiakgeist, Essigessenz) angeregt werden.

Der Schirmer-Test ist pathologisch (positiv) wenn die Sekretion der erkrankten Seite unter 70% der gesunden Gegenseite absinkt (Gontie und Fisch 1969 Abb. 3.**35**).

Ist bei peripheren Fazialisparesen die Tränensekretion erhalten, stellt sich auf der paretischen Seite häufig Tränenträufeln ein. Es ist nicht Folge einer parasympathischen Reizung sondern auf den mangelhaften Abtransport der Tränenflüssigkeit zurückzuführen; die Blinzelbewegungen der Augenlider erzeugen die Wisch- und Pumpbewegung, die die Tränen in den Saccus lacrimalis befördern (Schirmer 1903).

## Geschmacksprüfung

Semi-quantitative Methode (Bernstein 1940, Wieberg 1971, Miehlke u. Mitarb. 1981): Ein Ausfall der Chorda tympani führt zu einer Geschmacksstörung in den vorderen zwei Dritteln der Zunge (das hintere Drittel der Zunge ist dem N. glossopharyngeus zugeordnet). Die 4 Geschmacksqualitäten sind: süß, salzig, bitter und sauer (s. Dokumentationsbogen S. 110).

Die 4 Geschmacksstoffe (s. u.) liegen in verschiedenen Konzentrationen vor, wobei die von Miehlke empfohlene reduzierte Skala einer Vereinfachung des langwierigen Verfahrens durchaus dienlich ist (Miehlke 1981):

1. Der Mund wird mit destilliertem Wasser gespült. Mit einem Watteträger werden die Testlösungen auf den seitlichen Zungenrand ca. 1 cm von der Zungenspitze entfernt aufgetragen. Die Lösungen selbst werden mit einer sterilen Pipette entnommen, um bakterielle Kontaminationen der Lösungen zu vermeiden.

2. Als erste Lösung bringt man die Zuckerlösung auf, bei steigenden Konzentrationen (4%, 10%, 40%), jeweils wechselseitig. Der Patient soll die Geschmacksqualität innerhalb von 10 s nennen. Dabei sieht er vor sich eine Schrifttafel auf der die 6 möglichen Antworten gegeben sind: „kein Geschmack", „unklarer Geschmack", süß, salzig, sauer, bitter.

Als 2. Lösung erfolgt die Prüfung mit der Salzlösung (2,5%, 7,5%, 15%), danach erst Chinin (0,075%, 0,5%, 1,0%) und zum Abschluß Zitronensäure (1%, 5%, 10%).

Eine Geschmacksstörung besteht, wenn im Seitenvergleich eine Differenz von 2 oder mehr Konzentrationsschritten nachweisbar ist.

## *Elektrogustometrie*

Bei elektrischer Reizung der Geschmacksknospen in der o.g. Region mit unipolaren

Elektroden aus rostfreiem Stahl wird eine metallisch saure Geschmacksempfindung ausgelöst. Dabei steigt die Reizstäre von 8 µA bis zu 300 µA (Krarup 1959). Zur Untersuchung bei kompletter Ageusie kann die Stromstärke auf 500 µA (0,5 mA) erhöht werden. Orte der gustometrischen Messung sind 1. das vordere Zungendrittel, 2. Papillae foliatae (am hinteren seitlichen Zungenrand), 3. weicher Gaumen (paramedian), 4. Papillae circumvallatae. An diesen Stellen wird die blanke Fläche der Elektrode aufgelegt und die Stromstärke, ausgehend von 20 µA langsam erhöht. Die Stromstärke, welche gerade eine eindeutige Geschmacksempfindung hervorruft, ist die galvanische Geschmacksschwelle.

Die Schwellenwerte der elektrischen Geschmacksempfindung unterliegen einer starken individuellen Streuung und sind altersabhängig. Ein Seitenunterschied von 25 mA wird als pathologisch betrachtet (s. S. 110).

**Mikroskopie der Geschmacksknospen**

10 Tage nach Ausfall der Chorda tympani reduzieren sich die Geschmacksknospen der ausgefallenen Seite an Zahl und Höhe gegenüber der gesunden Seite. Dieser Befund läßt sich mikroskopisch bei 10−16facher Vergrößerung erheben (Blumental u. May 1986).

**Salivationstest (Sialometrie)**

Dieser Test dient ebenfalls der Untersuchung der Funktion der Chorda tympani, bzw. des N. intermedius (Magielski u. Blatt 1958).

Verfahrensweise und Technik:
1. Beide Wharton-Gänge werden mit Polyäthylenschläuchen ca. 2 cm sondiert.
2. Der sich entleerende Speichel wird in Reagenzgläsern gesammelt und die Tropfen gezählt.

Man untersucht in 3 Phasen:
− Spontansekretion über 5 Minuten;
− Speichelstimulation mit 1%iger Zitronensäure über 5 Minuten. Dabei werden alle 30 sec. 4 Tropfen auf die vordere Zungenhälfte aufgebracht.
− Stimulation mit 6%iger Zitronensäure über 2 Minuten, ebenso werden alle 15 s 4 Trop-

Tabelle 3.**2**  Zusammenfassung der Topodiagnostik nach Jepsen (1965)

| | Ge-schmack | Tränen | Stapedius reflex |
|---|---|---|---|
| nukleär | + | + | − |
| suprageniculär | +/− | − | − |
| transgeniculär | − | − | − |
| suprastapedial | − | + | − |
| infrastapedial | − | + | + |
| infrachordal | + | + | + |
| extrakanalikulär | einzelne Äste gelähmt | | |

fen median auf die vordere Zungenhälfte aufgetragen. Die Tropfenzahl der paretischen Seite wird dividiert durch die Tropfenzahl der gelähmten Seite.

Der Test gilt als pathologisch, wenn in der Seitendifferenzstimulation mit 1%iger Zitronensäure ein Quotient kleiner als 0,69) bei Stimulation mit 6%iger Zitronensäure ein Quotient kleiner als 0,73 auftritt (Wieberg 1971).

**Stapediusreflexmessung (Fazialisdiagnostik)**

Schallreize, die mehr als 70 dB über der Hörschwelle liegen, führen zu einer reflektorischen Kontraktion des M. stapedius, der an der Eminentia pyramidalis des Mittelohres seinen Ursprung hat und mit einer Sehne am Steigbügelköpfchen inseriert.

Die Afferenz der Reflexbahn bilden der Hörnerv und Anteile der zentralen Hörbahn, die Efferenz der N. facialis (akusticofazialer Reflex, s. „Tympanometrie/Stapediusreflexmessung", S. 61). Die Kontraktion des Muskels hat eine Impedanzänderung am Trommelfell zur Folge, die im Rahmen der Tympanometrie graphisch dargestellt werden kann. Bei Fazialisläsion proximal des Abganges des N. stapedius vom N. facialis fehlt diese Impedanzänderung (DD: Otosklerose, retrokochleäre Schallempfindungsschwerhörigkeit − beruhend auf zunehmender Hörermüdung −, Hirnstammläsionen mit Beeinträchtigung zentraler Anteile des Reflexbogens).

# Literatur

Blumenthal, F., M. May: Electrodiagnosis. In May, M.: The facial nerve Thieme, Suttgart 1986 S. 241—263

Bönninghaus H. G.: Die Behandlung der Schädelbasisbrüche. Thieme, Stuttgart 1960

Börnstein, W. S.: Cortical representation of taste in man and monkey. II. The localization of the cortical taste area in man and monkey and a method of measuring impairment of taste in man. Yale J. Biol. Med. 13 (1940) 133—156

Brandt, T., W. Bücheler: Augenbewegungsstörung, Fischer, Stuttgart 1983

Claus, D.: Die transkranielle motorische Stimulation. Fischer, Stuttgart 1989

Cohen H. L., R. J. Brumilk: A. manual of electroneuromyography. Hoeber, New York 1969

Escher, F.: Funktionelle Ohrchirurgie traumatischer Mittelohrläsionen Fortschr. Hals-Nas.-Ohrenheilk. 11 1964 1—28

Escher, F.: Das Schädelbasistrauma in otorhinologischer Sicht. Ein Überblick über drei Jahrzehnte. HNO 21 (1973) 129—144

Esslen, E.: Electrodiagnosis of facial palsy. In Miehlke, A.: Surgery of the facial nerve, 2nd ed. Urban & Schwarzenberg, München 1973

Feldmann, H.: Das Gutachten des Hals-Nasen-Ohrenarztes. 2.Aufl. Thieme Stuttgart 1986

Feldmann, H.: Spätfolgen nach laterobasalen Frakturen: therapeutische und gutachterliche Gesichtspunkte. Zbl. Hals-, Nas.- u. Ohrenheilk. plast. Chir. 133 (1986) 276

Feldmann, H.: Spätfolgen nach laterobasalen Frakturen, therapeutische und gutachertliche Gesichtspunkte. Laryngol. Rhinol. Otol. 66 (1987) 91—98

Feldmann, H., G. Steinmann: Die Bedeutung des äußeren Ohres für das Hören im Wind Arch. klin. exp. Ohr-, Nas.- u. Kehlk.-Heilk. 190 (1968) 69

Felizet, G. M.: Recherches et anatomiques expérimentales sur les fractures du crane. In Delahage, A.: Paris 1873, zit. n. Thunfart u. Stennert, 1988

Fisch, U.: Operations on the facial nerve in its labyrinthine and meatal course. In: Miehlke A.: Surgery of the Facial Nerve, Urban und Schwarzenberg München 1973

Fisch, U.: Richtlinien zur Versorgung traumatischer Verletzungen des Nervus facialis. 38 (Suppl.1) (1976) 42—49

Fisch, U.: Facialislähmungen im labyrinthären, meatalen und intrakraniellen Bereich. In Berendes, J., R. Link, F. Zöllner: Hals-Nasen-Ohrenheilkunde in Praxis und Klinik, Bd V. Thieme, Stuttgart 1979 (S. 21.43—21.66)

Fisch, U.: Management of intratemporal facial nerve injuries. J. Laryngol 94 (1980) 129—134

Fraser, J. G., L. M. Flood: An audiometric test for perilymph fistula. J. Laryngol. 96 (1982) 513—520

Frenzel, H.: Spontan- und Provokationsnystagmus als Krankheitssymptom. Leitfaden für seine Beobachtung, Aufzeichnung und Formanalyse Springer, Berlin 1955

Frenzel, H.: Zur Differenzierung vestiblärer Schwindelerscheinungen. HNO, 3 (1952) 193

Fried. R., W. Arnold: Der objektivierbare Romberg-Test (Posturographie) mit der neuen Luzerner Meßplatte. Laryng. Rhinol. Otol., 66, 433—436 (1987)

Frühwald, H., Till, P. Die Ultraschalldiagnostik des Seromukotympanons. Laryngol, Rhinol, Otol. 59, (1980) 185—189

Fujita, A., Hyde, M. L., Alberti, P. W. ABR Latency in Infants: Properties and Applications of Various Measures. Acta Otolaryngol. 111 (1991) 1: 53—60

Fukuda, T.: Vertical writing with eyes covered, a new test of vestibulo-spinal reactions. Acta Otolaryngol. 50 (1959) 26

Gontier J., U. Fisch: Schirmers test: its normal values and clinical significance. J. Oto-Rhino-Larynol. 1 (1976) 39

Goodhill, V.: Sudden deafness and round window rupture. Laryngoscope 81 (1971) 1462—1474

Griffin, J., M. Altenau, S. T. Schaefer: Bilateral longitudinal temporal bone fractures: a retrospective review of seventeen cases. The Laryngoscope 89 (1979) 1432—1435

Haid, C. T., Vestibularisprüfung und vestibuläre Erkrankungen, Springer Berlin 1990

Haas, I. P., G. Kahle: Wie kann heute das Felsenbein radiologisch am besten werden? HNO 36, (1988) 89—101

Hallpike, C.S.: The caloric tests. J. Laryngol. 70 (1956) 15

Hamann, K. F.: Training gegen Schwindel. Springer, Berlin 1987

Harvey, F. H., A. M. Jones: „Typical" basal scull fracture of both petrous bones: an unreliable indicator of head impact site. J. forens. Sci. (1980) 280—286

Helms, J., G. Geyer: Experimental fractures of the skull base. In Samii, M., J. Brihaye: Traumatology of the skull base. Springer, Berlin 1983 42—43

Hiller, F.: Nerve regeneration in grafts. J. Neuropathol. clin. Neurol. 1 (1951) 5—25

Holland, B. A., M. Brant-Zawadzki: High resolution CT of temporal bone trauma. Amer. J. Neuroradiol. 5, (1984) 291-295

Holtmanns, S. H. Scherer: Häufige Fehler bei der neurootologischen Diagnostik. Laryngol. Rhinol. Otol. 64 (1985) 595-598

Hopf, J., M. Linnarz, P. Gundlach, E. Schäfer, N. Leege, H. Scherer, C. Scholz, G. Müller: Die Mikroendoskopie der Eustachischen Röhre und des Mittelohres. Indikationen und klinischer Einsatz. Laryngol-Rhinol-Otol. 70 (1991) 391—394

Hosch, H.: Perilymphfistel ja oder nein? Laryngol. Rhinol. Otol. 67, 660 (1988)

Hülse, M., C. J. Partsch: Zervikalnystagmus ausgelöst durch Halsrezeptoren. HNO 24 (1976) 268—271

Jatho, K.: Experimentelle Untersuchungen zum objektiven Nachweis des Dandy-Symptoms bei einseitigem und beidseitigem Verlust der Vestibularisfunktion. Arch.Ohr.-,Nas.-u.Kehlk.-Heilk. 177 (1961) 230—254

Jepsen, O.: Topodiagnosis of Facial Nerve Lesions. Acta oto-laryngol. 81 (1965) 446−456

Jongkees, L. W.: Nerve excitability test. In: Fisch, U. Facial nerve surgery. Kugler, Amstelveen 1977 83-86

Kaga, K., T. Nagai: Auditory short, middle and long latency responses in acutely comatous patients. Laryngoscope 95 (1985) 321−325

Kebekus, A.: Diagnostischer Wert der akustisch evozierten Potentiale für die HNO-ärztlich Praxis, Promotionsschrift Mainz 1990

Kellner, J., Studen, A.: Druckmessungen an der runden Fenstermembran der Meerschweinchencochlea, Laryngol-Rhinol-Otol. 66 133−135, 1987

Kleinfeldt, D., U. Rother: Gegenüberstellung röntgendiagnostischer und klinisch-operativer Befunde bei rhino- und otobasalen Frakturen. Dtsch. Gesundh.-Wes. 32 (1977) 938-940

W. Kley: Frakturen und Luxation der Gehörknöchelchenkette bei Schläfenbeinfrakturen. Z. Laryngol. Rhinol. Otol. 45 (1966) 292

W. Kley: Schweißperlenverletzung des Ohres. Notfallmedizin, Bd. 7 (1981) 907−910

Kornhuber, H. H.: Physiologie und Klinik des vestibulären Systems. Arch. klin. exp., Ohr-, Nas. u. Kehlk.-Heilk. 194 (1968) 111−148

Krarup, B.: Electro-gustometry: A method for clinical taste examination. Acta oto-laryngol. 49 (1958)294−305

Laskawi, R., R. Arold, M. Schröder, H. Prange: Praktisch relevante Elektrodiagnostik bei Facialis- und Recurrensparese. Laryngol. Rhinol. Otol. 64 (1985) 499-505

Laumans, E. P., u. L. W. Jongkees: On the prognosis of peripheral and endotemporal origin. II. Electrical tests. Ann. Otol. 72 (1973) 621−636

Lehnhart, E.: Praxis der Audiometrie, 6. Aufl. Thieme Stuttgart 1987

Lenarz, T.: Ohrgeräusche. Pathophysiologie, Diagnostik und Therapie. Dtsch. Ärztebl. 86B (1989) 1249−1253

Ludin, H. P.: Praktische Elektromyographie 2. Aufl., Enke, Suttgart 1981

Magielski, J. E., I. M. Blatt: Submaxillary salivary flow: A test of chorda tympani nerve function as an aid in diagnosis and prognosis of facial nerve paralysis. Laryngoscope 68 (1958) 1770-1789

Maurer, K.: Wellenveränderungen der frühen akustisch evozierten Potentiale (FAEP) beim Akustikusneurinom (AN). Z. Laryngol. Rhinol. Otol. 61 (1982) 505−509

Maurer, K., H. Leitner: Akustisch evozierte Potentiale (AEP). Methode und klinische Anwendung. Enke, Stuttgart 1982

May, M.: Maximal excitabilty test. In Fisch, U.: Facial Nerve Surgery. Kugler, Amstelveen 1977 (1977) 87−92

Miehlke, A., E. Stennert, R. Arold, R. Chilla, H. Penzhold, A. Kühner, V. Sturm, I. Haubrich: Chirurgie der Nerven im HNO-Bereich (außer Nn. statoacusticus und olfactorius) Arch. Oto-Rhino-Laryngol. 231 (Kongreßbericht) (1981) 89−449

Mittermeier, R.: Zur Behandlung der offenen Schädelhirnverletzung. Arch Ohrenheilk. 149 (1941) 171

Nomura, Y.: A needle otoscope. An instrument of endoscopy of the middle ear. Acta oto-laryngol. (1982) 73−79

Oberascher, G., E. Arrer: Oto-Rhinoliquorrhoe: Salzburger Konzept zur Liquordiagnostik. Hutegger, Salzburg 1986

Paparella, M. M., D. A. Shumrick, Otolaryngology. Saunders Philadelphia 1980

Pau, H. W., A. Rauchfuß, J. Hartwein: Unsere Erfahrungen mit dem audiometrischen Nachweis von Perilymphfisteln. HNO, 37 (1989) 109−11

Reicke, N.: Die differentialdiagnostischen Möglichkeiten der Luzerner Meßplatte. HNO, 39 (1991) 156−161

Seddon, H. J.: Three types of nerve injury. Brain 66 (1943) 238-288

Schadel, A., W. Stoll: Das bilaterale Schädelquetschtrauma. Z. Laryngol. Rhinol. Otol. 63 (1984) 618−621

Schadel, A., U. Strathmann: Experimentelle Messung der Rückstellkräfte bei bilateralen sowie fronto-occipitalen Schädelbasisfrakturen. Zbl. Hals-, Nas.-, Ohrenheilk. plast. Chir. 133 (1986) 275

Schirmer, O.: Studien zur Physiologie und pathologischen Tränenabsonderung und Tränenabfuhr. Graefes Arch. clin. exp. Ophthalmol. 56 (1903) 197−291

Schuknecht, H. F.: Mechanism of inner ear injury from blows to the head. Ann. Ophthalmol. (St. Louis) 78 (1969) 253

Stenger, H. H.: Vestibularisprüfung in der Praxis. In Berendes, J., R. Link, F. Zöllner: Hals-Nasen-Ohren-Heilkunde in Praxis und Klinik. Thieme, Stuttgart 1979

Stenger, P.: Beitrag zur Kenntnis der nach Kopfverletzungen auftretenden Veränderungen im inneren Ohr. Arch. Ohrenheilk. 79 (1909)

Stennert, E.: Das autoparalytische Syndrom − ein Leitsymptom der postparetischen Fazialisfunktion. Arch. Oto.-Rhino.-Laryngol. 236 (1982) 97−114

Stennert, E.: Indications for facial nerve surgery. Advanc. Oto-Rhino-Laryngol. 34 (1984) 214−226

Stennert, E., K. P. Frentrup, Ch. Limberg: Die trigeminofacialen Reflexe: Ein methodischer Beitrag zur Verbesserung der Fazialisdiagnostik. Arch. Oto-Rhino-Laryngol. 217 (1977a) 429−440

Stennert, E., Ch. Limberg, K. P. Frentrup: Parese- und Defektheilungsindex. Ein leicht anwendbares Schema zur objektiven Bewertung von Therapieerfolgen bei Facialisparesen. HNO 25 (1977b) 238−245

Stoll, W.: Posttraumatische Schwindelbeschwerden aus der Sicht des Gutachters. Z. Laryngol. Rhinol. 60 (1981) 500

Stoll, W.: Der vertikale Zeichentest. Arch. Oto-Rhino-Laryngol. 233 (1981) 201

Stoll, W.: Klinische Erfahrungen mit dem vertikalen Zeichentest (VZT). Z. Laryng. Rhinol. Otol. 63 (1984) 517−520

Stoll, W.: Das „Fenster-Fistelsyndrom" bei Läsionen im Bereich des runden und ovalen Fensters. Laryng. Rhinol. Otol. 66 (1987) 139−143

Stoll, W., D. R. Matz, E. Most: Schwindel und Gleichgewichtsstörungen. Thieme, Stuttgart 1986

Strohm, M.: Verletzungen der Membran des runden Fensters. Z. Laryng. Rhinol. Otol. 61 (1982) 297-301

Thumfart, W., E. Stennert: Verletzungen und Frakturen des Felsenbeines und der angrenzenden Schädelbasis. Arch. Oto-Rhino-Laryngol. (1988)

Valavanis, A., O. Schubiger, G. Stuckmann, F. Antonucci: CT-Diagnostik traumatischer Läsionen des Felsenbeines. Radiologe 26 (1986) 85−90

Weerda, H.: Hals-Nasen-Ohren-Heilkunde. Enke, Stuttgart 1989

Weitbrecht, W.-U.: Zervikogener Schwindel. Therapiewoche 34 (1984) 1270−1274

Wiberg, A.: Function of the chorda tympani before and after operation for clinical otosclerosis. Diss. Univ. of Umea, Sweden 1971

Wick, E. W.: Die Bedeutung der Pneumatisation für den Frakturverlauf und die Entstehung von Facialisparesen bei Schläfenbeinbrüchen. Mschr. Ohrenheilk. 108 (1974) 425

Wigand, M. E.: Latero-basal injuries. In Samii, M., J. Brihaye: Traumatology of the Skull-base. Springer Berlin (1983) 76−87)

Zenner, H. P.: Aktive Bewegungen von Haarzellen. Ein neuer Mechanismus beim Hörvorgang. HNO 34 (1986) 133−138.

# 4 Fronto-Rhinobasis

# Checkliste

## Instrumentarium

- Atraumatische Wundhaken, Pinzetten, Moskitoklemmen, Wundsauger, Kompressen, sterile Verbände.
- Stirnlampe mit aufladbarem und tragbarem Akku.
- Nasenspekula unterschiedlicher Länge, Nasensauger, Bajonettpinzetten, Wattedriller, Knopfsonden, Ritterbougie, Tränenwegssonde.
- Hopkinsoptiken: 0 Grad, 30 Grad, 70 Grad, Kaltlichtquelle, Lupenendoskop (v.Stuckrad): Epipharyngoskopie, flexibles Endoskop.
- Glucoseteststreifen, Eprouvette, Merocel-Schwämmchen (auch armiert), Einrichtung für Blaulicht-Nasenendoskopie (Sperrfilter).
- Instrumentarium zur Velotraktion: Gummischläuche, Klemmen, Epistaxisballoons, Bellocqe-Tamponaden.
- Substanzen zur lokalen topischen Anästhesie, Schleimhautabschwellung (Xylocain Spray®, Novesine Lösung®, Privinlösung®, Privinspray®).

## Anamnese

Unfallursache, Unfallhergang, Richtung und Stärke der Gewalteinwirkung (Kraftvektor), Bewußtlosigkeit, Erbrechen, Schmerzen, subjektive Beschwerden (Behinderung der Nasenatmung, Geruchs-/Geschmacksverlust, Sehstörung, Empfindungsstörung, Schwindel).

Alkoholeinfluß, Medikamente, vor dem Unfall durchgeführte Operation an den Nasennebenhöhlen, am Auge, neurochirurgischer Eingriff.

## Erstuntersuchung/Erstbefunde

*Inspektion und Palpation:* Blutung und offene Wunden: eingespießte oder eingelagerte Fremdkörper, Austritt von Liquor (Zuckerteststreifen, Eprouvette) oder Hirnmasse. Offene Wunden sollen erst in Operationsbereitschaft gespreizt werden, da bei Arterienverletzungen erhebliche Blutungen nach Eigentamponade reaktiviert werden können: in der Tiefe Beurteilung von Periostzerreißung, Knochenbrüchen, Nervdurchtrennung, Eröffnung des Endokraniums, der Orbita, von Nase und Nasennebenhöhlen, Schleimhautverletzungen.

*Entscheidung über Frühoperation:* neurochirurgische, rhinochirurgische, ophthalmologische Eingriffe: lebensbedrohliche Blutungen, Hirndruck, Visusverlust.

Die Intubation ist vorzugsweise orotracheal. Ein über die Nase eingeführter Tubus (oder auch eine Magensonde) kann über einen Knochendefekt der Basis nach intrakraniell gelangen (Muzzi u. Mitarb. 1991).

Gesichtsasymmetrie (Schwellungen, Hämatome, Emphysemknistern): stets bimanuell, vorsichtig und seitenvergleichende Palpation: Knochenstufen, Knochenlücken, abnorme Beweglichkeit.

*Lid-/Bulbusuntersuchung:* Hämatome, Schwellungen, Emphysemknistern, Öffnen der Lider: Bulbusverletzung (Fremdkörper), Chemosis, Hyposphagma, Protrusio, Hämatom an Lidinnenfläche bei Basisfraktur, bzw. tiefer orbitaler Blutung (Ektropionieren), orientierende Visusprüfung, Pupillenreaktion, Gesichtsfeldbeurteilung, Doppelbildwahrnehmung, Motilitätsprüfung der Bulbi

*Rhinoskopie:* Blutung und Blutungsquelle, Knochendislokation, Septumluxation, Septumfraktur, Haut-Schleimhautverletzung, freiliegender Knorpel.

*Entscheidung* über die Notwendigkeit einer konservativen (hintere und vordere Nasentamponade, Epistaxis-Balloon) oder operativen Blutstillung. Bei Versagen der Nasentamponade muß beachtet werden, daß bei gleichzeitig mobilem und nach kaudal disloziertem Oberkiefer die notwendige Kompression fehlen kann (fehlendes Gegenlager: Notschienung).

*Liquordiagnostik:* Abtropfen wasserklarer Flüssigkeit:
1. Vermehrung bei Queckenstedt, Rückneigen des Kopfes (Anstieg im seitengleichen Nasenloch).
2. Zuckerteststreifen ($> 40$ mg% spricht für Liquor) Aufsammeln in Eprouvette für laborchemische $\beta_2$-Tansferrin-Bestimmung.
3. Blut- Liquor-Gemisch: Tupferprobe (Hofbildung, Kokardenform des Blut-Liquorgemisches), Aufsammeln in Eprouvette für laborchemischen $\beta_2$-Transferrin-Nachweis.
4. bei nur geringem Austritt von Flüssigkeit aus der Nase oder klinischem (Pathomechanismus) und röntgenologischem (Basisfraktur) Verdacht auf auch nur kurzfristige Rhinoliquorrhö werden Merocel-Schwämmchen eingelegt: $\beta_2$-Transferrin-Bestimmung.

*Endoskopie (Nase/Nasenrachenraum):* trotz anfänglich schwer überschaubarer Verhältnisse (Hämatome, Schwellungen), soll versucht werden, die tiefen Regionen zu endoskopieren: Knochendislokation, Seifferthsches Zeichen, Liquorstraße.

*Funktionsprüfungen:* Sehvermögen (N. II): Fingerzählen, Sehprobentafel monokular, Gesichtsfeld im Parallelversuch. Geruchs-/Geschmacksvermögen (N.I): Benzin, Äther. Sensibilität (N.V): Watteträger.

*Beurteilung erster Röntgenbilder: Schädel a.-p., Schädel seitlich, HWS, CT (Knochendislokation, orbitale Raumforderung, intrakranielle Luft).*
*Entscheidung* über Frühoperation bei profuser Liquorrhoe und Gefahr der aufsteigenden Infektion. Neurologisches, neurochirurgisches, ophthalmologisches und bei Kindern pädiatrisches Konsil.

## Folgeuntersuchung/Folgebefunde

*Inspektion und Palpation:* Befundkontrolle nach Rückläufigkeit der Hämatome und Schwellungen, Ektropionieren, Wundheilung, Infektionen, Plätschergeräusche (Kopfschütteln).

*Zeichen einer Frühmeningitis:* Nackensteifigkeit, Somnolenz, Kernig-/Lasegue-Zeichen, Liquorpunktion.

*Rhinoskopie/Endoskopie:* Kontrolle der Erstbefunde, Schleimhautsuggilation, Liquorstraße, Knochendislokation.

*Funktionsprüfungen:* Orbitabefunde: Visusverschlechterung, Gesichtsfeld, Motilität, Tränenwege Geruchsvermögen: qualitative und quantitative Geruchsprüfung.

*Wiederholte und weiterführende Liquordiagnostik:* weit zur Basis vorgeschobene Merocel-Schwämmchen, einschließlich Nasopharynx (tubarer Abfluß: Pseudorhinoliquorrhoe), Keilbeinhöhle, intrathekale Natriumfluoresceingabe: Blaulicht-Nasenendoskopie, laborchemischer Natriumfluoresceinnachweis.

*Beurteilung zusätzlicher Röntgenbilder:* Übersichtsaufnahmen, Rhese (Siebbeindach, Foramen opticum), Welin (Stirnhöhlenhinterwand), CT: Lokalisation von intrakranieller Luft (subdural, intrazerebral), Knochendislokationen, Sekretspiegel (Liquor) in Nasennebenhöhlen, Verletzung von Orbitaweichteilen (M. rectus superior), Canalis opticus *Entscheidung* und Planung einer endgültigen Operation: Duraplastik, Basisrekonstruktion, Nasennebenhöhlenoperation, ggf. Osteosynthese.

*Klinische Diagnostik von sich anbahnenden Komplikationen:* Bewußtseinslage, tägliche Prüfung auf meningitische Zeichen, ggf. Lumbalpunktion, Reflexstatus, Inspektion und Perkussion der Kalotte (Osteomyelitis), Laborparameter, Fieberkurve.

# Einleitung

In der rhinobasalen Region grenzen die Gesichtsknochen an die basalen Strukturen des Schädels. Die Häufigkeit dieser Frakturen beträgt etwa 5–7% aller hospitalisierten Schädel-Hirn-Traumen (Kretschmer 1978). Fazial vom Boden der vorderen Schädelgrube dehnt sich das Zellsystem des Siebbeinlabyrinthes aus. Ein Teil des Orbitadaches ist vom Rezessus der Stirnhöhle pneumatisiert. Die Schwelle von Stirnhöhlenhinterwand zu Siebbeindach ist eine häufige Lokalisation für Frakturen und Duraeinrisse (Escher II/III). Die unfallbedingte, freie Verbindung zwischen dem Schädelinneren und der Außenwelt, d. h. der potentiell infizierten oder bereits infizierten Nasennebenhöhlenschleimhaut, charakterisiert die Sonderstellung der Rhinobasisfraktur als indirekt offenen Bruch. Der wichtigste Schutzmechanismus des Gehirns gegen aufsteigende Infektionen (posttraumatische Meningitis) ist zerstört.

Aber auch kleine Dehiszenzen der knöchernen Siebplatte , die auf Wachstumsstörungen zurückgeführt werden, kommen vor (Onodi 1922). Hier liegen Nasenschleimhaut und Dura einander an. Darüber hinaus besteht ein oberflächliches Lymphnetz in den oberen Abschnitten der Nasenhöhlen, welches mit perineuralen Lymphscheiden um die Filia olfactoria und den perimeningialen Lymphräumen kommuniziert (Zwillinger 1912).

Die Mitbeteiligung der pneumatischen Räume weist somit pathologische, klinisch-diagnostische und therapeutische Besonderheiten auf.

Die genannten Gegebenheiten legen auch für die Rhinobasis die Unterteilung in offene und geschlossene Brüche nahe. Bei den offenen Brüchen sind die Hirnhäute, der Basisknochen und das Mukoperiost der Nebenhöhlen verletzt. Die frontobasale Liquorfistel besteht somit aus einem 3-schichtigen Defekt.

Sie kann als „Mikroläsion" auftreten, die sich auch der Darstellung im Computertomogramm entzieht. Als klinisches und röntgenologisches Kardinalsymptom gelten die Liquorrhö und der Pneumozephalus (s. S. 113). Unabhängig davon ist die klinisch stumme Mikroläsion eine Eintrittsforte aszendierender Keime (Kainz u. Stammberger 1988). Die Krankengeschichten derartig verunfallter Patienten erwähnen eine oder mehrere bakterielle Meningitiden. Deshalb ist sorgfältig nach einem banalen, wenig bewerteten, lang zurückliegenden Trauma zu fahnden.

Eine geschlossene Fraktur hingegen läßt die Hirnhäute intakt, zeigt oftmals nur Leitsymptome, wie das Brillenhämatom oder die Anosmie (s. S. 107). Diese Frakturen sind dann bestenfalls röntgenologisch zu diagnostizieren.

Besondere Aufmerksamkeit muß der „scheinbar geschlossenen Basisfraktur" zukommen. Eine geringe und kurzzeitige Liquorrhö mit nur schmalem Frakturspalt und schnellem Verkleben „der Wundränder" kann eine Fehleinschätzung des Verletzungstyps zu Folge haben (s. S. 115 Immunologischer Liquornachweis). Oftmals sieht man nur kleine Platzwunden, gelegentlich ein unversehrtes Integument. Diese Bagatellverletzungen der äußeren Haut verbergen vielfach ausgedehnte Knochenzertrümmerungen, die auch radiologisch in ihrem Ausmaß schwer beurteilbar sein können.

Bei komplexen Verletzungen können gleichzeitig Rhino- und Otobasis frakturiert sein. Vielfach wird dann (vor allem ohne CT) eine Keilbeinhöhlenfraktur mißgedeutet, da die klinischen Symptome des Ohres das Krankheitsbild beherrschen. Zumeist kommt aber die rhinobasale Fraktur als Eintrittspforte der aszendierenden Meningitis in Betracht, selten die otobasale.

## Anatomie

Die vordere Schädelgrube hat die Form eines Halbkreises. Anteile dreier Schädelknochen gestalten diesen Basisanteil: die Lamina cribrosa und die Crista galli des Ethmoids, die Facies orbitalis des Stirnbeines sowie die Ala parva mit vorderen Anteilen vom Körper des Keilbeins (Abb. 4.**1**, 4.**2**). Das Planum sphenoideum zählt noch zur vorderen Schädelgrube, während die dorsalen Regionen des Keilbeinkörpers (Sulcus fasciculi optici, Tuberculum sellae und Sella selbst) der mittleren Schädelgrube angehören. Klinisch-topographisch setzt sich die frontale Schädelbasis zusammen aus 1. Stirnhöhlenhinterwand, 2. Nasendach (bestehend aus der Lamina cribrosa und dem Dach von Siebbein und Keilbeinhöhle), 3. Orbitadach (s. Abb. **4.10** u. **4.11**).

Die Dicke dieser Strukturen und damit auch ihre unterschiedliche Brüchigkeit variiert stark von Individuum zu Individuum und ist vom wechselndem Grad der Pneumatisation mitbestimmt. Die Impressiones gyrorum der Facies orbitalis des Stirnbeines sind ausgedünnte Stellen. Die Jugae cerebrales springen leistenförmig verdickt vor. Das Siebbeindach wird in seinen vorderen 2/3 vom kräftigen Stirnbein gebildet und setzt sich nach dorsal in die 10-fach dünnere (!) Lamina cribrosa fort.

Die Lamina cribrosa weist eine durchschnittliche Länge von 21 mm auf. Die Formen der Siebplatte sind vielgestaltig: keil- oder trapezförmig, viereckig, elliptisch oder rautenförmig (Forster 1912). Die Regio olfactoria liegt im oberen Anteil der Nasenscheidewand, anteilig auch an der Concha nasalis superior. Sie bedeckt einseitig lediglich eine Fläche von 370 mm$^2$ und verkleinert sich während des Alterns. Durch die Lamina cribrosa ziehen die zentralen Fortsätze der olfaktorischen Sinneszellen zum Bulbus olfactorius. Die Filia olfactoria haben keine subarachnoidale Verlaufsstrecke. Vom Bulbus olfactorius an umscheidet sie ein Perineurium, welches den weichen Hirnhäuten entspricht (Wolfgruber 1968). Die zentralen Fortsätze der Riechzellen sind 0,2 µm dicke marklose Fasern, die sich konvergierend zu den Filia olfactoria bündeln (Fasciculi nervi olfactorii) und durch die Lamina cribrosa zum Bulbus olfactorius, einem

Hirnanteil ziehen. Die Rezeptorzelle leitet somit, ohne Zwischenschaltung sekundärer Neurone, die olfaktorische Information zum Gehirn. Es schließen sich der primäre olfaktorische Kortex und die zentralen Riechbahnen an (Seifert 1970). Anfangs umgeben diese Fasern Stützzellen, dann Schwannsche Zellen sowie Duraausläufer. Ebenso werden beim Durchtritt durch die Siebplatte Arachnoidalhüllen der Filae sowie venöse Verbindungen vom Stirnhirn zur Nasenhöhle beobachtet. (Lang 1983 u. 1985).

Die peripheren Fortsätze besitzen Kinozilien. Feine Filamente tauchen in den Riechschleim ein. Diese Filamente sind als die eigentlichen Geruchsrezeptoren zu betrachten. Dabei ist das olfaktorische Epithel beständig von einem sich stets regenerierenden Riechschleim (Dicke ca. 20 Mikron) belegt. Wie die Reizung des Rezeptors abläuft ist weitgehend unklar. Die am weitesten verbreitete Geruchstheorie ist die „stereochemische" (Amoore, 1964). Sieben Grundgerüche unterscheiden sich, bedingt durch ihre stereochemische Struktur. Für diese Strukturen exsistieren verschieden Rezeptoren. Alle anderen Gerüche entstehen durch Mischung der sieben Grundgerüche. Vermutlich stellen eine hohe Zahl von Erbanlagen die gesuchten Rezeptoren der Duftstoffe dar. Nach der Erforschung mit Gensonden ist das Charakteristikum aller Rezeptoren eine Eiweißkette, die sich schlaufenförmig siebenmal durch die Membran der Sinneszellen windet.

Zumeist liegt die A. ethmoidalis posterior am dorsalen Ende der Riechplatte. Die A. ethmoidalis anterior wird gespeist aus der A. ophthalmica, verläßt die Augenhöhle im Foramen ethmoidale anterius und läuft in einem Knochenmantel (Canalis ethmoidalis anterius) quer oder schräg durch das vordere Siebbein, dabei vielfach in einem unterschiedlichen Abstand zum Siebbeindach. Sie geht über in die Fossa olfactoria der vorderen Schädelgrube, läuft intradural eingebettet in eine Furche, die als Sulcus ethmoidalis benannt ist (Lang u. Schäfer 1979). Sie teilt sich in intrakranielle (meningeale) und extrakranielle (nasale) Äste.

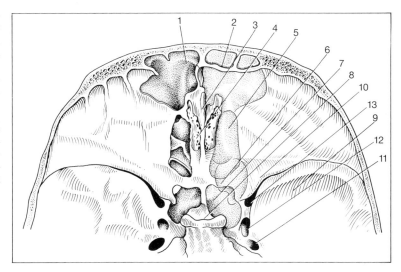

Abb. 4.**1** Anatomie der Frontobasis in Projektion auf die Nebenhöhlen 1 = Stirnhöhle, 2 = Stirnhöhlenhinterwand, 3 = Crista galli, 4 = Lamina cribrosa, 5 = vorderes/mittleres Siebbein, 6 = hinteres Siebbein, 7 = Keilbeinhöhe, 8 = Sella, 9 = mittlere Schädelgrube (Ala magna ossis sphenoidalis), 10 = Ala parva, 11 = Foramen ovale, 12 = Foramen rotundum, 13 = Fissura orbitalis superior

Die Knochenstrukturen um den Sulcus ethmoidalis sind papierdünn (0,05 mm) und von hoher Brüchigkeit. Sie werden bezeichnet als laterale Lamelle der Lamina cribrosa. Das Verhältnis der Wandstärken von lateraler Lamelle zur medianen Siebbeinwand (0,2 mm) ist angegeben mit 1:4 zum vorderen Siebbeindach (0,5 mm) mit 1:10 (Kainz u. Stammberger 1988). Ebenso verbleiben die Wände der Keilbeinhöhle letztlich von unterschiedlicher Dicke und sind umso dünner je ausgedehnter die Pneumatisation ist. Besonders dünne Lamellen sind die Vorderwand (Ossicula Bertini) sowie die Grenzen zur Sella und zum Canalis opticus (Marx 1949).

Bei den Revisionen der vorderen Schädelbasis kommt dem Tiefstand der Lamina cribrosa eine besondere Bedeutung zu. In 70% der Fälle steht die Lamina cribrosa 4−7 mm tiefer als das lateral gelegene Siebbeindach (Keros 1962). Mit zunehmendem Tiefstand verschmälert sich die Riechplatte (Kainz und Stammberger 1988). Der Tiefstand der Riechplatte in bezug zum Siebbeindach wird im Computertomogramm mit koronaren Schichten beurteilbar. Eine chirurgisch-klinische Relevanz erlangt die Einteilung in 3 Gruppen (Keros 1962):

1. Tiefstand 1− 3 mm,
2. Tiefstand 4− 7 mm,
3. Tiefstand 8−16 mm.

Die wichtigsten Nahtstellen sind die Suturen zwischen Siebbein und Stirnbein, bzw. Sieb-

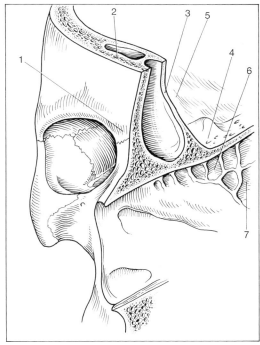

Abb. 4.**2** Anatomie der Frontobasis, Lagebeziehung der Lamina cribrosa 1 = Glabella, 2 = Stirnhöhlenvorderwand, 3 = Stirnhöhlenhinterwand, 4 = Lamina cribrosa, 5 = Orbitadach (Os frontale), 6 = Siebbeinzellen, 7 = Keilbeinhöhle

bein und Keilbein. Die breiten Nähte des Säuglingschädels gestatten bei Kompression eine Verformung und senken das Risiko einer Fraktur. Bei älteren Kinder ereignen sich eher Nahtsprengungen.

Stirn- und Keilbeinhöhle sind bis zum Abschluß des 4.Lebensjahres kaum entwickelt. Im Gegensatz dazu ist das Siebbeinlabyrinth nach dem 1. Lebensjahr mit 6−10 lufthaltigen Zellen bereits vorhanden (Krmpotic-Nemanic u. Mitarb. 1985). 2 streifenförmige Zonen aus Mukoperichondrium und Knorpel formen beim Neugeborenen das Siebbeindach. Diese Zonen sind erst zum Ende des 2. Lebensjahres knöchern durchbaut. Beim Neugeborenen weist die knorpelige Lamina cribrosa noch eine Dicke von 0,8 mm auf und mißt nach der Ossifikation im 3. Lebensjahr weniger als 0,1 mm. Somit ist das Siebbeindach in der postnatalen Entwicklung einer Dickenreduktion unterworfen. Bis zum 7. Lebensjahr werden auch die Septen des Siebbeines zu dünnen Lamellen reduziert. Die Zellen selbst gehen von einer anfänglich runden Form in eine eher eckige über (Marx 1949). Die völlige Verknöcherung des Schädels ist nicht vor dem 16.Lebensjahr abgeschlossen (Stool u. Marasovich 1990).

Die zunehmende Kontaktfläche der Cellulae ethmoidales zur vorderen Schädelgrube erklärt die hohe Brüchigkeit dieser Region.

Andererseits stützen die pfeilerartigen Verstrebungen ebenso die mediane Orbitawand (s. S. 148, „mediane Orbitawandfraktur"). Mit dem Fortschreiten der Pneumatisation vom 5. Lebensjahr an steigt das Risiko der frontobasalen Frakturen. Somit sind Liquorfisteln vor dem 4. Lebensjahr eine Seltenheit. Die zarte Pia mater des Kindes haftet inniger am Basisknochen als beim Erwachsenen. Daher können die allerdings seltenen (s. o.) Frakturen der vorderen Schädelbasis im Kindesalter besonders leicht zu Duraverletzungen führen.

Am dorsalen Bereich des kleinen Keilbeinflügels und über dem Planum sphenoidale ist die Dura am stärksten, dünner über der Fossa olfactoria, deren mediane Begrenzung die Crista galli und lateral die rostralen Siebbeinzellen mit Sulcus ethmoidalis darstellen. Anders als an der Konvexität ist die Dura bei jeder Altersgruppe vor allem nahe dem Foramen ethmoidale anterius, um den Sulucs ethmoidalis, nahe der Christa galli und über die Länge der Siebbeinplatte sehr innig mit dem Knochen verbunden. Liegt eine Fraktur dann in Höhe der Riechplatte oder über den Nasennebenhöhlen, wird sie durch den Hirnhautriß zum offenen Bruch, so daß der Liquor der basalen Zisternen ungehindert abfließen kann (Rhinoliquorrhö).

## Pathomechanismus, Frakturverläufe und Weichteilschäden

### Pathomechanismus

Der biomechanische Ablauf rhinobasaler und auch otobasaler Frakturen wurde lange Zeit nicht einheitlich diskutiert. Voss beschrieb sie als Biegungsfrakturen, während Bönninghaus den frontobasalen Bruch als Berstungsfraktur erklärte (Voss 1936, Bönninghaus 1979).

Berstungsbrüche der frontalen Schädelbasis entstehen durch indirekte, breitflächig angreifende Gewalt, entsprechend einer Fernwirkung (s. S. 6ff. „allgemeine Verletzungslehre). Der Bruchlinienverlauf ist einerseits von der Richtung der einwirkenden Gewalt, andererseits von der Knochendicke bestimmt. Die Richtung der Spannungslinien bei Gewalteinwirkung wird stets auf die dünnen Kno-

chenpartien abgelenkt (Seiferth 1954, s. S. 42 Helms und Geier 1983). Quergerichtete Gewalteinwirkung auf die Schädelbasis führt zu Querbrüchen, längsgerichtete Gewalteinwirkung verursacht Längsbrüche. Basisfrakturen der vorderen Schädelgrube bilden sich demzufolge nicht nur bei frontal, sondern auch bei okzipital auftretender Gewalt. Die meisten Frakturen sind „unipolare" Brüche (Kainz u. Stammberger 1988). Bei okzipitaler Krafteinwirkung entsteht am Ort der Gewalt eine Zone mit positivem intrakraniellem Druck, während sich frontal (die Contre-Coup-Seite) ein mehr oder weniger negativer Druck aufbaut. Dieser negative Druck kann zu isolierten

Brüchen der dünnen Partien führen, deren Fragmente bei intakter Dura hirnwärts disloziert werden. Oft ist der Basisbruch die Fortsetzung eines linearen Kalottenbruches (s. S. 6). Häufige Verletzungen sind der Bruch der Stirnhöhlenhinterwand und des Siebbeindaches; die Eröffnung des Sehnervenkanals kann hinzukommen (Beteiligung des 1. und 2. Hirnnervs).

Die isolierte Stirnhöhlenhinterwandfraktur kommt zustande durch Zug an dieser dünnen Knochenlamelle (im Gegensatz zur Vorderwand), so daß Stückbrüche ausgesprengt werden oder sich nur feine Fissuren ausbilden. Der Stückbruch der Stirnhöhlenhinterwand ist nahezu immer mit einer Liquorrhoe verbunden.

Prinzipiell verlaufen die Bruchlinien im Bereich der dünnen Partien, der Impressiones. Knochenstärkere Bezirke werden umrundet und als Stückbrüche ausgesprengt. Besonders frakturgefährdet sind auch jene Areale, an denen stabile Knochenbalken abrupt in dünne Lamellen übergehen. Dabei bieten die als „Strebepfeiler" angeordneten Lamellen des Siebbeinlabyrinthes ein untergelagertes Stützsystem für die Rhinobasis. Desgleichen stabilisiert diese Verstrebung die mediane Orbitawand (s. auch S. 148, „mediane Orbitawandfrakturen").

Eine Prädilektionsstelle frontobasaler Frakturen ist die bereits oben erwähnte mediane Partie der Siebbeinwand, die laterale Lamalle der Lamina cribrosa bzw. der Bereich des Sulcus ethmoidalis (s. o.; Kainz u. Stammberger 1988).

Die Frakturlinien ziehen bei ausgedehnten Brüchen von der Lamina cribrosa oder Stirnhöhlenhinterwand in Richtung auf den Canalis opticus und gelangen an das Foramen lacerum oder Foramen ovale, kreuzen das Felsenbein und erreichen das Foramen jugulare, bzw. den Canalis nervi hypoglossi.

Die Keilbeinhöhle ist isoliert nur selten betroffen, bedarf jedoch bei Liquorabfluß eines besonderen operativen Vorgehens. (Kley 1973).

Seltene (direkte) Biegungsbrüche der Schädelbasis sind die Folge einer umschriebenen, scharf gegen eine kleine Fläche auftreffenden hohen Kraft und führen zu Impressionen , Stern-, Trümmer- und Lochbrüchen. Direkte Impressionsfrakturen sind das Eindringen der Riechplatte und der Crista galli ins Schädelinnere (beim Sturz auf die Nasenwurzel), der zentrale Luxationsbruch des Kiefergelenkes in die mittlere Schädelgrube (Gewalteinwirkung auf das Kinn) oder die Verlagerung der Halswirbelsäule in die hintere Schädelgrube (Sturz auf das Gesäß,bwz. Schlag auf den Scheitel). Dieser Ringbruch um das Foramen magnun hat durch die Verletzung der Medulla oblongata unmittelbar den Tod zur Folge.

Die auffällige Häufigkeit der Durazerreißungen erklärt sich aus deren innigen Knochenkontakten an bestimmten Prädilektionsstellen: Foramen ethmoidale anterius (Übergang der A. ethmoidalis anterior von der Orbita zum Siebbein), Lamina cribrosa, Sulcus ethmoidalis (erste intradurale Verlaufsstrecke der Arteria ethmoidalis anterior) nach Übertritt vom Siebbein in die Riechgrube (Abb. 4.2). Die traumatisch hervorgerufene Eröffnung des Subarachnoidalraumes, bzw. der basalen Zisternen zeigt dann das Symptom der Liquorrhö.

Bei stumpfer Gewalteinwirkung kommt es bei frontalem Aufschlag an den Zonen positiven Druckes nicht selten zu Verletzungen der orbitalen Oberfläche des Stirnhirnes. Man betrachtet in solchen Fällen die vordere Schädelbasis als Contre-coup-Fläche bei direkter Gewalteinwirkung auf das obere Stirnbein (Coup-contre-coup-Verletzung).

Die Heilung der Schädelbasis (von Fissuren und glatten Bruchlinien) geschieht nur bindegewebig, da die schädelinnere, basale Knochenhaut zur harten Hirnhaut umgewandelt ist und aus diesem Grunde keinen periostalen Kallus bilden kann. Ausreichend bekannt ist diese Form der Heilung von den Labyrinthfrakturen, die bindegewebig stattfindet (s. S. 45).

Unter dem Einfluß des pulsynchronen, intrakraniellen Druckes können sich (vergleichbar mit den „wachsenden Frakturen" am Schädeldach) auch in der frontobasalen Region Bruchspalten dann verbreitern, wenn die Fraktur mit einem Durariss verbunden ist (s. S. 8).

Mit zunehmender Resorption der Fragmentränder zeigen sich auf den Röntgenbildern die Zeichen einer „posttraumatischen Zephalozele". Die zunehmende Knochenatrophie tritt bei Knochenlücken auf, die 3−5 mm messen. (Elies 1982).

Die pathologischen Voraussetzungen für das Entstehen wachsender Frakturen im Schädelbasisbereich sind somit das Zusammentreffen von Meningealrissen, mit intrakranieller Druckerhöhung, dem Eintreten von Weichteilen in den Frakturspalt bzw. dem Verwachsen der Mukosa an die Arachnoida (Probst 1975).

Die Dura mater zählt zu den bradytrophen Geweben des Körpers (Kley 1973). Ihre Heilung geht langsamer vonstatten als diejenige der Arachnoidea und des Mukoperiosts der Nebenhöhlen. Die Mukosa verklebt narbig mit der Hirnoberfläche. Somit fehlt gerade bei den flächenhaften Stückbrüchen zwischen der Schleimhaut der Nebenhöhlen und der Leptomeninx eine stabile Duranarbe, welche die Überleitung der Infektion verhindern könnte.

In der Frühphase der Heilung erklären vorübergehende Verklebungen, Schleimhautschwellungen (vor allem nach operativen Manipulationen), Tamponaden der Fisteln (durch Knochensplitter und Hirnbrei) Verstopfungen der Öffnung (durch Granulationen) den Rückgang eines Liquorflusses.

Später liegen Mukoperiost und Arachnoidea aneinander und prolabieren möglicherweise in das Lumen der pneumatischen Räume. Es kommt nur zu einer zarten, mechanisch schwachen Narbe aus Arachnoidea. Umbau und Abbauvorgänge (s. o.) in der Umgebung der ursprünglichen Fistel können dann mit Erhöhung des Liquordruckes (Bücken, Pressen, etc.) zum Rezidiv der Liquorrhö führen. Dabei mag die Liquorrhö so geringfügig sein, daß sie sich dem klinischen Nachweis entzieht („scheinbar geschlossene Basisfraktur").

Diese Zusammenhänge erklären das Auftreten einer Spätmeningitis im Ablauf einer Rhinitis, Sinusitis oder Otitis oder einer nachfolgenden Operation. Weiterhin leitet sich aus diesen Zusammenhängen die Operationsindikation ab und man versteht, daß es auch dann zu einer aufsteigenden intrakraniellen Infektion kommen kann, wenn nie eine Liquorrhö beobachtet wurde. Bei Le-Fort-Frakturen versiegt die Liquorrhö gelegentlich nach der Reposition des Oberkiefers. Diese Maßnahme ist jedoch keinesfalls gleichzusetzen mit der Heilung einer Durawunde.

Im Vordergrund der Basischirurgie steht somit ein sanierender Eingriff, der stark präventiven Charakter aufweist. Die alleinige antibiotische Abdeckung schützt keinesfalls vor den Folgezuständen der aufsteigenden intrakraniellen Infektion.

Die Schädeldachosteomyelitis kann von einer vorbestehenden Sinusitis frontalis ihren Ausgang nehmen. Anfänglich ist die Diploe des Os frontale erkrankt, da in der Stirnhöhle die Schleimhäute den offenen Markräumen unmittelbar anliegen. Diese engen anatomischen Beziehungen erklären eine mögliche Überleitung von eitrigen Schleimhautentzündungen auf die Diploe. Schnell zeigt sich, bevor röntgenologisch eine Osteolyse zu vermuten ist, eine teigige, kissenartige Schwellung über der Stirnhöhle (bei extrem hoher BSG). Bei der Perkussion des Knochens ist der erkrankte Anteil des Os frontale äußerst schmerzhaft. Dieses Areal geht mit scharfer Grenze in gesunden Knochen über, dann mit fehlendem oder nur geringem Perkussionsschmerz. Die Osteomyelitis kann schnell fortschreiten und die Schädelnähte überspringen. Andererseits wird ein schleichender, chronischer Verlauf beobachtet, der von einem Bagatelltrauma seinen Ausgang nehmen kann.

## Einteilung der Frakturen

Obwohl auch frontobasale Frakturen häufig atypisch und unsystematisch verlaufen, erfolgt die Klassifizierung nach den von Escher angegebenen 4 Gruppen (Escher 1960 u. 1975). Übergangsformen sind häufig.

Typ I:    *Die ausgedehnte Frontobasalfraktur:* Escher versteht hierunter die „hohe Fraktur", meist als komplexe, frontale Zertrümmerung, wobei die oft multiplen oder sternförmigen Frakturlinien von der Kalotte in die Stirnhöhlenhinterwand einstrahlen. Diese Frakturen müssen zumeist gemeinsam vom Neurochirurgen und Rhinochirurgen versorgt werden (Abb. 4.**3a**).

Typ II:   *die lokalisierte Frontobasalfraktur:* Dieser Frakturtyp stellt sich zumeist als eine feine Mikrofraktur dar und entzieht sich der röntgenologischen Diagnose. Die Frakturen sind im Bereich der Riechplatte („mittlere Frakturen") lokalisiert oder am Siebbein- und Keilbeinhöhlendach („tiefe Frakturen", Abb. 4.**3b**).

Abb. 4.**3 a−d** Escher-Klassifizierung der frontobasalen Frakturen **a** Escher-I-Fraktur: typischerweise eine Fraktur der Stirnhöhlenhinterwand („hohe Fraktur": bezogen auf die Längsausdehnung der Rhinobasis: Stirnhöhlenhinterwand, Siebbeindach und Lamina cribrosa, Keilbeinhöhle). Ein begleitender Bruch der Stirnhöhlenvorderwand wird dem Gesichtsschädel zugerechnet: Fraktur des Obergesichtes **b** Escher-II-Fraktur: „mittlere Fraktur": vorderes Siebbeindach, Lamina cribrosa. Auch als Mikrofraktur (ohne röntgenologische Darstellung), aber häufig verbunden mit Rhinoliquorrhoe

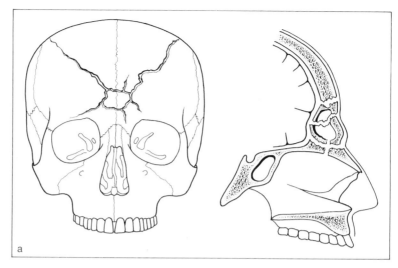

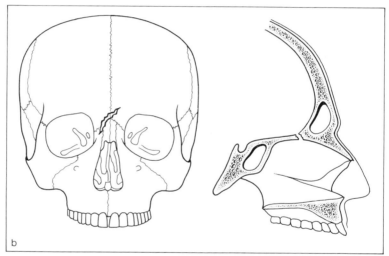

Typ III:  *die Frontobasalfraktur mit Gesichtsschädelabriß:* Der Gesichtsschädel ist im Rahmen einer Le-Fort-II- oder III-Fraktur betroffen und gegen die Basis imprimiert. Die Kalotte bleibt intakt (Abb. 4.**3c**).

Typ IV:  *die frontoorbitale Frontobasalfraktur:* Von den lateralen Basisanteilen strahlt die Frakturlinie in das Orbita-dach ein. Die Duralücke oder auch ein Hirnprolaps sind häufig durch Orbitainhalt verlegt, jedoch nicht stabil abgedichtet und vor aufsteigender Infektion geschützt. Dadurch werden diese Basisdefekte sehr leicht verkannt, da im Frühstadium orbitale Symptome im Vordergrund stehen (Escher 1973, Abb. 4.**3d**).

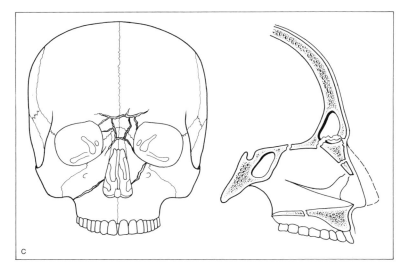

Abb. 4.**3c** Escher-III-Fraktur: Basisfraktur in Verbindung mit Brüchen des Mittelgesichtes. Abrißfrakturen oder isolierte Brüche des nasoethmoidalen Komplexes (Typ I nach Converse)
**d** Escher-IV-Fraktur: lateraler Bruch, Orbitadachfraktur. Der Bruch strahlt in das Orbitadach ein, verläuft oftmals nur durch den lateralen Rezessus der Stirnhöhle oder spart diese ganz aus

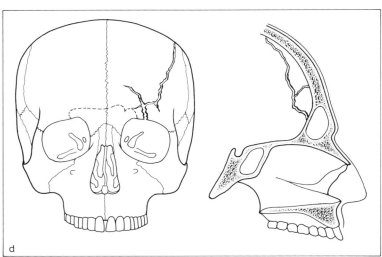

## Klinische Zeichen und Symptome

Frontobasale Frakturen sind in ihrer klinischen Symptomatik vielgestaltig und oftmals überlagert von Begleitverletzungen des Gesichtsschädels oder des Orbitainhaltes. So reichen die Zeichen und Symptome von dem wenig auffälligen Abtropfen heller, wasserklarer Flüssigkeit (ohne äußerliche Entstellung) bis hin zu den massiven Hämatomen des Mittel- und Obergesichtes. Dabei können die Lider nicht geöffnet werden, die Profilkonturen sind verstrichen und es blutet profus aus Nase und Rachen.

**Leitsymptome**, die auf einen Basisbruch hinweisen sind:

– *Lidhämatome:* Brillen- und Monokelhämatome (letzteres bei weit lateral liegenden Brüchen: Escher IV-Frakturen. Wesentlich häufiger ist es jedoch Ausdruck einer lokalen Weichteilverletzung).
– *Weichteilschwellung* durch Ödeme und Hämatome, Lidemphysem, Epistaxis, Protrusio bulbi (Orbitadachfraktur). Dislokation der Knochenfragmente: die Dislokation ist trotz der Weichteilschwellung oft zu tasten, dagegen kann bei Verhakung der Fragmente die abnorme Beweglichkeit fehlen.
– *Verletzungen der A. carotis interna* im Sinus cavernosus (bedrohliche, profuse Epistaxis, pulsierender Exophthalmus s. S. 162), Optikusverletzungen (Scheidenhämatom, Splitterung des knöchernen Kanals, s. S. 154) und Hirnnervenausfälle (s. S. 152 u. S. 49).
– *Diabetes insipidus* (bei tiefen frontobasalen Verletzungen: Escher-III-Frakturen).
– *Seifferthsches Zeichen* (Escher-III-Frakturen).
– *Hyp-Anosmien (Escher-II-Frakturen).*
– *Knöcherne Defekte der Basis* und verminderter Luftgehalt der Nasennebenhöhlen im Röntgenbild.
– *Symptome der Otobasis* bei kombinierten Quer- und Längsbrüchen der Schädelbasis (Ohrblutung Hämatotympanon, Nn. vestibulocochlearis, facialis, abducens).

Diese Leitsymptome geben Hinweis auf einen Schädelbasisbruch. Sie finden sich aber auch bei Gesichtsschädelbrüchen oder isolierten Orbitawandfrakturen. Von ihnen sind die *Kardinalzeichen* zu unterscheiden. Diese sind beweisend für einen speziellen Frakturtyp.

**Kardinalzeichen** sind:
– *Rhinoliquorrhö* (klinische und laborchemische Untersuchung).
– *Pneumocephalus* (röntgenologische Untersuchung: CT).
– *Austritt von Hirnsubstanz aus Nase, Ohr und offenen Wunden* (auch endoskopische Untersuchung von Nase und Nasennebenhöhlen).
– *Frühmeningitis* (Entwicklung einer Meningitis innerhalb weniger Stunden oder Tage nach einem Unfall).

## Leitsymptome der frontalen Schädelbasisfraktur

### Lidhämatome (Brillen- und Monokelhämatome)

Das Septum orbitale und die Tarsalplatte bilden innerhalb der Lider eine Trennscheide. Entsteht eine Blutung in der Tiefe des Orbitatrichters (wie dies bei Schädelbasisbrüchen der Fall sein kann), breitet sich die Blutung entlang der Augenmuskelscheiden bis zur Ebene des Septum orbitale nach ventral aus. Nerven und Gefäße durchstoßen in schräger Richtung das Septum. Über diese Öffnungen gelangt das Hämatom an die Vorderfläche der Lider, so daß alle Gewebe der Lider blutdurchtränkt erscheinen.

Entsteht eine Blutung jedoch im Unterhautgewebe in unmittelbarer Umgebung des Auges (Gesichtsweichteilverletzungen, Jochbeinfrakturen) und sickert durch Kapillarwirkung in die Gewebsspalten der Lider, dann sind die Öffnungen des Septum orbitale durch das von vorn drückende Blut verschlossen. Im ersten Fall (der Basisblutung) ist offenbar die einseitige Trennfunktion durch eine Ventilfunktion dieser Durchtrittstellen aufgehoben. Die Wirkung der „anatomischen Septierung" der Augenlider wird deutlich bei einseitigen Basisbrüchen mit Ausbildung eines Kollateralhämatoms: die Lider eines Auges sind in allen Schichten hämorrhagisch durchtränkt (das Blut kommt von einer Fraktur des Orbitadaches), während sich in den Lidern des Gegenauges der Erguß nur vor dem Septum orbitale ausbreitet (Kollateralhämatom) (Kley 1968). Das Hämatom ist über dem Nasenrücken zur Gegenseite vorgedrungen. Diese Zusammenhänge gelten nicht, wenn Septum und Tarsalplatte durch den Unfall zerstört sind (Abb. 4.**4a–c**).

Untersucht wird bei diesen Patienten einmal die Ausdehnung der Hämatome auf der Außenseite der Lider. Dabei kann auch der zeitliche Abstand zwischen Trauma und erstem Auftreten des Blutergusses von Bedeutung sein.

Blutungen aus der Tiefe der Orbita brauchen länger (bis zu mehreren Stunden) bis sie an die Oberfläche der Lider gelangen. Vielfach werden sie erst am Tage nach der Einlieferung des Patienten bemerkt. Hämatome, die ihren Ur-

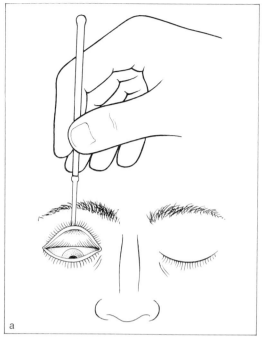

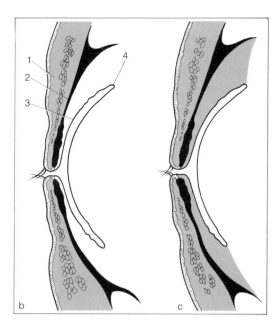

Abb. 4.**4a–c** Schematische Darstellung der Augenlidhämatome **a** Doppelt ektropioniertes Oberlid **b** Ein Lidhämatom ventral des Septum orbitale ist die Folge einer Verletzung des Gesichtsschädels oder der deckenden Weichteile 1 = Lidhaut und M. orbicularis oculi, 2 = Tarsus und Septum orbitale, 3 = Conjunctiva tarsi, 4 = oberer Fornix **c** Ein Lidhämatom, welches sich aus der Tiefe des Orbitatrichters zu den Lidern ausbreitet, findet sich ventral und dorsal des Septum orbitale

sprung von der direkten Umgebung des Orbitaeinganges nehmen (Weichteilverletzung, Jochbeinbrüche, Nasenbeinfrakturen, etc.) treten früher auf. Ein weiteres Merkmal charakterisiert das „Basishämatom". Es zeigt in Höhe der Unterlidfalte eine scharfe Abgrenzung gegen die Wange. Straffe Bindegewebszüge fixieren hier die Haut gegen das Periost, eine Barriere, welche der Erguß nicht überwinden kann. Bei Gesichtsschädelfrakturen hingegen ist diese Grenzzone regelmäßig verletzt und zerrissen. Das Hämatom sackt in die Wange ab.

Für die Untersuchung der oberen und unteren Übergangsfalte muß ektropioniert werden (am Oberlid doppeltes Ektropionieren). Das kurz- oder langfristig nach dem Unfall auftretende gleichseitige Hämatom ist auch auf der Lidrückseite deutlich feststellbar. So läßt sich das kollaterale Hämatom (auf der kontralateralen Frakturseite) abgrenzen.

### Lidemphysem

Aus Nase und Siebbein tritt Luft in die Augenlider über. Sind Periost, Lamina papyracea (laterale Siebbeinwand) und Schleimhaut verletzt, treibt ein plötzlicher intranasaler Überdruck (Schneuzen, etc.) Luft sekundenschnell in das lockere Bindegewebe der Lider. In Verbindung mit der lateralen Wand des Siebbeines kann dessen Dach gebrochen sein (Escher II). Die Untersuchung erfolgt durch bimanuelles Abtasten der Lider. Man „fühlt" die eingetretene Luft und hört das „Emphysemknistern".

### Blutung aus der Nase

Blutungen aus Nase und Nasenrachen sind parenchymatöse Schleimhautblutungen oder die Folge von Arterienverletzungen. Als Blutungsquelle kommen die Aa. ethmoidalis anterior und posterior, maxillaris und sphenopalatina in Betracht. In schweren Fällen treten profuse und lebensbedrohende Blutungen auf. Allermeist gelingt es jedoch, die Blutung mit hinterer und vorderer Nasentamponade zu beherrschen. Selten werden Gefäßunterbindungen notwendig. Kann eine Blutung aus der vorderen Ethmoidalarterie mit Tamponade nicht gestillt werden, muß sie im Orbitatrichter (am Foramen ethmoidale anterius) aufgesucht und geklippt werden. Eine durchtrennte A. ethmoidalis anterior kann sich in den Orbitatrichter zurückziehen und blutet dann massiv intraorbital. Zumeist entleert sich die Blutung, dank begleitender Orbitawandverletzungen, in die Nase („traumatische Dekompression"), sodaß keine orbitalen Stauungszeichen mit Visusminderung drohen. Kommt es dennoch zu intraorbitalen Blutungen breitet sich der Erguß in Sekundenschnelle entlang der Augenmuskelscheide nach vorn aus. Es bildet sich ein massives Hyposphagma mit Chemosis und bedrohlicher Protrusio. Schnelles Handeln zwingt zur operativen Dekompression (s. a. „Mittelgesichtsfrakturen", S. 182 u. 153).

Mit der Resorption der Hämatome in den Nasennebenhöhlen steigt im Ablauf der Behandlung die Körpertemperatur. Dies ist dann immer abzugrenzen gegen eine beginnende Meningitis. Die Meningitis droht, wenn latente Infekte (vorbestehende chronisch eitrige oder chronisch polypöse Sinusitis) aufflakkern.

Profuses Nasenbluten kann auf einer Verletzung der A. carotis interna beruhen. Die Blutungen ereignen sich als katastrophale Massenblutungen mit hämorrhagischem Schock und Aspiration oder als „Warnblutungen", die dem obigen Ereignis vorausgehen (Legler 1977). Ursache sind Schädeltraumen mit Fraktur der Ala minor, der seitlichen Keilbeinhöhlenwand und/oder Laterobasis. Eine intrapetröse Wandläsion (im Canalis caroticus des Felsenbeines) mit Blutung über die Tuba auditiva bleibt eine Seltenheit.

Die häufigste Lokalisation der Gefäßverletzung ist im Bereich der intrakavernösen Verlaufsstrecke (Kellerhals und Levy 1971). Die beobachtete Symptomatik wird als Maurersche Trias bezeichnet: heftigstes Nasenbluten, Orbitafraktur, Amaurose (Legler 1977). Die Blutung ergießt sich über die Keilbeinhöhle in den Nasopharynx. Eine weniger dramatische Entwicklung ist die Ausbildung einer arteriovenösen Fistel zwischen A. carotis interna und Sinus cavernosus (s. S. 161. „Karotis-Kavernosus-Fistel").

### Seiferthsches Zeichen

Man versteht hierunter das submuköse Hämatom des Rachendaches, welches sich nach einer Keilbeinhöhlenfraktur, bzw. einer tiefen Escher-III-Fraktur ausbilden kann. Die Schleimhaut ist in unterschiedlichem Ausmaß, über die Tubenwülste nach lateral reichend, hämorrhagisch imbibiert, teilweise zerrissen. Mit den endoskopischen Instrumenten besitzt man gute Möglichkeiten, diesen Befund im Intervall zu erheben. Auch kann lediglich ein Blutkoagel im Ostium der Keilbeinhöhle auf die tiefe Escher-Fraktur, bzw. auf eine isolierte Keilbeinhöhlenwandfraktur hindeuten. In unmittelbarer Nachbarschaft liegen die Nn. trochlearis, oculomotorius, ophthalmicus und abducens (Wände des Sinus cavernosus). Vor allem bei den Kombinationsverletzungen, Keilbeinhöhle/Pyramide ist der N. abducens einem hohen Verletzungsrisiko ausgesetzt. Mit der A. carotis interna läuft er entlang der genannten knöchernen Grenzzone.

### Traumatische Geruchsstörungen

Eine Geruchsstörung kann Wochen und Monate nach einem Unfall der einzige Hinweis auf ein Schädeltrauma sein. Kontusionen sind zu 20% von Anosmien (völliger Verlust des Riechvermögens) begleitet. Die Commotio cerebri hingegen führt niemals zur Anosmie, sondern in 7% zu Hyposmien (abgeschwächtes Geruchsvermögen).

Bei Anosmien in Anschluß an eine Hinterhauptsverletzung fehlt im Röntgenbild zumeist jeglicher Hinweis auf eine Fraktur. Dagegen ist der frontale Aufschlag fast immer mit einer Frontobasisfraktur verbunden. Die Geruchsstörungen sind dann doppelseitig. Man vermutet, daß bei all diesen Patienten entweder die Lamina cribrosa gebrochen ist oder die Filia olfactoria abgerissen sind, zumal nur 50% aller Röntgenuntersuchungen in dieser Region eine eindeutige Fraktur zeigen. Eine seitliche, temporale Krafteinwirkung führt selten zu isolierten Riechstörungen.

Eine Unterscheidung in Sofort- und Spätschädigungen ist erstrebenswert; in der klinischen Unfallpraxis jedoch vielfach nicht zu verwirklichen. Bewußtlosigkeit, notwendige Tamponaden, Intensivtherapie, etc. erschweren die Früherkennung. Auch bemerken weniger als 1/3 aller Patienten die Riechstörung frühzeitig spontan.

Nach stumpfen Schädeltraumen bessern sich nur 40% der Hyposmien innerhalb von 3 Monaten. Zumeist geschieht dies über einen Zustand der Parosmie (unangenehmer, widerlicher Geruchseindruck). Während der Phase dieser noch nicht abgeschlossenen Regeneration empfindet der Patient diese „Überempfindlichkeit" als äußerst belästigend. Anosmien bilden sich nur ganz vereinzelt zurück und müssen nach 6 Monaten als irreversibel eingestuft werden. Parosmien treten spontan oder gemeinsam mit einem Geruchsreiz auf. Kinder erleiden selten eine traumatische Riechstörung. Die breiten Schädelnähte ergeben wohl eine höhere Elastizität der Basisknochen.

Offensichtlich genügen in späterem Alter auch Bagatelltraumen, eine Störung des Geruchssinnes wie auch der reinen gustatorischen Wahrnehmungen hervorzurufen.

## Pathomechanismus

Man vermutet als häufigste Ursache des Riechverlustes eine Verletzung der Filia olfactoria (Abriß und Dehnung). Abscherende Knochensplitter aus der Lamina cribrosa, Einblutungen und posttraumatische Vernarbungen können verantwortlich sein. Zumindest erklären diese Abläufe den einseitigen, dann fast immer totalen Riechverlust. Zusätzliche Prellungen der Bulbi und Tractus olfactori müssen für den beidseitigen Riechverlust bei Frontobasisbruch herangezogen werden. Auch kann eine traumatische Embolisierung der A. olfactoria für den Ausfall des Geruchssinnes verantwortlich sein. Werden äußere Verletzungen vermißt, verweist die einseitige Anosmie auf eine periphere Ursache. Die doppelseitige Anosmie kann sowohl peripher wie zentral bedingt sein. Sind Hämatome resorbiert und Schwellungen abgeklungen, verursachen Dislokationen des Nasengerüstes eine periphere, „respiratorische" Riechstörung. Sie bessert sich zumeist nach Abschwellen der Schleimhäute und ist durch operative Korrekturen zu beeinflußen.

## Orbitalhirnsyndrom

Als Orbitalhirn bezeichnet man die basisnahen Anteile des Stirnhirnes. Hier besteht nur eine geringe „Liquorpufferung", so daß Verletzungen der Glabella oder des knöchernen Orbitarahmens Spätfolgen haben. Diese zeichnen sich durch affektive Enthemmung mit euphorischer Stimmungslage und Verlust der personellen Schmerzresonanz (Hypopathie) aus. Die Geruchsstörung beruht auf Verletzungen in Höhe der Lamina cribrosa und ist dann typischerweise eine periphere Nervenschädigung.

Ähnliche Symptome bilden sich bei Stirnhirnabszessen aus. Intrazerebrale Traumen, die durch Nachbarschaftssymptome näher lokalisierbar sind, führen fast nie zur isolierten Anosmie, eher zu Geruchshalluzinationen und Unkusanfällen. Sie sind rückbildungsfähig. Auch bilden sich zusätzliche Geschmacksstörungen (Anosmiesyndrom), gelegentlich Empfindungsstörungen des Gesichtes, die in der perioralen Region lokalisiert sind. Diese Patienten waren meist lange bewußtlos und haben eine Kontusionspsychose (Leiber und Olbrich 1981).

## Mediansyndrom

Leiber und Olbrich beschreiben das gemeinsame Auftreten von Läsionen der sensiblen Wurzeln des oberen Halsmarkes, des Hirnstammes und des 2. Spinalganglions als Mediansyndrom. Die dabei auftretende Anosmie kann reversibel sein. Hinzu gesellen sich Zephalgien, Neuralgien der Okzipitalnerven, thalamische (Photophobie) und hypothalamische (Anorexie, Libodoverlust) Symptome, verbunden mit Funktionsstörungen der Augen (Abduzenslähmung, Papillenödem). Der Verletzungsmechanismus ist ein Sturz auf den Hinterkopf und/oder auf die Stirn z. B. nach Aufschlagen auf das Armaturenbrett (Peitschenhiebsyndrom, Whiplash-Syndrom, Wind-screen-Syndrom, Leiber u. Olbrich 1981).

## Qualitative Geruchsprüfung

Jeder Riechprüfung muß eine Nasenendoskopie vorausgehen. Man achtet auf Passagehindernisse, wie Polypen, Schleimhauthyperplasien oder hohe Septumdeviationen; ebenso auf schwere atrophe Schleimhautveränderungen mit Superinfektion und Borkenbildung. Riechprüfungen werden kombiniert mit Geschmacksprüfungen (s. S. 88) und ergänzt durch die Sensibilitätsprüfung des 5. Hirnnervs. Eine riechbare Substanz muß sowohl in Wasser als auch in Lipiden löslich sein. Sie muß verdunsten können. Vermutlich können einige Säugetiere und der Mensch zehntausend verschiedene Gerüche differenzieren.

Grundlage der Geruchsprüfung ist die Wahrnehmungs- und die Erkennungsschwelle:

– Wahrnehmungsschwelle:
geringste Mengen einer Geruchssubstanz, die Geruchswahrnehmungen hervorrufen.
– Erkennungsschwelle:
geringste Menge eines Geruchsstoffes die vom Patienten erkannt wird.

Die orientierende Prüfung („Ja- Nein- Aussage") ist beim frischen Schädelhirntrauma ausreichend und sollte auch im Durchgangsarztbericht enthalten sein. Bei kooperativen Patienten kann zumindest ein grob orientierende, seitengetrennte Prüfung mit Benzin oder Äther (Gruppe 2, s. u.) erfolgen (Lamprecht und Lamprecht 1988).

Vielfach wird eine Zusammenstellung von Riechstoffen benützt, die in der Börnsteinschen „Geruchsleiter" enthalten sind.

Bei einer abgekürzten Untersuchung wird jeweils ein Stoff jeder Gruppe eingesetzt (Herberhold, 1975):

– *Reine Riechstoffe* (wirken nur über die olfaktorischen Rezeptoren ein)
Oleum rusci: wie Geräuchertes: vermittelt einen unangenehmen Geruchseindruck
Bittermandelwasser: wie Weihnachtsgebäck
– *Riechstoffe mit Geschmackskomponente* (die Geschmackskomponente wirkt über den N. IX und sensible Äste des N. VII im Mund und Rachen)
Chloroform: riecht wie Krankenhaus, wird im Rachen als süß empfunden
– *Riechstoffe mit Trigeminuskomponente* (Anteile des N. V in der Nase)
Menthol: riecht wie Hustenbonbon, wird bei Anosmie als kühl empfunden (N. trigeminus)

Die einzelnen Flaschen mit den Duftstoffen werden dem Probanden nacheinander in etwa 5 cm Entfernung vor der Nase angeboten, für jede Seite gesondert („Schnüffelprobe"). Bei der Prüfung wird eine Nasenseite von unten her verschlossen. Ein Anlegen des Nasenflügels würde das Lumen der zu prüfenden Seite einengen. Zwischen den einzelnen Angeboten läßt man 30 s verstreichen. Die Substanzen werden in Braunglas von der Apotheke geliefert.

Hansen benutzt feste, gut saugfähige Filterpapierstreifen, die mit den Verdünnungsreihen von 4 verschiedenen farblosen Testsubstanzen getränkt wurden. Zur Prüfung werden die Geruchsstreifen sofort nach dem Öffnen der Flasche bis zum Boden eingetaucht und dann im Abstand von 5 cm vor jedes Nasenloch gehalten. (Hansen, 1966).
Die Dokumentation einer ausführlichen Untersuchung erfolgt in einem Bogen als Basisdokumentation in Anlehnung an Herberhold (1975), Tab. 4.**1**.

Beim Ausfall des Geruchssinnes können reine Riechstoffe nicht erkannt werden. Die Substanzen „schmecken" nach nichts. Für den Laien besteht keine strenge Grenze zwischen Geruchswahrnehmung und Geschmacksempfinden. Bei den Mischreizstoffen wird der Patient eher „bitter" und „sauer" angeben (s. a. „Geschmacksprüfung", S. 88).

*Quantitative Geruchsprüfung (Elsberg-Test)*

Mit dieser Methode bestimmt man einen relativen Schwellenwert: eine 1000 ml fassende Glasflasche wird mit einer bestimmten Menge eines Riechstoffes gefüllt. Über einen 2fach durchbohrten, eingeschliffenen Glasstöpsel werden 2 geruchslose Plastikschläuche nach außen geführt, von denen eine über eine Nasenolive mit dem Vestibulum nasi des Probanden verbunden ist. Die andere Olive wird an eine 20 ml fassende Glasspritze angeschlossen (Elsberg u. Levy, 1935). Durch Injektion einer bestimmten Luftmenge wird das Volumen des zu einer Geruchsempfindung notwendigen Luft- Riechstoff-Gemisches bestimmt. Nachteilig ist, daß die Stoffe oxydativ abgebaut werden.

**Tabelle 4.1**    Dokumentationsbogen für Riech- und Schmeckprüfungen, angelehnt an C. Herbehold (1975)

Name: _____    Geb.: _____

Anamnese: _____

Nikotin: _____    Alkohol: _____    Medikam.: _____

Prüfer: _____    Dat.: _____    Bemerk.: _____

0 = keine Empfindung   (+) = wahrgenommen   + = erkannt

### 1. Geruch, qualitativ, Riechflaschenmethode: (Börnsteinleiter)

| | | |
|---|---|---|
| Bienenwachs (rechts/links) _____ | Kernseife (rechts/links) _____ |
| Rosenwasser (rechts/links) _____ | Heliotrop (rechts/links) _____ |
| Bittermandel (rechts/links) _____ | Terpentin (rechts/links) _____ |
| Kampferspirit. (rechts/links) _____ | Lavendelöl (rechts/links) _____ |
| Amylacetat (rechts/links) _____ | Oleum rusci. (rechts/links) _____ |
| Anis (rechts/links) _____ | $H_2S$ (rechts/links) _____ |
| Menthol (rechts/links) _____ | Ammoniak (rechts/links) _____ |
| Chloroform (rechts/links) _____ | Pyridin (rechts/links) _____ |

### 2. Geruch, semiquantitativ, Riechflaschenmethode: (Grundgerüche nach Amoore)

bei Nichtwahrnehmung:    „angedeutete Hyposmie": Hyposmie                Anosmie

| | „angedeutete Hyposmie" | Hyposmie | Anosmie |
|---|---|---|---|
| Essigsäure (rechts/links) | 0,01 molar _____ | 0,1 molar _____ | 1 molar _____ |
| Menthol (rechts/links) | 0,005 molar _____ | 0,05 molar _____ | 0,5 molar _____ |
| Eukalyptol (rechts/links) | 0,01 molar _____ | 0,1 molar _____ | 1 molar _____ |
| Äthylbutyrat (rechts/links) | 0,01 molar _____ | 0,1 molar _____ | 1 molar _____ |
| Skatol (rechts/links) | 0,005 molar _____ | 0,05 molar _____ | 0,5 molar _____ |
| alpha-Jonon (rechts/links) | 0,001 molar _____ | 0,01 molar _____ | 0,1 molar _____ |
| Thiophen (rechts/links) | 0,01 molar _____ | 0,1 molar _____ | 1 molar _____ |

### 3. Güttichsche Geruchsprüfung (gustatorisches Riechen):

| | |
|---|---|
| $H_2O$ „ _____ " | Pfefferminz „ _____ " |
| Kakao mit Nuß „ _____ " | Apricot „ _____ " |
| Halb und Halb „ _____ " | Kirsch mit Rum „ _____ " |

### 4. Zimtprobe:

Zimtgeschmack            erkannt _____        nicht erkannt _____

### 5. Elektrogustometrie: 5—max. 500 Mikroamp., Seitenvergleich!

| Weicher Gaumen (mikroamp) (N. Glossopharyngeus) | rechts                                          links |
|---|---|
| Hinteres Zungendrittel (Chorda tympani) | |
| Vorderes Zungendrittel (Chorda tympani) | |

### 6. Schmeckprüfung, semi-quantitativ:

| Chinin (    %ige Lösung) | 1  0,5  0,075 ▢ ▢ ▢ | 0,075  0,5  1 ▢ ▢ ▢ |
|---|---|---|
| Zitronensäure (    %ige Lösung) | 10  5  1 ▢ ▢ ▢ | 1  5  10 ▢ ▢ ▢ |
| Kochsalz (    %ige Lösung) | 15  7,5  2,5 ▢ ▢ ▢ | 2,5  7,5  15 ▢ ▢ ▢ |
| Glukose (    %ige Lösung) | 40  10  4 ▢ ▢ ▢ | 4  10  40 ▢ ▢ ▢ |

*Gustatorischer Test (Spraytest zur Prüfung des gustatorischen Riechens)*

Duftstoffe sind unter Luftabschluß in mit Dosierventilen verschlossenen Treibgasfläschchen abgefüllt. Dabei entfällt der für die Elsberg-Flaschen nachteilige Intensitätsverlust. Die Aerosoldosen werden aus 3-5 cm Abstand in den geöffneten Mund gesprüht. Der Patient „schmeckt" den Stoff und ordnet ihn den einzelnen Klassen zu (Mösges u. Mitarb. 1990) (Tab. 4.**2**).

*Objetive Olfaktometrie*

Olfaktorisch evozierte Potentiale (elektrische Reaktionsolfaktometrie, ERO): durch die hohe Zahl der Schädelhirntraumen und ihre funktionellen Folgeschädigungen ist (besonders für die forensische Begutachtung) eine möglichst objektive Aussage über das Ausmaß der Geruchsstörung anzustreben.

Riechreize führen bei der Aufzeichnung olfaktorisch evozierter Hirnrindenpotentiale zu 2 getrennten Potentialen, die dem sensiblen (trigeminalen) und dem sensorischen (olfaktorischen) Anteil des Reizes zugeordnet werden. Die Potentialamplitude ist abhängig vom Reizmodus und Reizstoff, die Latenz zwischen beiden Gipfeln beträgt 150−500 ms. Neben Anosmien mit potentialfreien Kurven stellen sich bei geruchsgestörten Patienten Defektpotentiale ein, die sich durch Latenzverlängerungen, Formveränderung sowie Umkehr auszeichnen (Herberhold 1972).

## Hypophysär-dienzephale Störung (mediobasale Verletzungen)

Nicht selten treten Diabetis insipidus und mellitus als Traumafolge auf. Zwar bilden sich die Symptome zumeist schnell zurück, dennoch ist die Substitution notwendig. Das Symptom des Diabetes insipidus ist die Harnflut (Polyurie), wobei mehrere Liter eines hellen Harns mit äußerst niedrigem spezifischen Gewicht und ohne pathologische Komponenten (Eiweiß oder Zucker) nach einer kurzen oligurischen Initialphase ausgeschieden werden. Die Verletzten klagen über quälenden Durst.

Ursache der Störung ist ein Trauma der infundibulären Nervenfasern, welche zur Insuffizienz des Hypophysenhinterlappens und zu einem Mangel an, im wesentlichen an der

Tabelle 4.**2**   Spraystoffe (n. Mösger u. Mitarb. 1990)

| Substanz | Geruchsklasse | Konzentration pro Sprühstoß (mg) |
|---|---|---|
| Zimt | würzig | 0,21 |
| Mandarine | fruchtig | 0,21 |
| Basilikumöl | würzig | 0,21 |
| Rose | blumig | 0,21 |
| Fichtennadel | harzig | 6,50 |
| Zibet | fäkalisch | 0,065 |
| Firnbalsam | harzig | 0,105 |
| Pfefferminze | scharf (Trigeminusreizstoff) | 6,50 |

Niere angreifenden, Adiuretin führt. Andere endokrinologische Störungen (Morbus Cushing, zerebrale Fettsucht, Simmondsche Kachexie) sind selten.

Der Diabetes insipidus ist das typische Symptom der mediobasalen Traumen. Diese sind Berstungsbrüche des Planum sphenoidale, des großen Keilbeinflügels, des vorderen Klivus und bilden sich bei hochparietalem Aufprall aus. Von den genannten Regionen können die (röntgenologisch stets schwer zu diagnostizierenden) Brüche in die eigentliche Frontobasis einstrahlen mit Beteiligung von Canalis opticus, Fissura orbitalis superior und Foramen rotundum. Im Vordergrund steht die Verletzung der peripheren Sehbahn. Typisch für Sellafrakturen ist die Thrombose des Sinus cavernosus oder das Aneurysma der A. carotis interna.

## Kardinalsymptome der frontalen Schädelbasisfrakturen

### Rhinoliquorrhoe

Der Abfluß des Hirnwassers beginnt bei etwa 50% der verunfallten Patienten mit Durariß sofort (Frühliquorrhoe). Bei der zweiten Hälfte setzt der Liquorfluß nach einem unterschiedlich langen Intervall (Tage bis Jahre) als Ausdruck einer nun bestehenden posttraumatischen Liquorfistel ein.

Die Liquorfistel ist somit definiert als eine ständige oder zeitweilige Kommunikation zwischen den intrakraniellen Liquorräumen (vorzugsweise der vorderen Schädelgrube) und den pneumatischen Räumen des Gesichtsschädels. Eine Schädigung der Dura mater ist Voraussetzung (s. S. 7). Eine Liquorrhoe kann durch Verklebungsvorgänge, durch Eintritt von Hirnsubstanz in den Defekt und durch Granulationsbildung spontan zum Stillstand kommen, jedoch nicht ausheilen. Spontanheilungen sind meist ungenügend durch dünne „pseudoabdichtende" Arachnoidalnarbe. Intrakranielle Druckerhöhungen, ein späteres Bagatelltrauma oder ein Hydrozephalus können zur „sekundär spontanen" Rhinoliquorrhoe führen (s. S. 101).

Die Bedeutung einer genauen Anamneserhebung ergibt sich aus diesen Zusammenhängen.

Die Tuba Eustachii kommt in seltenen Fällen als Abflußweg von Liquor über das Mittelohr zum Nasenrachenraum in Betracht. Ebenso selten (3%) sind spontane Liquorfisteln, bei denen der Liquor zumeist über die Filia olfactoria in das Siebbeinlabyrinth und die Nase abläuft (Hirndrucksteigerung, Tumoren, Osteomyelitis). Man findet die spontanen Liquorfisteln bei kongenitalen Defekten der Siebbeinplatte mit Arachnoidalausläufer entlang der Filia olfactoria, beim persistierenden Ductus craniopharyngeus, beim persistierenden Lumen des Bulbus olfactorius oder bei Durahypoplasien.

*Einteilung der Liquorfisteln im Nasenraum:*

- direkte kranionasale Fisteln.
  Abfluß über die Lamina cribrosa in den Riechspalt der Nase.
- Indirekte kranio-sinu-nasale Fisteln:
  ethmoidonasal
  frontonasal
  sphenonasal
- petronasale Fistel
- ventrikulonasale Fistel

Bei den gedeckten Frontobasisverletzungen verteilen sich 2/3 auf das Siebbeindach allein, 15% auf Siebbeindach und Stirnhöhlenhinterwand und 17% auf die Stirnhöhlenhinterwand (Escher 1960). Die häufige Lokalisation am Dach der Siebeinzellen erklärt sich aus dem statischen Biegungsmaximum der hier zusammentreffenden Wölbungsflächen der vorderen Schädelgrube, aus der geringen Stärke der Siebbeinplatte und der hier besonders stark

haftenden Dura (s. S. 98). Auch wenn bei einer Revision keine Verletzung der Dura zu erkennen ist, bleibt die Möglichkeit, daß im Anschluß an ein Trauma die Duraumscheidung der Filia olfactoria aufreißt und es zu einem Liquorabfluß kommt. Wichtig ist auch die Diagnose einer Impression des Orbitadaches (Escher IV Fraktur). Die „Tamponade" des Orbitainhaltes dichtet den Liquorfluß ab. Dennoch können aszendierende Infektionen auftreten, die dann von orbitalen Siebbeinzellen ausgehen, („gedoppeltes Orbitadach" s. S. 150).

Die Tatsache, daß eine Liquorrhö gelegentlich lange bestehen kann, ohne daß Komplikationen auftreten, spricht nicht gegen die Gefahr, die von diesem Verletzungstyp ausgeht. Die Gefahr ist geringer, solange der Liquor fließt; hingegen begünstigt die mit dem spontanen Sistieren verbundene Stase das Auftreten einer Meningitis.

### Pneumozephalus

Der intrakranielle Pneumozephalus stellt eine Luftansammlung im Schädelinneren dar. Es tritt Luft aus den pneumatischen Räumen der oberen Nasennebenhöhlen oder des Ohres über.

Zur Entstehung des intrakraniellen Pneumozephalus können 2 Mechanismen unterschieden werden.

1. Bei gleichzeitigem Abfluß von Liquor cerebrospinalis über eine Duralücke wird der fehlende Liquor durch Luft ersetzt (Duken 1915)
2. Hervorgerufen durch eine kurzzeitige Erhöhung des extrakraniellen Druckes (Pressen, Niesen, Schneuzen) gelangt Luft über eine Defektstelle des Basisknochens und der harten Hirnhaut zumeist in den Subduralraum (Passow 1916).
Sicher ist das Eindringen der Luft dank des erhöhten intrakraniellen Druckes und der schnellen Verklebungen von Weichteilen erschwert, doch sehen wir mit der routinemäßigen Einführung der Computertomographie einzelne „Luftperlen" wesentlich häufiger. Hinzu kommt, daß ein erniedrigter intrakranieller Druck eher bei posttraumatischer Hypotension und profuser Liquorrhö anzutreffen ist.

Es werden folgende Formen, bei denen Luft über die pneumatischen Räume der Nasennebenhöhlen *oder* die pneumatischen Räume des Ohres eindringt, unterschieden (Kittel 1960):

- Epidural: zu einer derartig lokalisierten Luftansammlung kommt es nur, wenn ein epidurales Hämatom mit lufthaltigen Nasennebenhöhlen kommuniziert; ansonsten haftet die harte Hirnhaut zu innig an der Tabula interna. Es fehlen Liquoraustritt und Meningitisgefahr. Der Prozeß ist unilateral und verändert sich nicht bei Lagewechsel.
- Subdural und subarachnoidal: diese Luftansammlungen betreffen die sog. Frühfälle, d. h. Luft gelangt in anatomisch vorgebildete Räume. Subdurale Luft dehnt sich über die Oberfläche der ganzen Hemisphäre aus und verändert sich bei Lagewechsel. Subarachnoidale und intraventrikuläre Ansammlungen stellen sich röntgenologisch wie ein Pneumenzephalogramm dar.
- Intrazerebral: hierbei handelt es sich oftmals um Spätfälle, d. h. Luft gelangt in Hirntrümmerherde.

Um Luft unmittelbar in Hirnsubstanz zu vermuten, muß Hirngewebe zugrunde gegangen sein, d. h. es muß ein traumatisch entstandener Kontusionsherd in unmittelbarer Nähe der Duralücke liegen. Um diese Duralücke ist es zu Verklebungen und Verwachsungen zwischen Dura und Hirnrinde, bzw. Arachnoidea gekommen, so daß ein gleichzeitiges Eindringen der Luft in den Subarachnoidalraum verhindert wird.

Einen eher chronischen Verlauf läßt die Bezeichnung „sekundärer Pneumozephalus" vermuten:
In diesem Falle werden intrakranielle Veränderungen in variablen Zeitabständen nach dem Unfall diagnostiziert. Unter ungünstigen Narbenverhältnissen im extra-intrakraniellen Grenzbereich ist ein Ventilmechanismus (Lippen- oder Kapillarventil) entstanden, über welchen Luft wohl in den Hirntrümmerherd eindringen, aber nicht entweichen kann. Unter Annahme dieses Mechanismus können bei „Spätfällen" sehr ausgedehnte „Pneumatozelen" entstehen, die stets die Gefahr der intrakraniellen Drucksteigerung befürchten lassen. Der genannte Entstehungsmechanismus erklärt auch, daß häufig ein gleichzeitiger Liquorausfluß fehlt.

Sehr selten ist, beruhend auf dem Einreißen der Ventrikelwand, die isolierte oder kombinierte Luftfüllung des Ventrikelsystems („spontanes Ventrikologramm").

Große Luftansammlungen in Zerfallszysten zeigen keine spontane Rückbildung, während die außerhalb der Hirnsubstanz liegenden Luftansammlungen zügig innerhalb weniger Tage resorbiert werden.

### Zeichen und Symptome (Rhinoliquorrhoe, Pneumocephalus)

Bei der akuten Rhinoliquorrhö und der chronischen Liquorfistel fließt klare, farblose, wasserähnliche Flüssigkeit in Nase und Rachen. Vermutlich erscheint die Diagnose dem erfahrenen Kliniker leicht. Oftmals vergehen jedoch große Zeitspannen bis zur Diagnosestellung, so daß spezielle laborchemische und endoskopische Verfahren erforderlich werden (s. S. 115).

Bei Kompression der V. jugularis (Queckenstedt) erhöht sich die Tropfenfolge in Relation zu der dabei auftretenden intrakraniellen Drucksteigerung. Geradezu charakteristisch ist das Fehlen von Begleitsymptomen. Jene sind vorhanden bei zusätzlicher Pneumatozele, bzw. einer meningealen Reaktion.

Anamnestisch müssen „alltägliche" Vorkommnisse wie heftiges Husten, Pressen, Niesen, Schnauben Beachtung finden. Gelegentlich vermehrt sich der Abfluß beim Bücken oder Vorbeugen des Kopfes. Häufig läuft der Liquor nur an der Rachenhinterwand herunter (häufiges Schlucken bei bettlägerigen Patienten!) und tropft nur beim Vorbeugen aus der Nase. Ein Patient mag auch während der Bettruhe keine besonderen Zeichen bieten. Nachdem er aufgestanden ist, mag er einen vermeintlichen „Schnupfen" bekommen, der nach einigen Tagen „ausheilen", dann jedoch schnell wiederkehren kann. Liquoraustritt in größerer Menge kann zum Liquorunterdrucksyndrom führen: diffuse Zephalgie, Übelkeit, Erbrechen, Vertigo, Kreislaufkollaps.

Ein lokalisatorischer Hinweis ist das Zusammentreffen einer „einseitigen Rhinitis" mit gleichseitiger Geruchsstörung. Besonders typisch ist die Art von pathologischem Liquorfluß bei Defekten an den Wänden des Sinus sphenoidalis: profuser Liquorfluß, häufiges Schneuzen und Schlucken.

Nachweis und Lokalisation der Liquorfistel können Schwierigkeiten bereiten. Vor allem im direkten Anschluß an ein Schädel-Hirn-Trauma ist durch Blutbeimengungen ein labortechnischer Nachweis des abfließenden Liquors oft nicht möglich (s. S. 116). Ist die Flüssigkeit klar, mag die Differentialdiagnose zur Tränenflüssigkeit schwierig sein, da das Sekret der Tränendrüse laborchemisch ähnliche Bestandteile aufweisen kann. Gleiches gilt für den Inhalt zystischer Gebilde der Nasennebenhöhlen.

Subarachnoidale Luftansammlungen sind entweder völlig symptomlos, gelegentlich können ihnen Kopfschmerzen oder vegetative Erscheinungen zugeordnet werden.

Ein von Patienten wahrgenommenes, plätscherndes, gurgelndes oder scharrendes Geräusch bei Lagewechsel oder Kopfschütteln tritt nur dann auf, wenn sich innerhalb einer intrazerebralen Zerfallshöhle neben Luft gleichzeitig Flüssigkeit befindet. Diese mag durch Transsudation (in Folge Reizwirkung eindringender Luft) aus umgebenden ödematösem Hirngewebe entstanden sein. Größere intrazerebrale Luftansammlungen führen zu stärkeren Lokalsymptomen. Die klinischen Zeichen entsprechen dann einer untypischen intrakraniellen Drucksteigerung mit psychischen und neurologischen Störungen, einschließlich Reflexdifferenzen, Paresen und Stauungspapille. Der Zeitraum zwischen Unfall und einsetzender klinischer Symptomatik beträgt 1–3 Monate.

## Klinische Untersuchung

Die Untersuchung beginnt mit der Spiegeluntersuchung (evtl. erweitert durch Endoskopien) und einigen einfachen klinischen Liquortests.

- *Rhinoskopie:* der Liquor fließt über den Kopf der mittleren Muschel. Bei der Spekulumuntersuchung erkennt man hier einen pulsierenden Lichtreflex (Novotny 1959).
- *Tupferprobe* (Goldhahn 1967): bei gering- und mittelgradigen Blutungen ist es wichtig, frühzeitig eine Liquorbeimengung zu erkennen. Der Liquorfluß kann spontan sistieren (s. S. 101), ohne daß jedoch eine stabile, narbige Abriegelung zwischen Nasennebenhöhlen und Endokranium besteht („scheinbar gedeckte Basisfraktur"). Bei Blutbeimengungen versagt die Zucker-Eiweiß-Bestimmung; wir benutzen heute die laborchemische Nachweismethode des β-Transferrins (s. S. 115) und legen sofort beim frischverletzten Patienten saugfähige Nasenschwämmchen ein. Als orientierende Untersuchung dient zusätzlich eine vor die Nase gelegte Mullkompresse, welche zentral einen dunklen Bluthof, aufweist. Peripher zeichnet sich der helle, gelblich weiße,

„feuchte", Liquorsaum ab (Kokardenform des Blut-Liquor-Gemisches.
- *Queckenstedt:* eine erhöhte Tropfenzahl bei ausfließendem Liquor ist durch Kompression der V. jugularis zu erreichen.
- Die häufig fehlende Seitenlokalisation ist bei einem Teil der Fälle durch extremes Zurückneigen des Kopfes zu erreichen. Mit unter steigt dann der Liquorspiegel im fistelseitigen Nasenloch schneller an.
- *Taschentuchtest:* eine vasomotorische Rhinitis kann gelegentlich derart stark sein, daß Verdacht auf eine Rhinoliquorrhö besteht. Das Nasensekret enthält Schleim, welcher auf einem Taschentuch aufgefangen, den Stoff „verklebt und versteift".

### Zucker-Eiweiß-Probe

Mit der Bestimmung des Zucker- und Eiweißgehaltes soll die Differentialdiagnose zu Nasensekreten, Nasennebenhöhlensekreten (bei aktiver Rhinosinusitis oder einem sich langsam verflüssigenden Hämatosinus, der über die Ostien abfließt) zu Zysteninhalten, zu Transsudaten, (bei Rhinopathia vasomotoria und allergischer Rhinitis) und zur Tränenflüssigkeit gestellt werden.

Die Angaben über den Eiweiß- und Zuckergehalt der genannten Flüssigkeiten sind vor allem unter Verwendung der Teststreifen nicht einheitlich. Dennoch haben sich die Teststreifen im klinischen Alltag als schnelle Suchmethode allgemein durchgesetzt. Sie sind jedoch speziell für Harn- und Blutuntersuchungen bestimmt. Ihre quantitative Auswertung für andere Körperflüssigkeiten ist damit nicht von vornherein zulässig.

*Glucosebestimmung* (Glucotest, Testtape, Combur 8: halbquantitativer Enzymtest): bei allen Streifen besteht die reagierende Substanz aus den Enzymen, Glucoseoxidase und Peroxidase sowie aus einem Indikator. Sie zeigen spezifisch Glucose an. Es werden 3 Tropfen „Nasensekret" benötigt. Mit Dextrostix läßt sich der Zuckergehalt zuverlässig in kleinen Stufen von $40-200$ mg% anhand einer Farbskala abschätzen. Da sich die Glucosekonzentration des Liquors in den unteren Meßbereichen bewegt, erscheinen diese Streifen für die Untersuchung am frontobasal verletzten Patienten besonders vorteilhaft. Nach genau einer Minute erfolgt der Vergleich der eingetretenen Blaufärbung mit der Farbskala auf der Verpackung.

Dagegen ist der Zuckergehalt des Nasensekretes nahezu zu vernachlässigen. Die Probe verläuft negativ. Die wiederum deutlich zuckerhaltige Tränenflüssigkeit ist meist nach der klinischen Symptomatik einzuordnen.

*Eiweißbestimmung:* ein Tropfen der Flüssigkeit wird auf die Reaktionszone der Teststäbchen gegeben und die Grün-Blau-Färbung sofort mit der Farbskala der Packung verglichen. Eine bestimmte Ablesezeit muß nicht unbedingt eingehalten werden. Die Streifen reagieren vorallem auf Albumin, weniger auf Globuline und Mucoproteine.

Die Werte einer fraglichen Flüssigkeit werden verglichen mit denen des Lumbalpunktates.

Ein Tropfen des gewonnenen Materials wird zusätzlich in einem kleinen mit Aqua destillata gefüllten Glasbecher eingeträufelt. Eine Schleimflocke verweist auf den Mucingehalt des Nasensekretes.

Ein Glucosewert von mehr als 40 mg% ($45-80$ mg%) und ein Eiweißwert unter 100 mg% (bis höchstens 200 mg%) sprechen für Liquor cerebrospinalis. Der genannte Glucosewert liegt dann höher als in normalen Schleimhautsekreten. Erhält das gewonnene Sekret aber nur geringste Blutbeimengungen, ist die Bestimmung sinnlos.

Traumatische Speichelfisteln sind, ebenso wie die offenen Tränenwegsverletzungen (s. o.), zumeist durch die klinische Untersuchung zu klären. Im Zweifelsfall kann Amylase bestimmt werden.

## Immunologische Liquordiagnostik (Bestimmung des Marker-Protein $\beta_2$-Transferrin)

Um die Nachteile der bislang bekannten laborchemischen Methoden (Zucker-/Eiweißprobe) auszuschalten (s. o.) wurden spezifische Nachweismethoden für Liquor in Körpersekretgemischen entwickelt (Irjala u. Mitarb., 1979; Oberascher und Arber, 1986).

Bei der Liquorelektrophorese erscheinen typischerweise zwei Bänder des Transferrins. Die $\beta_1$-Fraktion enthält normales Transferrin, wie es auch im Serum, Nasensekret, Speichel, der Tränenflüssigkeit und der Peri- sowie Endolymphe nachweisbar ist. Unter Einwirkung einer im Liquor vorhandenen Neuraminidase entsteht aus $\beta_1$-Transferrin die Variante $\beta_2$ (Tau-Protein) durch Abspaltung von Sialinsäureresten. Das sialinfreie $\beta_2$-Transferrin verfügt über eine geringere Anzahl negativer Ladungen und wandert bei der alkalischen Gelelektrophorese langsamer zur Anode. Die Elektrophorese wird auf Agarosegel vorgenommen, das Transferrin mit entsprechenden Antikörpern (monospezifischen Antiseren gegen Humantransferrin) nachgewiesen und mit Silbernitrat gefärbt. Die Silbernitratfärbung steigert die Sensibilität der Methode um das 40fache (Oberascher 1988).

Es wurden Alternativen entwickelt, da das Auflösungsvermögen der Elektrophorese in Agarosegelen weniger präzise ist (Reisinger u. Hochstrasser 1986). Alle Proteine, außer den Transferrinvarianten werden entfernt. Die Isolierung der Transferrine geschieht affinitätschromatographisch mittels analytischer HPLC-Säule oder im Mikro-Patch-Verfahren, wobei letzteres Verfahren einen geringeren technischen Aufwand darstellt. In einem zweiten Schritt werden die beiden Transferrinvarianten durch eine hochauflösende Poly-

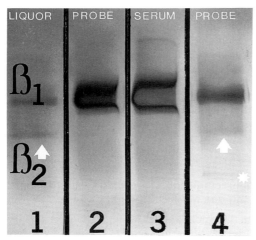

Abb. 4.**5** Immunologische Liquordiagnostik ($\beta_2$-Transferrin-Nachweis) Analyse eines Sekretes der linken Nasenseite mit den klinischen Daten: fehlende Rhinoliquorrhoe. Hyposmie links, Monokelhämatom, röntgenologisch Verdacht auf frontobasale Fraktur
1 = Kontrolliquor ($\beta_2$-Bande), 2 = Patientenserum, 3 = Analyse aus Merocel-Schwämmchen der rechten Nase, 4 = Analyse aus Schwämmchen der linken Nase ($\beta_2$-Bande: damit nachgewiesene offene rhinobasale Fraktur links Siebbeindach). (Wir verdanken die Befunde Herrn Priv.-Doz. Dr. G. Oberascher, Salzburg, aus: Oberascher 1988)

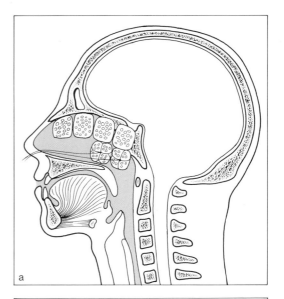

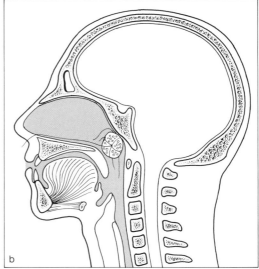

acrylamid-Gelelektrophorese getrennt (Reisinger u. Mitarb. 1987).

Jedenfalls zeigen die Elektrophoresen, daß sich im Serum und Nasensekret nur eine Bande findet, die dem $\beta_1$-Transferrin zuzuordnen ist. Im Liquor dagegen stellt sich oberhalb der $\beta_1$-Bande eine zusätzliche aber schwächere $\beta_2$-Bande ein (Abb. 4.**5**).

Die Untersuchung nimmt 2–3 Stunden in Anspruch. Die geringen Flüssigkeitsmengen können durch Aussaugen der Nase oder des Ohres gewonnen werden. Dies kann auch differenziert aus den einzelnen Nasengängen geschehen. Die Kontamination mit Blut ist dabei nahezu unerheblich. Dies bedeutet, daß der Liquornachweis beim Frischverletzten erbracht werden kann. Bei einem Hämoglobingehalt über 300 mg/dl soll das Hämoglobin mittels Säulenchromatographie reduziert werden.

Abb. 4.**6 a** u. **b**   Materialgewinnung für den laborchemischen Fluoresceintest **a** Merocel-Schwämmchen liegen entlang der Schädelbasis am Dach der Nasenhaupthöhle. Ihre Position wird endoskopisch kontrolliert. Topodiagnostische Rückschlüsse auf den Ort der Fistel sind möglich **b** Ein armierter Tupfer liegt im Nasopharynx: Keilbeinhöhlenfraktur und tubarer Liquorabfluß bei Felsenbeinbrüchen (nach Oberascher 1986)

**Technik/Verfahrensweise (Oberascher 1988)**

*I. Probengewinnung*

– Frischverletzen, mit Verdacht auf Rhino- oder Otoliquorrhö werden unmittelbar bei der Erstuntersuchung Nasenschwämmchen in beide Nasenhaupthöhlen oder in den äußeren Gehörgang eingelegt. Die Schwämmchen saugen liquorhaltiges Sekret auf und es kann eine, nach kurzer Zeit sistierende, Liquorrhoe erkannt werden. Die Einlagen sollten unter Berücksichtigung einer möglichen Keimaszension nicht länger als 6 Stunden belassen werden (Abb. 4.**6a**).

– Bei Verdacht auf Liquorabfluß über die Tube (isolierte otobasale Fraktur) oder auch bei fraglicher Fraktur der Keilbeinhöhenwände werden in der passenden Größe geschnittene Schwämmchen an einem Faden armiert nach Oberflächenanaesthesie in den Epipharynx eingebracht und vor das pharyngeale Tubenostium gelegt. Die richtige Position läßt sich endoskopisch gut kontrollieren (Abb. 4.**6b**).

– Tropft Sekret aus der Nase, wird es in einer Eprouvette oder für den Versand in einem Eppendorf-Röhrchen gesammelt.

*II. Probentransport/Probenverarbeitung*

Merocel-Schwämmchen werden nach Entnahme aus Nase oder Ohr unverzüglich (Qualitätseinbuße durch bakterielle Kontamination!) für 10 Minuten zentrifugiert. Der Überstand wird weiter aufbereitet oder in einem Eppendorfröhrchen an ein entsprechendes Speziallabor versandt. Für den Fall einer nicht hauseigenen Laboruntersuchung müssen 2 ml Patientenserum, mitgesandt werden. Hiermit lassen sich falsch positive Befunde, die bei Patienten mit Leberzirrhose oder bei genetischer Proteinvariante auftreten, ausfiltern. Ebenso wichtig wie die gleichzeitige Mituntersuchung von Patientenserum, ist die Parallelanalyse von reinem Liquor im Sinne einer Qualitätskontrolle. Eine dann immer vorhandene $\beta_2$-Transferrin-Bande dient bei positivem Ergebnis als Vergleichswert (s. Abb. **4.5**).

Das $\beta_2$-Transferrin-Band stellt sich in 1 µl reinem Liquor (weit weniger als 1 Tropfen) noch gut dar. In Gemischen mit Wund- und Nasensekret unterschreitet diese geringe Konzentration die Nachweisgrenze und die Methode schlägt nicht mehr an. Ursache hierfür ist der hohe Proteingehalt beider Sekrete. Oberhalb einer Konzentration von 500 mg/dl Protein muß dieses durch gesättigtes Ammonsulfat reduziert werden. Die Konzentration sollte dann bei ca. 100 µl/ml Sekret liegen. Bei einer Konzentration im Zwischenbereich (zumeist bei Gewinnung mittels Merocel-Schwämmchen), sind beide Fluoresceinnachweisproben (laborchemischer und endoskopischer Nachweis) angezeigt (s. „Salzburger Konzept", S. 121).

**Nachweis des Präalbumins**

Liquor enthält im Vergleich zu Serum vermehrt Präalbumin. Das Präalbumin wird ebenso immunelektrophoretisch bestimmt und in Beziehung zu Albumin gesetzt (Albumin-Präalbumin-Quotient). Bei nahezu reinem Liquor ist das Verfahren zuverlässig. Es zeigt jedoch erhebliche Schwankungen bei Beimengungen von Blut und Nasensekret, da beide Körpersubstanzen über einen hohen Proteingehalt verfügen. Es kommt zu falsch negativen Ergebnissen.

**Liquormarkierungsmethoden**

Unter Liquormarkierungsstoffen sind Lösungen zu verstehen, die intrathekal appliziert werden und über eine Fistel in Nase, Nebenhöhlen oder Ohr abtropfen. Dort werden sie beobachtet und ermöglichen bei günstiger Lage der Fistel auch eine Seitenlokalisation.

Zum Einsatz kamen früher Indigokarmin, Cystachrom, Phenolsulfophtalein und Methylenblau, wobei ein Lävulosezusatz zur Herstellung einer isotonischen Lösung zweckmäßig erschien. Zur besseren Ortung des Liquoraustrittes konnte man die Nase mit einer Tamponade auslegen. Die umschriebene Färbung des Tamponadestreifens ermöglichte die nähere Lokalisierung der Fistel. Die genannten Substanzen werden heute nicht mehr zur intrathekalen Injektionen benutzt, da zahlreiche Zwischenfälle mit schwersten, z. T. nicht reversiblen neurologischen Ausfallerscheinungen, bekannt wurden.

Von zahlreichen Methoden zur Markierung des Liquors sind heute die Fluoresceine die einzig gebräuchlichen.

**Fluoreszein-Natrium-Markierung und Nasenendoskopie**

Fluresceine sind chemisch stabil,mild-alkalisch und mit anderen Körperflüssigkeiten gut verträglich und mischbar. Physikalisch und chemisch bleiben sie bis zu einer Verdünnung von $1:10^7$ nachweisbar.

Die Auswahl der Lichtquelle, bzw. der Blaufilterkombination muß für die Anregung einer Fluoreszenz auf das Intensitätsmaximum (4.640A) abgestimmt sein, da sonst ein deutlicher Verlust der Lichtintensität auftritt.

Bei positiver Fluoreszenz-Probe leuchtet eine „Schleimstraße" hell auf, während die umgebende Schleimhaut dunkel verbleibt. Ohne Sperrfilter (Gelbfilter) strahlen die beleuchteten fluoresceinbenetzten Schleimhautareale rosarot auf (Messerklinger 1967).

Bei frischen Verletzungen (Durchsetzung des liquorvermischten Nasen-Rachen-Sekretes mit Blut) konnte bislang keine Aussage getroffen werden, da die Probe in Gemischen negativ ausfällt. Das leichtalkalische Natriumfluorescein verliert die Fluoreszenz unter Sauerstoffeinfluß und in saurem Milieu. Auch löscht Eisen die Fluoreszenz.

Pigmente des Zerumens (Ceroid und Lipochrom) haben eine gewisse Eigenfluoreszenz. Daher muß man bei der Untersuchung des Ohres die Gehörgange vor der intrathekalen Applikation beobachten. Nur eine deutliche Intensitätszunahme darf als positiv bewertet werden. Auch tetracyclinhaltige Substanzen können eine positive Fluoresceinprobe vortäuschen. Als weitere Fehlerquelle kommen pharmazeutische Substanzen in Frage, die Chlorophyll, Eosin, Hydrochinon, Isochinolin, Bariumsalycilat, Phenantren und Tryptoflavin enthalten.

*Technische Ausrüstung und Applikation*

Die Ausrüstung ist wenig aufwendig: in den Filterschieber der Endoskopieeinrichtung wird ein Blaufilter eingebaut. Den komplementären Sperrfilter schiebt man vor das Okular der Hopkins Optik.

Benötigte Instrumente:
- Hopkins Optik 30 Grad/70 Grad,
- Vorsetzbarer, komplementärer Sperrfilter, (Gelbfilter), möglichst mit das Auge umschließenden Weichgummiaufsatz,
- Kaltlichtquelle,
- Einbau eines Blaulichtfilters in die Beleuchtung.

Nach lumbaler Punktion werden 2 ml einer 5%igen Natriumfluoresceinlösung (Fa.Merck/Artikel Nr. 392) intrathekal appliziert. Auch diese Lösung ist seitens des Bundesgesundheitsamtes lediglich für intravenöse, nicht jedoch für intrathekale Gabe vorgesehen. Dennoch ist sie als chemisch reine Grundsubstanz, d. h. ohne Beigabe von Konservierungsstoffen, in zahlreichen Kliniken bei hunderten von Untersuchungen angewandt worden. Jedenfalls ist das schriftliche Einverständnis nach intensiver Aufklärung einzuholen. Dabei müssen mögliche Komplikationen ausdrücklich genannt werden: Fieberschübe, meningeale Reizungen, aseptische Meningitis, epileptiforme Krämpfe, Atem- und Kreislaufdepression.

Die Grazer HNO-Klinik berichtete nach 500 Gaben über 3 Nebenwirkungen (2× Fieberschübe, 1× epileptiformer Anfall, [Oberascher 1988 zit. Messerklinger]). Mit der lumbalen Applikation können die bei suboccipitaler Punktion beobachteten Komplikationen vermieden werden. Das Fluorescein sollte Stunden vor und nicht während der Einleitungsphase einer Narkose gespritzt werden. Nicht angewandt werden sollte dieses Verfahren bei bekannter Epilepsie, im Ablauf einer floriden Meningitis, bei Patienten im Schock und Koma sowie bei deutlich reduziertem Allgemeinzustand.

*Ablauf der Untersuchung*

- Präliminare Nasen- Nasenrachenendoskopie zur Erfassung pathologischer, auch posttraumatischer Veränderungen:Hämatome, Polypen. Mikrootoskopie.
- Überprüfung der Kontraindikationen; schriftliche Einverständniserklärung
- Injektion von 2 ml, 5%igem Natriumfluorescein (Fa.Merck/Artikel Nr. 392) nach lumbaler Punktion. Die Injektion erfolgt ca. 14 Stunden vor der Nasenendoskopie. Die Haltbarkeit des Natrium-Fluorescein beträgt maximal 3 Wochen! Es müssen daher über die Klinikapotheke, vor allem bei nicht zu häufiger Anwendung der Methode rechtzeitig stets frische Lösungen angefordert werden.
- Rückenlagerung für eine Stunde mit vorge-

neigtem Kopf. Die Einlage von Tupfern in die Nasengänge und das Ohr hat sich nicht ohne Einschränkung bewährt, da kleinste Blutungen die Fluoreszenz vernichten. Ihre Saugkraft und Aufnahmefähigkeit für den Liquor wird durch die Befeuchtung mit Nasensekret vermindert. Oftmals lassen sie sich nicht weit genug vorzuschieben.
- Anästhesie der Nasenschleimhaut mit einem Oberflächenanästhetikum bei Zugabe eines Vasokonstriktors.
- Endoskopie der Nase, des Nasenrachens und des Ohres.

*Befunde*

Mit gewisser Schematisierung können folgende Befundkriterien erhoben werden (Messerklinger 1972):
- Es fließt reichlich Liquor ab: Fluoreszein ist wenig verdünnt. Die Liquorstraße weist bereits unter normalem Licht eine gelbbraune Farbe auf. Eine solche Farbstraße läßt sich bis weit zur Basis verfolgen, so daß eine Duralücke lokalisiert werden kann.
- Es fließt mäßig Liquor ab: die Farbstraße weist mehr oder weniger intensiv gelbe Farbe auf, bei Betrachtung mit normalem Licht. Man wechselt nun zu Blaulicht:
  a Liquorstraße scharf begrenzt: Fluorescein ist nur wenig mit Nasensekret verdünnt, d. h. die Duralücke liegt in unmittelbarer Nähe, etwa im vorderen Siebplattenbereich.
  b Liquorstraße unscharf begrenzt mit weitem Übergreifen der Sekretdecke auf die Mukosa: Liquor muß über längere Strecken durch die Nase geflossen sein, d. h. die Duralücke liegt etwa im hinteren Siebplattenbereich.
  c Liquor tritt nur kurzzeitig und minimal aus: der gefärbte Liquor kann nicht der Schwere nach abfließen sondern wird wegen seiner geringen Menge, sofort im Sekret aufgenommen. Unter normalem Licht ist nun eine Gelbfärbung nicht mehr zu erkennen. Unter Blaulicht ist die Fluoreszenz eines Sekretweges noch zu sehen, da die Fluoreszenz bis zu einer Verdünnung von $1:10^7$ noch darstellbar ist.

## Liquorraumszintigraphie

Die Liquorszintigraphie ermöglicht die szintigraphische Darstellung des Liquorweges bei Rhino- und Otoliquorrhoe und erlaubt daher den Nachweis und die Lokalisation einer Liquorfistel.

Di Chiro führte diese Methode in die Traumatologie ein (Di Chiro, 1964). Zunächst wurde $^{131}$J markiertes Humanserumalbumin verwandt. Wegen möglicher Komplikationen, die von meningealen Reizungen bis zu aseptischen Meningitiden reichten, schien es ratsam, das Humanserumalbumin zu verlassen. Reines Pertechnetat ist aufgrund seiner Verteilung, insbesondere der starken Anreicherung im Gesichtsschädel (vornehmlich in den Speicheldrüsen), nicht geeignet. Daher wurde später, nach Einführung des Technetiums in die Routinediagnostik, $^{99m}$Tc als Pertechnetat in einem DTPA-Komplex gebunden eingesetzt. Bei dieser Untersuchung bleibt eine erhöhte Aktivitätsbelegung der Schädelbasis aus.

Heute wird zur intrathekalen Gabe $^{111}$In als Indium-Ca-DTPA-Komplex verwandt. (*Tiedjen* und *Hildmann*, 1984); ein Radiopharmakon, das im Gegensatz zum Pertechnetat alle Voraussetzungen für eine intrathekale Applikation erfüllt. Die Applikation erfolgt in der Regel lumbal, in Ausnahmefällen subokzipital.

*Durchführung einer Liquorraumszintigraphie zur Liquorfistelsuche*

Nach streng intrathekaler Applikation liegt der Patient, sofern möglich, auf dem Bauch in Kopftieflage. Eine Drehung des Kopfes auf die Seite ist zu vermeiden, um die Lokalisation einer Fistel nicht zu erschweren. Die Ausbreitung des radioaktiven Tracers in den Liquorräumen wird mit einer Gammakamera (ausgestattet mit einem Parallellochkollimator für mittlere oder hohe Energien) verfolgt. Scanner, die bei der Einführung der Methode eingesetzt wurden, sind zur Szintigraphie heute obsolet.

Nach 2 Stunden fertigt man Szintigramme des spinalen Liquorraumes und der basalen Zisternen an. Nach 6 und 24 h (evtl. zusätzlich nach 48 h) wird die Aktivitätsverteilung in den basalen Zisternen und über den Großhirnkonvexitäten szintigraphisch erfaßt. Fisteln lassen sich in lateralen Schichten am

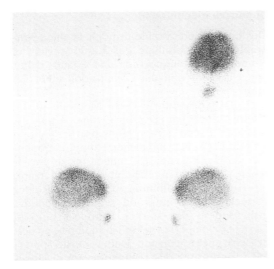

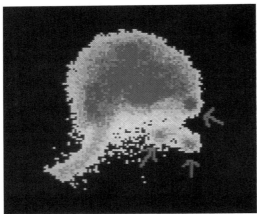

Abb. 4.**7 a** u. **b**  Liquorszintigraphie eines 19jährigen Patienten mit Zustand nach Schädeltrauma. Die Aufnahmen wurden 48 Stunden nach intraspinaler Injektion von 20 MBq 111-Indium-DTPA angefertigt **a** In ventraler Projektion (rechts oben) sowie in rechts-seitlicher Projektion (links unten) und links-seitlicher Projektion (rechts unten) zeigt sich eine deutliche Aktivitätsanreicherung im Bereich des Nasentupfers, einer ausgeprägten Liquorfistel entsprechend **b** Die seitliche Aufnahme des Schädels zeigt die Liquorfistel sowie die über die Fistel ausgeschiedene Aktivität im Bereich des Nasentupfers linksseitig (Pfeile) (Wir verdanken die Abb. 4.**7 a** u. **b** Herrn Prof. Dr. med. K. Hahn, Direktor des Instituts für Klinische Strahlenkunde und Nuklearmedizin der Universität Mainz)

leichtesten lokalisieren. Allerdings entziehen sich kleinere Liquorleckagen häufig dem direkten Fistelnachweis durch die Szintigraphie, u. a. da sie sich wegen hoher Tracerkonzentration in der Cisterna cerebello-medullaris nicht ausreichend kontrastieren.

*Impulsratenmessungen in Nasen- und Ohrtupfern*

Um insbesondere kleine Liquorleckagen zu erfassen, muß zusätzlich zu den Szintigrammen die im Nasenrachenraum freigesetzte Aktivität gemessen werden. Eine Hypersekretion der Nasenschleimhäute, gleich welcher Ursache, kann allerdings die Meßergebnisse beeinträchtigen. Es gelingt weitgehend, diese Sekretionseffekte zu berücksichtigen. Zu diesem Zweck werden Tupfer zunächst gewogen, mit Fäden markiert und sofort nach der lumbalen Tracerapplikation positioniert. Sie liegen in der Nasenhaupthöhle, jeweils in den oberen, mittleren und unteren Nasengängen (bei Verdacht auf Keilbeinfraktur zusätzlich im Nasopharynx) sowie in den äußeren Gehörgängen.

Nach Aufnahme der Szintigramme 2 und 6 h nach Tracerapplikation werden die Tupfer gewechselt, bzw. entfernt. Blutabnahmen zum Zeitpunkt des Tupferwechsels dienen der Bestimmung der Blutaktivität. Durch erneutes Wiegen der Tupfer läßt sich die Sekretmenge genau bestimmen und im Bohrlochzähler die darin enthaltene Aktivität messen. Die Aktivität wird auf die Sekretmenge bezogen und mit Blut- und Speichelaktivitäten verglichen, um Hintergrundeffekte zu minimieren. Die Bestimmung eines Magensaft-Blut-Quotienten ist bei diesem Vorgehen in der Regel verzichtbar.

*Befunde*

Früher wurde der klinische Wert der Liquorszintigraphie zur Fistelsuche als begrenzt angesehen. Falsch positive und falsch negative Befunde hatten den Wert des Verfahrens eingeschränkt. Auch war die Seitenlokalisation bei der früheren Untersuchungstechnik problematischer und zeigte nur in etwa der Hälfte der Fälle Übereinstimmung mit dem operativen Befund.

Dagegen lassen sich mit der heutigen Untersuchungstechnik der Gammakamera-

Szintigraphie in Verbindung mit den o. b. Tupfermessungen Liquorfisteln deutlich besser nachweisen und (seitenbezogen) lokalisieren. Die Nachweiswahrscheinlichkeit selbst bei okkulten oder intermittierenden Rhinoliquorrhoen liegt jetzt bei etwa 90% (*Schicha*, 1985).

Im Gegensatz zu den Farbstoffmethoden (s. S. 118) treten bei der Liquorszintigraphie mit dem heute eingesetzten $^{111}$IN-DTPA keine tracerbedingten meningealen Reizungen mehr auf. Auch die aus der Zeit der Anwendung des Humanserumalbumins bekannten spezifischen Reaktionen auf das Radiopharmakon oder auf andere, der Lösung vom Hersteller beigegebenen Stoffe, sind heute praktisch auszuschließen. Die Verträglichkeit ist somit gut und Reizerscheinungen übersteigen nicht das übliche Maß von Liquorpunktionen.

## Wenig gebräuchliche Methoden

### Abspülphänomen

Für diese rhinoskopische Beobachtungsmethode wird ein Pulver in die Nase eingeblasen und die Abspülung durch den ausfließenden Liquor beobachtet. Man verwendet folgende Pulver: Jodstärke (Rp.R.Jodi 0,1 Kalii jodati 0,2, Amyl.solani ad 30,0) oder Bismutum subgallicium.

Eine Variation des Abspülphänomens ist die Methode nach Miodonski: der Epipharynx wird mit einem Tupfer ausgelegt. Nach Einblasen von Sulfathiazol-Puder ist die Mukosa der Nasenhaupthöhle mit einer feinen, weißen Schicht überdeckt. Eine passende Olive wird auf ein spezielles „pneumatisches Spekulum" aufgesetzt und in die Nase eingeführt. Am Spekulum erzeugt man einen Unterdruck, welcher den Liquorfluß provoziert und an umschriebener Stelle das Pulver abspült.

Das Abspülphänomen unterhalb der mittleren Muschel ist nicht unbedingt pathognomisch für Liquor. Differentialdiagnostisch ist an die seröse Sinusitis zu denken. Durch Druckerhöhung (Valsalva-Manöver) kann die Sekretion verstärkt und unter unmittelbarer Schwellung der Schleimhaut aus den Ostien der Nebenhöhlen gepresst werden.

### Intranasale Pantopaque-Instillition

Dies ist eine röntgenologische Untersuchung mit Kontrastmittel:

1. In Bauchlage liegt die Filmkassette der Stirn an,
2. 2 cm Pantopaque werden in die Nase instilliert, der Kopf verbleibt in dieser Lagerung für 2−3 Minuten. Während dieser Zeit fließt das Mittel entlang des Septums zur Riechplatte und füllt die Fistel aus. A.−p. und seitliche Aufnahmen werden zur Ergänzung angefertigt.
3. In Rückenlage mit Überstreckung des Kopfes fließt das Kontrastmittel durch das Ostium in die Keilbeinhöhle und füllt diese sowie eine mögliche Fistel aus.
4. In aufrechter Position läßt sich abschließend das verbleibende Kontrastmittel in der Fistel darstellen.
5. Gleiches Vorgehen auf der anderen Seite.

Das Risiko der aufsteigenden Infektion wird durch aseptische Techniken und Gabe von Antibiotika reduziert.

### Luftinsufflation

Die Luftinsufflation ist eine intraoperative Untersuchung, während eines neurochirurgischen, intrakraniellen Eingriffes.

Bleibt eine Fistel prä- und intraoperativ unentdeckt, kann ein spezieller doppelblockbarer Katheter (Nasopharynx, Vestibulum nasi) eingelegt werden. Die Ballons verschließen die Nase luftdicht. Der Katheter besitzt eine Öffnung. Eingeblasene Luft steigt von hier über die Fistel ins Endokranium und perlt in der mit physiologischer Kochsalzlösung gefüllten „Frontobasis" sichtbar auf.

### Zusammenfassung

### Salzburger Konzept zum Nachweis einer Liquorrhoe

(Kombination von laborchemischem $\beta_2$-Transferrin-Nachweis mit laborchemischen Fluoreszenztest; photometrischem Natrium-Fluoresceinnachweis und Natrium-Fluorescein-Nasenendoskopie, Oberascher 1988).

Der Untersuchungsplan stellt eine abgestufte, schrittweise Diagnostik dar, wobei nur bei nicht eindeutigem laborchemischen $\beta_2$-Transferrinnachweis die anderen Methoden angewandt werden.

### Laborchemischer $\beta_2$-Transferrinnachweis

Schnellstmöglich werden beim Frischverletzten Merocel-Schwämmchen gelegt. Diese (oder auch ohne Schwämmchen gewonnene Flüssigkeiten) werden dem $\beta_2$-Transferrin-Nachweis unterzogen.

– Bei positivem Ausfall ist die Indikation zur Operation gegeben.Zeitpunkt und Zugangsweg ergeben sich aus der Absprache mit den Fachdisziplinen. Oberascher empfiehlt nach genauer Beachtung der Kontraindikation und nach Ausschluß einer Frühmeningitis grundsätzlich vor jeder operativen Intervention die intrathekale Gabe von Natrium-Fluoreszein. Es gelingt, unmittelbar präoperativ oder auch intraoperativ (etwa nach Enttrümmerung des Siebbeines) die Fistel exakt zu lokalisieren oder deren plastischen Verschluß bezüglich Haltbarkeit und Stabilität zu kontrollieren.

– bei negativem Ausfall müssen vor allem die Röntgenbefunde nochmals einer genauen Begutachtung unterzogen werden. Zum jetzigen Zeitpunkt kann das Pneumenzephalon (intrakraniell oder intrazerebral nachweisbare Luft) der einzig fassbare Befund sein, welcher auf einen offenen Schädelbasisbruch hindeutet. In vielen Fällen gelingt es dem Röntgenologen, computertomographisch zwischen extraduraler und intraduraler Luftansammlung zu unterscheiden. Auch ist die Differentialdiagnose zwischen Hämatosinus, Sekretretension und Meningoencephalocele zu treffen. Ist dies nicht der Fall und es bestehen weiterhin klinische (Anosmie) und röntgenologische (dislozierte Knochenfragmente) Verdachtsmomente, werden weiterführende, unten angegebene Untersuchungen (s. „Röntgenologische Diagnostik").

### Laborchemischer Natrium-Fluoresceinnachweis

Am Vorabend der geplanten Untersuchung wird Natriumfluorescein lumbal gespritzt. Unmittelbar im Anschluß daran werden Schwämmchen gelegt. Diese verbleiben bis zum nächsten Morgen, ca. 14 Stunden. In der Zwischenzeit reichern sie sich mit markiertem fluoresceinhaltigem Liquor an. Nach dem Entfernen müssen diese unverzüglich zentrifugiert und befundet werden (Oberascher 1988).

### Verfahrensweise und Technik

1. Prädiagnostische Aufklärung und Beachtung der Kontraindikationen. Lumbale Punktion und Gabe von 2 ml 5%igem Natrium-Fluorescein (s. o.).
2. Legen von jeweils 3 armierten, saugfähigen Schwämmchen in beiden Nasenhaupthöhlen, auch unter endoskopischer Kontrolle. Dabei ist es von Bedeutung, die Lage der Schwämmchen genau zu dokumentieren. Der positive Nachweis des Beta-Transferrins in einzelnen Einlagen ergibt Hinweise auf den Ort der Liquorfistel (Topodiagnostik der Liquorrhoe: Sinus frontalis und vorderes Siebbein, hinteres Siebbein und Keilbeinhöhle, Tubenostium).
3. Nach Entnahme werden die Schwämmchen sofort 10 Minuten bei 10 g zentrifugiert. Vorbereitet sind 2 mm starke 1%ige Agarosegel-Platten mit eingestanzten 2,5 mm messenden Löchern im Abstand von 10 cm. Der Überstand wird mit einer Mikropipette zu 15 µl aufgetragen. Sollen die Proben versandt werden, geschieht dies ebenfalls in Eppendorf-Röhrchen, jedoch ohne Serum.
4. Elektrophoretische Trennung für 10 Minuten und unverzügliche Befundung unter der Fluoreszenzbetrachtung. Dem laborchemischen Fluoresceintest ist im Vergleich der 3 beschriebenen Methoden die höchste Sensitivität eigen. Die Nachweisgrenze in Proben aus Schwämmchen liegt bei 3 µl markiertem Liquor pro ml Sekret.

### Nasenendoskopie

Die Endoskopie schließt sich ca. 1 Stunde später an. Beide Nasenhaupthöhlen und der Nasopharynx lassen sich exakt untersuchen, markierte Sekretstraßen können beobachtet werden, so daß die Topodiagnostik einer Fistel möglich ist. Ebenso kann die Endoskopie in die sich unmittelbar anschließende Operation „mit hineingenommen werden". Dies entspricht dann der Zielsetzung wie oben beschrieben.

Die Punkte 1. und 2., die auf S. 122 erläutert sind, sollen nicht eingeleitet werden, für den Fall, daß sich eine Frühmeningitis entwickelt. Die Diagnostik konzentriert sich in diesen Fällen auf vorbestehende entzündliche Herde im Bereich der Nasennebenhöhlen.

## Radiologische Diagnostik von Frakturen der Frontorhinobasis

Frakturen mit Beteiligung von Stirn- und Siebbein sowie vorderer Schädelbasis bedürfen einer radiologischen Erstdiagnostik in Form von Schädelübersichten in drei Ebenen (a.-p., seitlich, axial) sowie okzipitofrontalen und okzipitomentalen Nasennebenhöhlenaufnahmen.

Eine begleitende Konvexitätsfraktur gibt häufig Hinweise auf einen Basisbruch und gestattet dann erst die röntgenologische Darstellung der basalen Fraktur (CT). Seltenere, alleinige Basisbrüche zeigen sich auf den konventionellen Röntgenbildern vielfach nicht mit ausreichender Sicherheit. In diesen Fällen hat die Beachtung auch diskret ausgebildeter klinischer Zeichen (Liquoraustritt, Anosmie, Hämatotympanon, Hirnnervenausfälle, etc.) einen hohen Stellenwert.

Ferner kann bei leichter verletzten Patienten versucht werden, die überkippte axiale Aufnahme nach Welin durchzuführen. Diese Aufnahme weist konventionell-röntgenologisch Impressionsfrakturen von Stirnhöhlenvorder- und -hinterwand sowie Jochbogenfrakturen nach (Abb. 4.**8**). Die Aufnahme nach Rhese bildet (zusätzlich zum Foramen opticum) das Siebbeindach in seiner verkürzten Längsausdehnung ab (Abb. 4.**9**).

Bei unauffälligen konventionellen Röntgenaufnahmen ist eine weiterführende radiologische Diagnostik unerläßlich, da, wie bereits erwähnt, nach frontobasalen Frakturen teilweise lebensbedrohliche Komplikationen wie Durariß mit Gefahr der Meningitis, Enzephalitis und des Hirnabszesses aber auch intrakranieller Hämatome auftreten können. Da zum Nachweis dieser Traumafolgen die konventionelle Tomographie ungeeignet ist, kann auf sie zugunsten der Computertomographie verzichtet werden. Die CT weist mit hoher Treffsicherheit epidurale, subdurale und intrazerebrale Hämatome nach. Ein sicheres Fistelzeichen ist der intrazerebrale Luftnachweis,

der mit dem Computertomogramm mit hoher Sensitivität gelingt. Dieser sog. Pneumozephalus kann subarachnoidal, subdural oder epidural lokalisiert sein (s. S. 113). Eine frontal gelegene Luftansammlung ist nahezu pathognomonisch für eine Frontobasisfraktur. Die Luft kann sich als feine „Perle" der Stirnhöhlenhinterwand oder der Falx anschmiegen. Der Nachweis einer Liquorfistel gelingt mit hoher Sicherheit mit Hilfe von intrathekalen fluoreszierenden Farbstoffen oder Metrizamidgabe, welches sich in Kopftieflage im Sinus ansammelt. Die Iotrolan-CT-Zisternographie stellt umschriebene Fisteln übersichtlich dar; ebenso läßt sich Iotrolan bei langstreckigen sagittalen oder parasagittalen Fissuren in der jeweiligen Nasenseite nachweisen. Iotrolan ist ein dimeres, nichtionisches, wasserlösliches Röntgenkontrastmittel von hoher neuraler Verträglichkeit. Es hat die gleiche Osmolarität wie Blut und Liquor und reichert sich nur kurzfristig im Hirnparenchym an.

Frakturen der Hinterwand des Sinus frontalis werden auf Übersichtsaufnahmen in bis zu 50% der Fälle übersehen (Kleinfeldt und Rother 1977). Daher kommt hier als weiterführende radiologische Diagnostik bevorzugt die axiale CT zur Anwendung (Abb. 4.**10a u. b**). Der Nachweis einer Fraktur der Hinterwand des Sinus frontalis ist nahezu beweisend für einen Durariß. Konventionelle Röntgenaufnahmen versagen beim Nachweis von nicht so ausgedehnten Frakturen des Siebbeindaches und der Lamina cribrosa. In diesen Fällen kann konventionell geschichtet oder ein koronares Computertomogramm angefertigt werden, doch selbst mit diesen Techniken können 1−2 mm große Frakturspalten übersehen werden (Abb. 4.**11a u. b**). Bei Frakturen der Wände der Keilbeinhöhle eignet sich zum Nachweis von Frakturen des Keilbeinhöhlendaches und des Planum

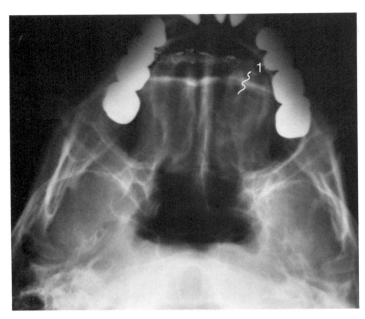

Abb. 4.**8** Überkippte, axiale Aufnahme nach Welin. Darstellung der Stirnhöhlenvorder- und -hinterwand und der Tiefe der Stirnhöhle
1 = Fraktur der rechten Stirnhöhlenhinterwand

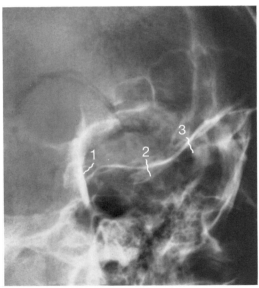

Abb. 4.**9** Orbitaaufnahme nach Rhese. Darstellung des Canalis opticus (1) und des Siebbeindaches in seiner Längsausdehnung
2 = mittleres Siebbein, 3 = vorderes Siebbein

sphenoidale eine konventionelle seitliche Schädelaufnahme, genauer sind allerdings anterior-posteriore und seitliche Tomogramme sowie koronare Computertomogramme. Methode der Wahl zum Nachweis von Frakturen der Seitenwände des Sinus sphenoidale ist die axiale CT.

Zusammenfassend besteht die radiologische Diagnostik von möglichen Frakturen der Frontorhinobasis aus folgenden Untersuchungen:

– Schädel (p.-a., seitlich),
– NNH (okzipitofrontal, okzipitomental),
– axiale Schädelaufnahme nach Welin („Henkeltopf"),
– Aufnahme nach Rhese,
– Tomographie (a.-p., seitlich),
– CT.

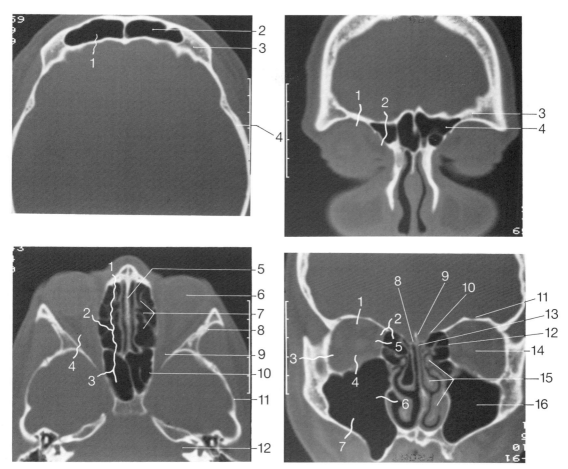

Abb. 4.**10a** u. **b**   Axiales CT der Frontobasis   **a** 1 = Fraktur der Stirnhöhlenhinterwand, 2 = Sinus frontalis, 3 = Os frontale, 4 = Os temporale   **b** Längsfraktur der Siebbeinzellen und der Keilbeinhöhle (1), unter Mitbeteiligung der medialen Orbitawand (2) und der lateralen Keilbeinhöhlenwand (3). Fraktur des Os sphenoidale (4) 5 = Septum nasi, 6 = Bulbus oculi, 7 = Cellulae ethmoidales, 8 = Ala major ossis sphenoidalis, 9 = Orbitatrichter, 10 = Sinus sphenoidalis, 11 = Os temporale, 12 = Meatus acusticus internus

Abb. 4.**11a** u. **b**   Frontobasale Frakturen: Darstellung der Frakturlinienverläufe im koronaren CT   **a** Frakturlinienverlauf durch das Orbitadach (1) und den Sinus frontalis (2) 3 = Orbitadach, 4 = Stirnhöhle   **b** Frakturlinienverlauf durch das Orbitadach (1, 2), die laterale, kaudale und mediale Orbitawand (3–5), die mediale und kaudale Kieferhöhlenwand (6, 7), 8 = Lamina cribrosa, 9 = Crista galli, 10 = Siebbeindach, 11 = Facies orbitalis ossis sphenoidalis, 12 = Lamina papyracea, 13 = Septum nasi, 14 = Orbita, 15 = Concha nasalis superior, media et inferior, 16 = Sinus maxillaris

# Literatur

Amoore, J. E.: Current status of the steric theory of odor Ann. N.Y. Acad.Sci. 116 (1964) 457–476

Bönninghaus, H. G.: Die Behandlung der Schädelbasisbrüche. Thieme, Stuttgart 1960

Bönninghaus, H. G.: Rezidivierende Meningitiden als Folge früherer Schädelbasisbrüche. HNO 16 (1968) 1–12

Bönninghaus, H. G.: Die operative Behandlung der frontobasalen Frakturen, insbesondere der Duraverletzungen, durch den Hals-Nasen-Ohrenarzt. Dokumentation über 66 Patienten. Z. Laryngol. Rhinol. Otol. 50 (1971) 631

Börnstein, W. S.: Cortical representation of taste in man and monkey.II. The localization of the cortical taste area in man and monkey and a method of measuring impairment of taste in man. Yale J. Biol. Med. 13 (1940) 133–156

Di Chiro, R., P. M. Reames: Isotope localization of cranionasal cerobrospinal fluid leaks. Int. nucl. Med. Chicago 5–376 (1964)

Duken, J.: Über zwei Fälle von intrakranieller Pneumatozele nach Schußverletzung Münch. med. Wschr. 17 (1915) 598-599

Elies, W.: Zum gegenwärtigen Stand der Rhinobasischirurgie. Laryngol Rhinol. Otol. 61 (1982) 42–47

Elsberg, C. A, I. Levy: Sense of smell: A new and simple method of quantitative olfactometry. Bull. neurol. Inst. N.Y. 4 (1935) 5–19

Escher, F.: Die frontobasale Schädelverletzung. Schweiz. med. Wschr. 90 (1960) 1481 ff.

Escher, F.: Les fractures frontobasales ouvertes. Rev. oto-neuro-ophthalmol. Cirug. 41, 412, (1969)

Escher, F.: Das Schädelbasistrauma in oto-rhinologischer Sicht, Ein Überblick über 3 Jahrzehnte. HNO 21 (1973) 129

Forster, A.: La lame cribrée de lèthmoide – Etude Morpholique. Arch. Anat. (Strasb.) 7 (1927) 79

Frick, M., H. Rösler, F. Escher: Die szintigraphische Lokalisationsdiagnostik von Liquorfisteln mit Ytterbium, –169, –DPTA. HNO 27 (1977) 67–74

Goldhahn, G.: Leitsymptom: Liquorfluß aus der Nase. Der Chirurg 38 (1967) 126

Hansen, D.: Qualitative Geruchsprüfung HNO 14 (1966) 73–76

Helms, J., G. Geyer: Experimental fractures of the skull base. In Samii, M. , J. Brihaye: Traumatology of the skull base. Springer, Berlin, (1983) (pp. 42–43)

Herberhold, C.: Computer- Olfactometrie mit getrenntem Nachweis von Trigeminus- und Olfactoriusreaktionen. Arch. klin. exp. Ohr.-, Nase- u. Kehlk.-Heilk. 202 (1972) 394-396

Herberhold, C.: Funktionsprüfungen und Störungen des Geruchsinnes. Arch. Oto-Rhino-Laryngol. 210 67–164 (1975)

Irjala, B., J. Suonpää, B. Laurent: Identification of CSF-leakage by immunofixation. Arch. Oto-Rhino-Laryngol. 105 (1979) 447–448

Krarup, B.: Electro-gustometry: A. method for clinical taste examination. Acta oto-laryngol 49 (1958) 294

Keros, P.: Über die praktische Bedeutung der Niveauunterschiede der Lamina cribrosa des Ethmoids. Z. Laryngol Rhinol. Otol. 41 (1962) 808–812

Kainz, M., H. Stammberger: Das Dach des vorderen Siebbeines. Ein Locus minoris resistentiae an der Schädelbasis. Laryngol Rhinol. Otol. 66 142–149 (1988)

Kellerhals, B., A. Levy: Rezidivierende Epistaxis bei traumatischem Aneurysma. HNO 19 (1971) 53-56

Kleinfeldt, D., U. Rother: Gegenüberstellung röntgendiagnostischer und klinisch-operativer Befunde bei rhino- und otobasalen Frakturen. Dtsch. Gesundh.-Wes., 32 (1977) 938–940

Kley, W.: Die Unfallchirurgie der Schädelbasis und der pneumatischen Räume Arch. klin. exp. Ohr.-, Nas. u. Kehlk.-Heilk. 191 Kongreßber. (1968) 1–216

Kley, W.: Die Beteiligung der Nasennebenhöhlen bei fronto-basalen Verletzungen. Fortschr. Kiefer- u. Gesichts-Chir. 11 (1966) 94

Kley, W.: Diagnostik und operative Versorgung von Keilbeinhöhlenfrakturen. Z. Laryngol. Rhinol. Otol. 46 (1967) 469

Kley, W.: Fascienplastiken im Bereich der vorderern und mittleren Schädelbasis und im Bereich der Nasennebenhöhlen. Z.Laryngol. Rhinol. Otol. 52 (1973) 255–264

Kretschmer, H.: Neurotraumatologie. Thieme, Stuttgart 1978

Krmpotic-Nemanic, J., W. Draf, J. Helms: Chirurgische Anatomie des Kopf-Hals-Bereiches. Springer, Berlin, 1985

Lamprecht, A., J. Lamprecht: Erfahrungen mit Geruchs- und Geschmacksprüfungen an 798 Patienten. HNO 36 (1988) 282-285

Lang, J., K. Schäfer: Arteriae ethmoidales: Ursprung, Verlauf, Versorgungsgebiet und Anastomosen. Acta anat. 104 (1979) 183–197

Legler, U.: Mißbildungen der Nase (mit Ausnahme der Gaumenspalten) Fremdkörper, Nasenbluten. In Berendes, J., R. Link, F. Zöllner: In Hals-Nasen-Ohrenheilkunde in Praxis und Klinik. Thieme, Stuttgart 1972

Leiber, B., G. Olbrich: Die klinischen Syndrome. Urban und Scharzenberg, München 1981

Marx, H.: Die Nasenheilkunde. In Einzeldarstellungen. 1. Lieferung: Bau und Funktion der Nase. Fischer, Jena 1949

Messerklinger, W.: Über die mikroskopische intraoperative Funktionsprüfung der Nase und Nebenhöhlenschleimhaut als Hilfsmittel zur Lokalisation kleinster Liquorfisteln. Mschr.Ohrenheilk. 101 (1967) 356

Messerklinger, W.: Nasenendoskopie: Nachweis, Lokalisation und Differentialdiagnose der nasalen Liquorrhö. HNO 20 (1972) 268

Mösges, R., M. Bartsch, A. Hetzenecker, R. Thiel, B. Schmelzer,L. Klimek, A. Kurzeja, G. Schlöndorf:

Eine pragmatische Geruchsprüfung. HNO 38 (1990) 459−461

Muzzi, D. A., T. J. Losasso, R. F. Cucchiara: Complication from a nasopharyngeal airway in patients with a basilar skull fracture. Anesthesiology 74 (1991) 366−368

Novotny, O.: Über die operative Versorgung Stirnhöhlenverletzter mit Duraeröffnung. Mschr. Ohrenheilk. 85 (1951) 37

Novotny, O.: Iatrogene Folgen der Versorgung von Stirnhöhlenverletzungen. Wien. klin. Wschr. 71 (1959) 208

Oberascher, G., F. Arrer: Immunologische Liquordiagnostik mittels β₂-Transferrin. Grundlagen und Methoden. Laryngol. Rhinol. Otol. 65 (1986) 158−161

Oberascher, G.: Otoliquorrhoe-Rhinoliquorrhoe. Salzburger Konzept zur Liquordiagnostik. Laryngol. Rhinol. Otol. 67, (1988) 375−381

Onodi, A.: Die topographische Anatomie der Nasenhöhle und ihrer Nebenhöhlen In L. Katz, F. Blumenfeld: Handbuch der speziellen Chirurgie des Ohres und der oberen Luftwege. Bd. I. 1. Kapitzsch, Leipzig 1922

Passow, A.: Über Luftansammlung im Schädelinnern. Passow-Schäfers Beitr. Anat. etc. Ohr 8 (1916) 257-270

Probst, Ch.: Die wachsende Fraktur des Schädelkalotte und der Schädelbasis. Neurochirurgie 18 (1975) 58

Reisinger, P., K. Hochstrasser: Zur Diagnostik von Liquorfisteln. Arch. Oto-Rhino-Laryngol., Suppl. II (1986) 245−247

Reisinger, P., K. Lempart, K. Hochstrasser: Neue Methoden zur Diagnostik von Liquorfisteln mit Hilfe von β₂-Transferrin oder Präalbumin − Grundlage und Methode Laryngol. Rhinol. Otol. 66 (1987) 255−259

Schicha, H.: Die konventionelle Liquorszintigraphie, Der Nuklearmediziner, Nr. 2, 8, 145−154, (1985)

Seiferth, L. B.: Unfallverletzungen der Nase, der Nebenhöhlen und der Basis der vorderen Schädelgrube Arch. Ohr-Nas.- u. Kehlk. Heilk. 165 (1954) 1

Stool, S. E., W. A. Marasovich: Postnatal cranio-facial growth and development. In Bluestone, W., S. E. Stool: Pediatric Oto-laryngology. Saunders Philadelphia 1990

Tiedjen, K. U., H. Hildmann: Der Stellenwert der Isotopendiagnostik bei Erkrankungen im HNO-Bereich. Stand, Entwicklung und Tendenzen. Laryngol. Rhinol. Otol. 63 (1984) 498−510

Voss, O.: Die Chirurgie der Schädelbasisfrakturen. Barth, Leipzig 1936

Wolfgruber, H.: Über die Lamina cribrosa des Ethmoids. Z. Laryngol. Rhinol. Otol. 34 (1968) 522ff.

Zwillinger, H.: Die Lymphbahnen des oberen Nasenabschnittes und deren Beziehungen zu den perimeningealen Lymphräumen. Arch.Laryngol. Rhinol., 26 (1912) 66

# 5 Orbita

# Checkliste

- Lidhalter, Watteträger, Schielhaken, Muskelpinzette
- Substanzen zur lokalen Anästhesie (Novesine-Lösung)
- Handspaltlampe, elekt. Augenspiegel
- Endoskopieeinrichtung der Kieferhöhle: Trocar, Hopkins-Optiken, Kaltlichtquelle

Unfallursache, Unfallhergang, Richtung und Stärke der Gewalteinwirkung, Bewußtlosigkeit, Schmerzen (Lidschluß, Augenbewegungen), subjektive Beschwerden (Sehstörung, Gesichtsfeld, Doppelbild-Wahrnehmungen, Empfindungsstörung), eingelagerte und eingespießte Fremdkörper.

Alkoholeinfluß, Medikamente, vor dem Unfall durchgeführte Operationen am Augapfel, an Augenmuskeln, Orbita, an den Nasennebenhöhlen, neurochirurgischer Eingriff.

*Inspektion und Palpation:* Blutungen und offene Wunden, eingespießte und eingelagerte Fremdkörper, Schwellungen, Hämatome, Emphysemknistern.

Bei schweren Hämatomen kann die Lidspalte völlig geschlossen sein, so daß nach Tropfanästhesie ein Lidhalter (Desmarres) eingesetzt werden muß: Beurteilung von groben Schnitt- und Berstungsverletzungen des Bulbus. Bei Verdacht auf Perforation der Bulbushülle: ophthalmologische Untersuchung mit der Handspaltlampe: Abflachung der vorderen Augenkammer, verzogene Pupille, fehlendes Rotlicht am Augenhintergrund, orientierende Visusprüfung, Augenspiegel-Fundusbefund.

*Entscheidung:* über sofortige ophthalmologische Operation am Bulbus oculi.

*Untersuchung der Augenlider und Bindehaut:* Lidkante, Canaliculi, ableitende Tränenwege (Sondierung/Spülung; cave Aspiration !).

*Untersuchung des knöchernen Orbitarahmens:* Knochenstufen und Knochenlücken, bewegliche oder dislozierte Fragmente.

*Primäre Funktionsprüfung:*
- Visusprüfung: Fingerzählen, Sehprobentafel (monokular)
- Pupillenweite und Pupillenreaktion: Mydriasis, amaurotische Pupillenstarre, Klivuskantensyndrom.
- Lage des Bulbus: Enophthalmus, Exophthalmus: hervorgerufen durch retrobulbäre hämorrhagische Raumforderung mit Kompressionserscheinungen in der Orbitaspitze.
  *Entscheidung* über sofortige operative Orbitadekompression zur Entlastung der Raumforderung (unter Beurteilung der ersten CT).
- Gesichtsfeld: Parallelversuch.
- Beweglichkeit des Bulbus: Nervenlähmung, Muskel- oder Faszieneinklemmung.
- Doppelbildwahrnehmung.

*Zusätzliche Erstuntersuchung bei Fraktur des Orbitabodens und der medianen Wand:*
Inspektion und Palpation:
- Exophthalmus, Lidachse, Bulbustiefstand, Epistaxis.
- *Funktionsprüfungen:* bei Bewegungsstörung und Diplopie: Vertikaldifferenz (positives Umschlagphänomen).

Blickrichtungstonometrie (DD Muskelparese/Muskeleinklemmung), Kestenbaumbrille (Ausmaß der Bewegungsstörung), Funktionsprüfung der Sensibilität: V,2.

Ultraschalluntersuchung (B-Bild): fahrbares Gerät für bettlägerige Patienten (Beobachtung der Augenmuskeln während der Augenbewegung).

*Beurteilung erster Röntgenbilder:* hängender Tropfen, Hämatosinus, CT.

*Entscheidung* über Frühoperation bei sehr ausgeprägten Befunden: Dislokation des Bulbus in die Kieferhöhle.

*Zusätzliche Untersuchung der hinteren Orbita:* Ultraschall (B-Scan): N. opticus

## Intervalluntersuchung/Intervallbefund

*Orbitaboden/mediane Wand:* passive Funktionsteste (Traktionstest, Forward traction Test: Muskeleinklemmung) Endoskopie der Kieferhöhle: Einbruch des Orbitabodens.

*Hintere Orbita:* wiederholte Funktionskontrolle (Visus, Gesichtsfeld, Augenhintergrund).
Ultraschalluntersuchung: Verlaufskontrolle.
Computerperimetrie: Gesichtsfeld.
Doppelbildwahrnehmung: Maddoxkreuz, Lee-Screen, Synoptometer.
EMG der Augenmuskeln: Lähmungen.

*Carotis-Cavernosus-Fistel:* Chemosis, Stauungspapille, pulssynchrones Geräusch bei Auskultation, gestaute Venen, Doppler-Ultraschalluntersuchung orbitaler Gefäße, CT.

## Spätbefunde/Spätuntersuchungen

Klinische Kontrolle des Heilungsverlaufes. Darüberhinaus sind vor allem bleibende Bewegungsstörungen (narbige Fixierung, Lähmung), Tränenwegsstenosen, Liddeformitäten (Ektropion, Lagophthalmus) zu beachten; nach Contusio bulbi Augendrucksteigerungen, nach Bulbusverletzungen Infektionen, Blutungen, Netzhautablösungen.

# Einleitung

Die Augenhöhle ist durch ihre exponierte Lage und durch ihren vielgestaltigen und fragilen Aufbau einem hohen Verletzungsrisiko ausgesetzt.

Das Interesse und Engagement operativer Disziplinen an den Orbitafrakturen hat in den vergangenen 25 Jahren zugenommen. Eine Erklärung hierfür liegt in der Häufigkeit (70% sind Folgen von Verkehrsunfällen), weiterhin in den Fortschritten der Diagnostik (CT, Ultraschall, etc.) und in den überzeugenden Erfolgen einer rechtzeitigen Behandlung. In vielen Fällen gelingt es, Dauerschäden,wie mechanische Bewegungseinschränkungen oder Verlagerungen des Augapfels, von den Patienten abzuwenden.

Verletzungen des Sehorganes, der umgebenden Weichteile und der knöchernen Wand treten bei Gesichtstraumen auf in Form von:

- Orbitafrakturen,
- Lidverletzungen,
- Traumen der Tränenwege,
- der Augenmuskeln,
- der Nerven II, III, IV und VI,
- des Augapfels selbst,

Häufigste Ursachen sind Straßenverkehrs-, Arbeits- und Freizeitunfälle, wobei ein fester Körper gegen die Orbita schlägt oder umgekehrt. Bei 70% aller Mittelgesichtsfrakturen ist die Orbita beteiligt, über zwei Drittel der Verletzten haben primär Doppelbilder. Die häufigste Ursache hierfür ist die isolierte Berstungsfraktur des Orbitabodens:

1902 analysierte der Treblitzer Augenarzt Lederer 49 Fälle von traumatischem Enophthalmus und warf die Frage auf, ob auch die Begleiterscheinungen „auf dasselbe einheitliche Moment zurückzuführen sind" (Lederer 1902).

Mit Versuchen an der Leiche leistete Mennig 1956 Beiträge zur Aufklärung über den Entstehungsmechanismus des traumatischen Enophthalmus: „Daß derartige Gewalteinwirkungen auf die Orbita eine starke Sprengwirkung in der Tiefe verursachen,die zu groben Zerstörungen an der Stelle geringen Widerstandes (Lamina papyracea, Augenhöhlendach, Orbitaboden) führen und die Periorbita zerreissen kann, wobei der Augapfel als prallelastisches Gebilde den Druck unvermindert in die Tiefe fortleitet, ohne selbst größeren Schaden zu nehmen" (Mennig 1956).

Ein Jahr später führten Smith und Regan den Begriff der „Blow-out-fracture" auf der Basis eigener Untersuchung in die klinische Untersuchung und Behandlung ein (Smith u. Regan 1957).

Die Folgeschäden nach Orbitaverletzungen und nach Hirntraumen können nach funktionellen Gesichtspunkten getrennt werden (Flick 1976).

- Störungen der Sensibilität: Läsionen des N. trigeminus, neuroparalytische Keratitis, Sensibilitätsstörung der Wange und der gleichseitigen Oberlippe.
- Störungen der Sensorik:
  Läsionen des N. opticus
- Störungen der Motorik:
  mechanisch bedingte Motilitätseinschränkungen (einschließlich Muskelabriß) dauernde mechanische Einschränkung vorübergehende mechanische Einschränkung
  Neurogen bedingte Motilitätseinschränkung.

## Anatomie

In Vereinfachung ähnelt die Orbita einer unregelmäßigen vierseitigen Pyramide, an deren Aufbau 7 Knochen beteiligt sind. Stirnbein, Oberkiefer und Jochbein bilden den knöchernen Orbitarahmen. Ersteres gestaltet mit seiner Facies orbitalis das Augenhöhlendach. Der Boden setzt sich aus der jeweiligen orbitalen Fläche des Jochbeins und des Oberkiefers zusammen. Dorsal schiebt sich in einem schmalen Areal das Os palatinum in die Orbita vor. Die Fissura orbitalis inferior geht nach vorn über in den Canalis infraorbitalis, mündet im gleichnamigen Foramen und öffnet sich dorsal zur Fossa pterygopalatina. Die Länge der Fissura orbitalis inferior ist beim Erwachsenen 30 mm, während die Breite mit knapp 6 mm angegeben wird (Abb. **5.1**).

Am Aufbau der medianen Wand sind das Tränenbein und die ebenfalls dünne und zerbrechliche Lamina papyracea des Siebbeines beteiligt. Die laterale Begrenzung bilden der sehr starke Stirnfortsatz des Jochbeines und der große Keilbeinflügel.

Die Nahtverbindungen sind mehr oder weniger Schwachpunkte und stellen bei abrupter Gewalteinwirkung Prädilektionsstellen für Frakturen dar.

Das Foramen infraorbitale öffnet sich in Richtung nach medianunten und kann durch Knochensepten geteilt sein. Topographisch liegt es in der Mitte einer Verbindungslinie vom unteren Rand der Apertura piriformis zum seitlichen Augenwinkel. Dies entspricht einer Position etwas median der Pupillenmitte.

Die äußeren Augenmuskeln kommen im Apex orbitae aus einem Sehnenring, dem Anulus tendineus (Abb. 5.**2**). Der Anulus umfaßt den Canalis opticus und innere Segmente der Fissura orbitalis superior. Somit teilt man eine Pars optica von einer Pas nervosa des Anulus tendineus. Die Pars optica führt den N. opticus und die A. ophthalmica mit einer Begleitvene, umhüllt von einer Durasscheide. Die Pars nervosa enthält den N. abducens (zum M. rectus lateralis), den N. oculomotorius (zu den anderen geraden Augenmuskeln, zum M. obliquus inferior sowie zum M. levator palpebrae superior), den N. nasociliaris (aus V,1), die parasympathische Radix longa

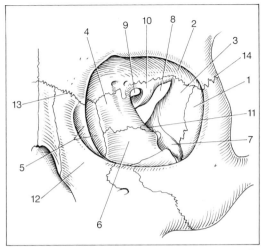

Abb. 5.**1** Anatomie der knöchernen Orbita 1 = Os zygomaticum, 2 = Os frontale, 3 = Ala major ossis sphenoidalis, 4 = Lamine papyracea ossis ethmoidalis, 5 = Os lacrimale, 6 = Facies orbitalis ossis maxillaris, 7 = Fissura orbitalis inferior, 8 = Fissura orbitalis superior, 9 = Canalis opticus, 10 = Ala minor ossis sphenoidalis, 11 = Facies orbitalis ossis palatinum, 12 = Processus frontalis ossis maxillare, 13 = Sutura frontomaxillaris, 14 = Sutura zygomaticofrontalis

ganglii ciliaris (aus V,1) den R. sympathicus (aus Plexus caroticus zum Ganglion ciliare, Abb. 5.**3**). In der Fissura orbitalis superior, d. h. außerhalb des Anulus tendineus verlaufen der N. trochlearis (zu M. obliquus superior), der sensible N. frontalis, der N. lacrimalis mit sekretorischen Fasern zur Tränendrüse über die Fossa pterygopalatina sowie die V. ophthalmica.

Der M. rectus lateralis hat einen Sehnenursprung an der Ala major des Keilbeines (Lacertus M. recti lateralis). Die Sehne des M. obliquus superior biegt an der Trochlea nach lateral ab. Die Trochlea haftet an der Spina trochlearis im oberen inneren Orbitarahmen. Der M. levator palpebrae entspringt an der Durasscheide des N. opticus, zieht mit einem tiefen Sehenblatt zum Tarsus und mit einem oberflächlichem zum M. orbicularis oculi.

Die A. ophthalmica entspringt zumeist aus der A. carotis interna. Sie liegt dann unten

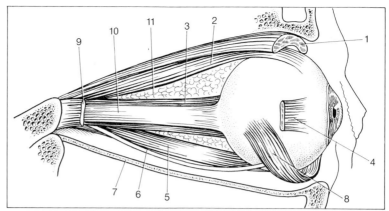

Abb. 5.**2**  Anatomie der Orbitaweichteile, speziell der äußeren Augenmuskeln (rechte Orbita) 1 = M. levator palpebrae, 2 = M. rectus superior, 3 = M. rectus medialis, 4 = Ansatz des M. rectus lateralis, 5 = M. rectus inferior, 6 = Ast des N. oculomotorius zum M. obliquus inferior (Verletzungsgefahr bei Orbitabodenfraktur), 7 = Augenhöhlenboden, 8 = M. obliquus inferior, 9 = Anulus tendineus, 10 = retrobulbärer Abschnitt des N. opticus, 11 = intraorbitales Fett

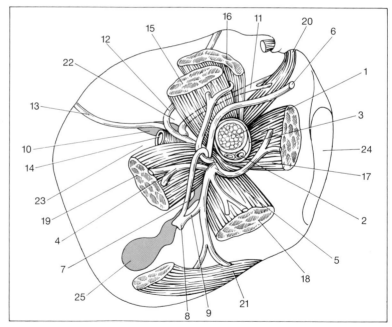

Abb. 5.**3**  Anatomie einer rechten Orbitaspitze Pars optica: 1 = N. opticus, 2 = A. ophthalmica, 3 = Durascheide
Pars nervosa (innere Anteile der Fissura orbitalis superior): 4 = N. abducens, 5 = N. oculomotorius, 6 = N. nasociliaris, 7 = Radix longa ganglii ciliaris, (8 = Ganglion ciliare), 9 = Radix oculomotoria, 10 = Fissura orbitalis superior (äußerer Anteil), 11 = N. trochlearis, 12 = N. frontalis, 13 = N. lacrimalis, 14 = V. ophthalmica
Muskeln: 15 = M. rectus superior, 16 = M. levator palpebrae superior, 17 = M. rectus medialis, 18 = M. rectus inferior, 19 = M. rectus lateralis, 20 = M. obliquus superior, 21 = M. obliquus inferior
Knöcherne Wände: 22 = Ala minor ossis sphenoidalis, 23 = Ala major ossis sphenoidalis, 24 = Fossa sacci lacrimalis, 25 = Fissura orbitalis inferior

und seitlich des Sehnervs. In seltenen Fällen entspringt sie aus der Arteria meningea media (A. maxillaris). In der Orbita gibt die A. ophthalmica die Aa. ethmoidalis anterior und posterior ab.

Der N. opticus ist eine Hirnbahn (Fasciculus opticus) und verläuft in 3 Abschnitten: intrakraniell, intrakanalikulär und orbital. Beim Erwachsenen mißt die kraniale Begrenzung des Kanals 9,8 mm. Seine engste Stelle wird als Optikustaille bezeichnet. Innerhalb der Orbita umhüllen den N. opticus Pia, Arachnoidea und Dura. Die Lamina interna der Dura mater encephali geht am orbitalen Ausgang des Kanals über in die Durahülle des orbitalen Segmentes. Die Lamina externa, endokraniell der inneren Periostschicht entsprechend, wird zur Periorbita. Die Periorbita verdickt sich in unmittelbarem Anschluß an den Kanal zum Ursprungsring von äußeren Augenmuskeln, dem Anulus tendineus (Lang 1981).

## Orbitabodenfraktur

Die isolierte, indirekte Biegungsfraktur des Orbitabodens, bzw. des Kieferhöhlendaches, ist im angloamerikanischen Schriftum als „Blow-out fracture of the orbital floor" bekannt und beinhaltet die isolierte Frakturierung der außerordentlich dünnen Knochenlamelle zwischen Orbitaweichteilen und der Kieferhöhlenschleimhaut. Bei diesem Typus der Orbitabodenfraktur bleibt der starke untere knöcherne Orbitarahmen intakt („pure blowout fracture"). Der Orbitainhalt prolabiert in unterschiedlichem Ausmaß in den Sinus maxillaris, der Augapfel disloziert nach kaudal und dorsal (Bulbustiefstand, Enophthalmus, s. u.).

### Pathomechanismus

Die Brüche des Orbitarahmens oder auch der Wände entstehen einerseits als Folge direkter Schlag- oder Stoßwirkung auf den Orbitarand oder den Augeninhalt. Andererseits sind sie einbezogen in ausgedehnte Verletzungen des Schädels, wie bei den Formen der Le-Fort-Frakturen (s. u.) oder den Jochbeinimpressionsbrüchen.

Schlägt ein Gegenstand (im allgemeinen größer als der Augenhöhlendurchmesser: Tennisball, Faust, etc.) auf den Augapfel oder am Orbitarahmen auf, können sich die folgenden zwei Mechanismen auswirken:

### Hydraulic-Force-Theorie

Plötzliche intraorbitale Druckerhöhung führt zu einem „Out fracturing" der dünnen Knochenlamellen des Bodens und der medianen Wand (0,5–1 mm Dicke). Die schwächsten Knochen frakturieren bei diesem Ereignis. Betroffen sind die Region vor der Fissura orbitalis inferior, einschließlich des Canalis infraorbitalis, und die mediane Orbitawand.

Bei diesem Vorgang wird der Augapfel nach dorsal gedrängt und die auftretenden Kräfte übertragen sich im Sinne einer „hydraulischen Transmission" auf alle knöchernen Wände (Abb. 5.4). Der Augapfel, welcher selbst beträchtlichen Kompressionskräften widerstehen kann, wirkt dabei als „hydraulische Einheit" (Converse u. Smith 1957). Der Schlagkörper dichtet den Rahmen der Augenhöhle zirkulär ab, so daß ein Energieverlust nach vorn nicht eintreten kann.

Nach experimentellen Untersuchungen an der exenterierten Orbita reicht jedoch dieser hydraulische Druck allein nicht aus, um eine Orbitabodenfraktur zu erzeugen; vielmehr ist eine gleichzeitige Einwirkung auf den knöchernen unteren Orbitarand hierfür erforderlich (s. u. S. 137; Fujino 1974). Eine Steigerung des intraorbitalen Druckes verursacht zuerst eine Fraktur der medianen Orbitawand. Erst bei stärkerer Gewalteinwirkung frakturiert auch der Orbitaboden.

Jedenfalls kann nach der klinischen Erfahrung ein von vorn auf den unteren Orbitarand einwirkender Stoß zu einer isolierten Orbitawandfraktur führen; erst bei höherer Stoßkraft bricht auch der Orbitarand (Fujinou u. Takeshi 1977).

**Theorie der direkten Knochentransmission**

Die Gewalteinwirkung auf den unteren Orbitarand bewirkt eine elastische Deformierung des dahinterliegenden Bodens und hat unterschiedliche Grade der Zersplitterung zur Folge (Abb. 5.**5**). Die schlagartig ansteigende Biegespannung kann nicht neutralisiert werden (Fuchs 1893). Die Schlagkraft reicht nicht aus, den festen Knochenrahmen zu brechen, dieser leitet aber eine hohe Verformungsenergie an den fragilen Orbitaboden weiter. Eine direkte Knochentransmission liegt wohl der Beobachtung Fukados über die Entstehung des Optikusscheidenhämatoms zugrunde. Eine auf den seitlichen oberen Orbitarahmen auftreffende Kraft (Weichteilverletzung!) wird via großer Keilbeinflügel der Orbitaspitze zugeleitet (s. Canalis-opticus-Syndrom, Fukado 1981).

Bei Gegenständen, die kleiner sind als der Orbitarahmen ist die Gefahr der Bulbusverletzung wesentlich größer. Dies dürfte seinen Grund darin haben, daß unterschiedlich hohe Kräfte auf unterschiedliche Abschnitte des Augapfels einwirken. Die klinische Erfahrung zeigt, daß entweder der Bulbus oder der Orbitaboden der Krafteinwirkung standhalten, daß eine Bulbusruptur die Blow-out-Fraktur eher unwahrscheinlich macht.

Ätiologische Betrachtungen verdeutlichen bei den reinen Ballverletzungen die unterschiedlichen Mechanismen von Hartbällen und Hohlbällen (Stoll u. Kroll 1982). In den angloamerikanischen Ländern gehen die Verletzungen zumeist von unelastischen Hartbällen (Cricket, Baseball) aus, die mit sehr hoher Geschwindigkeit geschlagen wurden. Wandbrüche sind erklärbar mit der Theorie der direkten Knochentransmission. Begleitende Weichteilverletzungen betreffen dann den vorderen Augenabschnitt (Lidverletzungen, Vorderkammerblutungen, etc.). Auf dem Kontinent sind Verletzungen durch luftgefüllte Hohlbälle (Tennis, Fußball) wesentlich häufiger. Sie führen jedoch nicht zu einer Blow-out-Fraktur sondern zu Weichteilverletzungen im

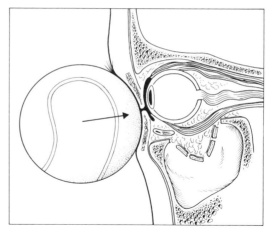

Abb. 5.**4**  Mechanismus der Hydraulic-force-Theorie

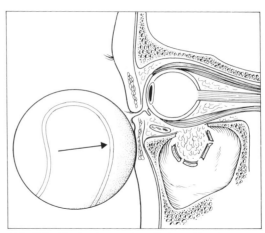

Abb. 5.**5**  Mechanismus der direkten Knochentransmission

hinteren Augenabschnitt (Linsenluxationen, Netzhautrupturen, etc.). Ursache hierfür ist eine Sogwirkung, die sich während der Rückschnellphase des Hohlkörpers auswirkt und den Augapfel in die Länge zieht (Stoll u. Kroll 1982).

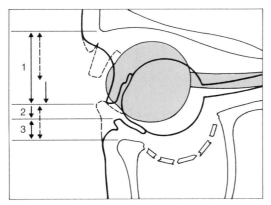

Abb. 5.6  Augenlidsymptome bei zentraler Orbitabodenfraktur (gestrichelt: Normalzustand; Balkenstrich: Zustand nach Fraktur, nach Strupler 1976) 1 = Enophthalmus und Bulbustiefstand führen zur Pseudoptosis: Oberlidfurche verstrichen, Oberlid erscheint überhöht, 2 = verengte Lidspalte, 3 = herabgesunkenes Unterlid

## Klinische Zeichen und Symptome

Zunächst fällt vielfach ein Lidhämatom (s. S. 106) mit Ödem auf. Die Lider können geschlossen sein. Sind diese Befunde nicht übermäßig ausgeprägt, sieht man die Oberlidfurche verstrichen, das Oberlid selbst erscheint „erhöht", im Sinne einer scheinbaren Ptose. Die Lidspalte wird enger, das Unterlid wirkt entsprechend „erniedrigt". Verantwortlich für diesen Befund ist die Verlagerung des Augapfels, und die Ausbildung des frühen Exophthalmus (s. u.). Begleitende subkonjunktivale Blutungen müssen Beachtung finden (Abb. 5.6).

Bei gleichzeitiger Frakturierung der medianen Wand (etwa ein Drittel aller Fälle) bluten die Patienten aus der Nase.

## Enophthalmus

Führt die Gewalteinwirkung zu einer Blutung in der Tiefe des Orbitrichters, so drückt das nun entstehende retrobulbäre Hämatom den Augapfel anfänglich nach vorn. Es bilden sich ein Monokelhämatom (s. Schädelbasis, Escher IV, S. 104 u. 106) und eine Protrusio axial nach vorn aus. Nach 1−2 Wochen weicht der Exophthalmus dann „dem traumatischen Enophthalmus". Bulbus und Lider sind zu-

rückgesunken, das Oberlid erscheint im Bulbusbereich „erhöht", oberhalb des Bulbus aber tief eingesunken („Totenauge"). Diese Entwicklung vollzieht sich langsam, schleichend und wird häufig übersehen.

Diagnostisch schwierig ist der „Falltürmechanismus": ein Zurückfedern des Knochenfragmentes des Orbitabodens bewirkt eine Einklemmung bzw. Adhärenz des M.rectus inferior oder seiner bindegewebigen Muskelscheide (seltener des M. obliquus inferior). Ein Enophthalmus fehlt, da die knöcherne Aussprengung nicht mit einer Kaudalverlagerung verbunden ist. Die passive Hebung des Augapfels ist stärker erschwert, häufig begleiten Sensibilitätsstörungen von V/2 dieses Bild.

Fehlt das retrobulbäre Hämatom, kann (bei massivem Einbruch der Orbitawände) der Enophthalmus auch sofort bestehen. In diesen seltenen Fällen ist das periorbitale Periost vielfach zerrissen, die Weichteile (Mm. rectus und obliquus inferior, Lockwood–sches Ligament, periorbitales Fett) fallen dann weit in die Nasennebenhöhlen vor (Weichteilherniation). Von vielen Autoren wird auf die häufige und gleichzeitig vorliegende Fraktur der medianen Orbitawand hingewiesen.

Niedrige Tierspezies besitzen einen „M. orbitalis", welcher zum Zwecke der Fokussierung den Augapfel protrudiert und sich vom Orbitaboden über die Fissura orbitalis inferior spannt. Beim Menschen soll die traumatisch verursachte Paralyse dieses Muskels (sympathische Innervation) für die Ausbildung eines Enophthalmus verantwortlich sein; ähnlich wie bei Schädigung des N. oculomotorius ein Horner-Syndrom entstehen kann (Converse u. Mitarb. 1977). Andere glauben, daß die Atrophie des orbitalen Fettes, wohl als Folge der gestörten sympathischen Innervation, in Betracht gezogen werden muß. Weitere Momente sind: Die Dislokation der Trochlea, die narbige Kontraktur des retrobulbären Fettgewebes und die Ruptur von orbitalen Bändern und Faszienspannungen (Converse u. Mitarb. 1977).

Bei der Weichteilherniation wird die Schleimhaut der Kieferhöhle meist abgedrängt, bleibt aber ansonsten intakt. Die Herniation der Orbitaweichteile ist die Hauptursache des Enophthalmus. Seltener ereignen sich trophische Nekrosen des orbitalen Fettes als Folge von Hämatomen und schleichenden Infektionen. Der traumatische Enophthalmus hat die Begleitsymptome: Pseudoptosis, Vertiefung der Supraorbitalfalte und Verkürzung des horizontalen Lidspaltendurchmessers. Ursächlich sind:

- „Weichteilherniation": zumeist Prolaps in die Kieferhöhle, seltener in das Siebbein (Abb. 5.**7a**).
- „Vergrößerte Orbita": bei Orbitafrakturen ohne „Blow-out-Mechanismus" kann es zu einer Verlagerung der Wände kommen. Die Augenhöhle wird größer. Das periorbitale Fett „verteilt" sich in der vergrößerten Höhle und verliert seine Eigenschaft als Stütze des Augapfels (Abb. 5.**7c**).
- „Fettnekrose", Blutungen, Infektionen.
- „Muskeleinklemmung". Ein „eingeklemmter Muskel" fibrosiert und verkürzt sich. Dadurch wird der Augapfel in einer rückwärtigen Position gehalten. Diesen Veränderungen können dann auch andere extraokuläre Muskeln unterworfen sein (Abb. 5.**7b**).

## Bulbustiefstand

Der Augapfel sinkt ab. Das allein führt erstaunlicherweise nicht zu Doppelbildern. Wenn aber zugleich Muskel- oder Faszieneinklemmungen vorliegen, gibt der Patient Doppelbilder beim Blick geradeaus an. Er beugt den Kopf nach hinten: dies ist die einzige Position, in der er keine Doppelbildwahrnehmung hat.

## Diplopie (Störung der Muskelkoordination)

Besondere Bedeutung kommt der Diagnostik von Doppelbildern beim Blick nach oben zu. Der M. rectus inferior ist in einem Frakturspalt adhärent (Falltürmechanismus, s. o.). Der Bulbus kann nicht nach oben bewegt werden. Auch direkte Verletzungen des Muskels durch einspießende Knochenfragmente oder Blutungen in die Muskelscheiden kommen vor. Das Bild einer Rectus superior Lähmung wird vorgetäuscht („scheinbare Heberparese").
Bei Fixation perimuskulären Gewebes oder von Teilen des M. rectus inferior in einem vor dem Bulbusäquator liegenden Bruchspalt entwickelt sich ein Tiefstand des Auges auf dieser

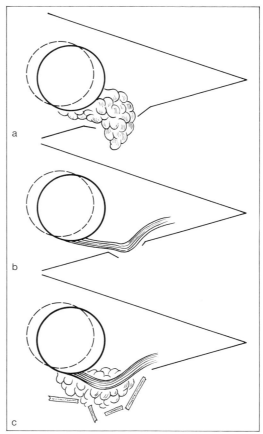

Abb. 5.**7a–c** Ursachen des Enophthalmus (nach Converse u. Smith 1957) **a** Verlagerung von orbitalem Fett in die Kieferhöhle **b** Ein eingeklemmter unterer Augenmuskel hält den Bulbus in rückwärtiger Position **c** Ausgedehnte Fragmentverlagerung hat eine „erweiterte Orbita" zur Folge, so daß der Bulbus in Richtung der Knochendislokation absinkt

Seite (Bulbus nach unten rotiert). Liegt dagegen die Einklemmungsstelle hinter dem Bulbusäquator, so steht das betroffene Auge beim Blick geradeaus höher als auf der nicht geschädigten Seite (Scholtz u. Krebs 1980).

Ist der Patient bei Bewußtsein, so kann man durch Blickbewegungen die betroffene Muskelgruppe differenzieren. Die Blickrichtungen „geradeaus" sowie „geradeaus – nach oben" und „geradeaus – nach unten" sind dafür ungeeignet (in Abb. 5.**8** mit unterbroche-

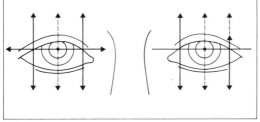

Abb. 5.**8**  Motilitätsprüfung. Die Differenzierung der Bewegungsabläufe erfolgt in Richtung der durchgezogenen Linien. Die Bewegung in Richtung der gestrichelten Linien ist weniger aussagekräftig, da bei dieser Blickhebung und Blicksenkung mehrere Muskeln zusammenwirken. Links: Einschränkung der Blickhebung bei Abduktion

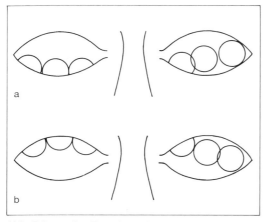

Abb. 5.**9a** u. **b**  Test der schiefen Ebene nach Kestenbaum  **a** Befund bei Lähmung des M. rectus inferior (= mangelnde Kontraktionsfähigkeit) am linken Auge. Dargestellt ist die maximal mögliche Blicksenkung bei Geradeausblick und bei Blick um etwa 30 Grad nach rechts und links  **b** Befund bei mangelnder Dehnungsfähigkeit und noch relativ guter Kontraktionsfähigkeit des M. rectus inferior des linken Auges (z. B. bei traumatisch bedingter Einklemmung muskelnaher Faszien in einem Orbitafrakturspalt oder bei schwerer Erkrankung dieses Muskels im Rahmen einer endokrinen Orbitopathie). Es zeigt sich bei Blickhebung eine schiefe Ebene, deren Neigung dem Befund in Abb. 5.**9a** entgegengesetzt ist. Dargestellt ist die jeweils maximal mögliche Blickhebung bei Blick geradeaus und bei Blick um etwa 30 Grad nach medial und nach lateral

ner Linie eingezeichnet), da sie das Ergebnis des Zusammenwirkens mehrerer Muskelgruppen sind. Deshalb werden die mit durchgezogenen Linien dargestellten Bewegungsrichtungen bei der Prüfung bevorzugt. Diese erlauben eine sichere Zuordnung der Bewegungsbehinderungen zu bestimmten Muskelgruppen (Abb. 5.**8**).

Vielfach ist die Blickhebung im Sinne einer ungenügenden Kontraktion des M.rectus superior eines Auges behindert. Dies kann Folge einer direkten Schädigung dieses Muskels oder seines motorischen Nervs sein — oder aber Folge einer mangelnden Nachgiebigkeit seines Gegenspielers, des M. rectus inferior; bei Traumen infolge Einklemmung oder Adhärenz des Muskels (oder seiner Scheide) im Bereich einer Orbitabodenfraktur. Im letzteren Fall ist meist auch die Blicksenkung behindert, bei einer isolierten Parese des M. rectus superior dagegen nicht.

Für die Orbitabodenfraktur beschreibt die Vertikaldifferenz diesen Vorgang. Eine positive Vertikaldifferenz (+ VD) ist gleichzusetzen mit einem Hochstand des rechten Auges und einem Tiefstand des linken Auges. Eine negative Vertikaldifferenz (- VD) ist umgekehrt definiert. Für den Fall einer Orbitabodenfraktur links stellt sich eine positive Vertikaldifferenz bei Blick nach oben ein (+ VD), da der linke Bulbus durch unzureichende Entspannung des M. rectus inferior nicht hinreichend folgen kann. Bei Blick nach unten dagegen steht das linke Auge höher (- VD), da sich der Muskel nur begrenzt kontrahiert (Koch u. Mitarb. 1985). Dieser Ablauf wird als positives Umschlagsphänomen der Vertikaldifferenz (VD) bezeichnet.

Da die Kontraktion meist weniger betroffen ist als die Dehnbarkeit des betroffenen M. rectus inferior, hilft auch der „Test der schiefen Ebene" nach Kestenbaum bei der Differenzierung gegenüber einer Lähmung (Abb. 5.**9a** u. **b**).

Die Ursachen der traumatischen Diplopie sind (s. auch S. 188)

— Verlagerung des Bulbus infolge von Orbitagewebsoedem, Emphysem, oder Hämatom ohne Fraktur (meistens vorübergehend).

– Verlagerung des Augapfels in Richtung dislozierter Knochenfragmente infolge einer
  Fraktur.
– Bulbusmotilitätsstörungen, hervorgerufen
  durch Adhärenz der Muskeln in oder an
  Bruchspalten oder durch Nervenlähmung.
– Komplizierte Verletzungen der Weichteile
  (Bänder, Faszienverspannungen,bindege-
  webige Fixation der Tenonschen Kapsel an
  die äußeren Augenmuskeln, an Fettgewebe
  oder am orbitalen Periost.

Schwierig, vor allem in therapeutischer Hin-
sicht, ist die Kombination von Orbitafrakturen
und Nervenlähmungen. Isolierte Okulomoto-
riusschädigungen oder auch Trochlealäsionen
ohne nachgewiesene Fraktur ordnen sich im
Hinblick auf die funktionellen Ausfälle in das
Hirnnervenschema ein. Orbitafrakturen hingegen können den gesamten Aufhängeapparat
des Auges in der Orbita verändern und bewirken schwer analysierbare Funktionsstörungen
aller extraokulärer Muskeln, obwohl diese
selbst intakt sein können.

Nach anatomischen Studien von Koornneef wird der Funktion des orbitalen Bindege-
webes eine ausschlaggebende Bedeutung bei
der Ausbildung einer traumatischen Diplopie
beigemessen (Koornneef 1977). Jeden äußeren Augenmuskel umschließt ein reiches System von Bindegewebssepten (Abb. 5.**10a**).
Bei den Bewegungen des Augapfels verschie-
ben sich die Septen gegeneinander und gegen
die zwischengelagerten Fettpolster. Sie verändern ständig ihre Lage in der Orbita. Bei einer
isolierten Beteiligung des M.rectus inferior mit
Zerstörung dessen bindegewebiger Septen
wirkt sich dies auf die Aufhängeapparate aller
Augenmuskeln aus und erklärt das bizarre und
komplizierte Muster der Bewegungsstörungen
des Augapfels (Abb. 5.**10b**).

Zur weiteren Differenzierung ursäch-
licher Faktoren dienen die Blickrichtungstonometrie und das Retraktionsphänomen. Mit der
Kestenbaum-Brille mißt man das Ausmaß der
Bewegungshemmung (s. auch S. 142).

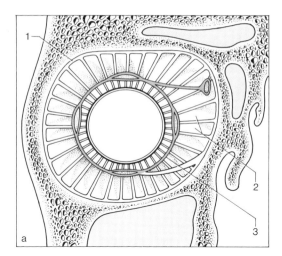

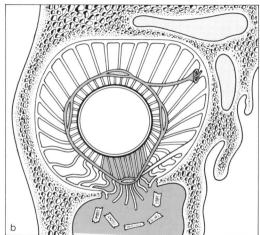

Abb. 5.**10a** u. **b**   Anordnung und Zerstörung der Bindegewebssepten an einem rechten Auge (nach
Koornneef 1977)  **a** Die Septen verankern den Augapfel und die Augenmuskeln an den Knochen der Orbita. 1 = Periorbita, 2 = Bindegewebssepten und zwischengelagerte Fettpolster, 3 = Augenmuskelscheiden  **b** Zerstörung der Septen nach einer Orbitabodenfraktur. Die Bindegewebsräume und beteiligten
Augenmuskeln sind umgeben von Ödem und Bluter-
güssen, die in der Heilphase zur Vernarbung Anlaß
geben können

*Blickrichtungstonometrie*

Bei der Blickrichtungstonometrie mißt der
Augenarzt – am besten mit einem Handappla-
nationstonometer – den Augeninnendruck
bei Blick geradeaus und beim Blick in die be-
hinderte Richtung. Bei einer Muskelparese
zeigt die 2. Messung keinen oder nur einen geringen Anstieg des Augeninnendrucks.
Kämpft dagegen ein intakter Muskel gegen ei-

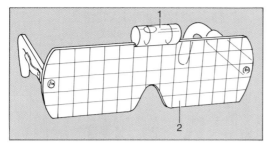

Abb. 5.**11**  Kestenbaum-Brille zur quantitativen Erfassung von Bewegungseinschränkungen des Auges 1 = Wasserwaage, 2 = Raster (der Millimeterraster ist zur Vereinfachung nicht eingezeichnet)

nen zu wenig nachgebenden (weil eingeklemmten oder narbig fixierten) Gegenspieler an, so wird der Bulbus zwischen beiden Muskeln enorm stark komprimiert; der intraokulare Druck steigt über das normale Maß hinaus an.

*Retraktionsphänomen*

Bei Verdacht auf Fixation des M. rectus inferior oder des M. obliquus inferior bzw. ihrer Scheiden fordert man den Patienten auf, nach außen – oben bzw. innen – oben zu blicken. Dabei wird, verursacht durch den Zug des M. rectus superior, der Augapfel in die Augenhöhle hineingedrängt. Dieses Phänomen ist am leichtesten festzustellen, wenn man den Patienten von der Seite betrachtet (s. auch S. 146 u. Abb. 5.**15**).

*Kestenbaum-Brille*

Eine genauere Feststellung des Ausmaßes einer Bewegungsbehinderung (insbesondere zur Verlaufskontrolle!) erreicht man mit Hilfe einer „Brille" mit durchsichtigem mm-Raster. Anstelle der Brillengläser enthält dieses Brillengestell Planscheiben aus Plexiglas mit einem mm-Raster. Am Oberrand der Brille ist eine Wasserwaage angebracht, um die gerade Kopfhaltung überprüfen zu können. Der Untersucher stellt fest, um wieviel mm sich bei jeder Blickrichtungsprüfung der Limbus corneae gegenüber dem mm-Raster verschiebt (Abb. 5.**11**).

Die Ablesung erfolgt jeweils von der Limbusstelle, die dem zu prüfenden Muskel

gegenüber liegt. Beim Blick nach lateral (Abduktion) wird die Verschiebung des medialen Limbus gegenüber dem mm-Raster notiert; beim Blick nach medial dagegen die Verschiebung des temporalen Limbus. Normalerweise ergibt sich in der Horizontalen eine Verschiebung um rund 10 mm, beim Blick abwärts rund 4,5 mm, bei Blickhebung rund 7 mm.

Alle Bewegungen werden senkrecht zum mm-Raster ausgeführt, wie bei der Motilitätsprüfung angegeben. Damit lassen sich Besserungen oder Verschlechterungen der Motilität recht gut quantifizieren.

Schädigungen der schrägen Augenmuskeln haben vor allem bei Blickwendung nach außen eine Verrollung zur Folge. Falls limbusnah ein deutlich hervortretendes Bindehautgefäß vorhanden ist, zeigt sich die Verrollung bei Blickwendung nach außen daran, daß sich dieses Bindehautgefäß zusätzlich im Uhrzeigersinn oder gegen diesen verschiebt. Fehlt ein solches markantes Gefäß, so kann man sich mit einem skleralwärts vom Limbus angebrachten Tuschepunkt helfen (s. a. Abb. 5.**9**).

Die genaueste quantitative Darstellung von Motilitätsbehinderungen bietet die Untersuchung am Synoptometer (Mühlendyck u. Leithäuser 1977, s. „Prinzip nach Hess"), die jedoch ebenfalls die Mitarbeit des Patienten voraussetzt. Das doppelbildfreie Areal kann man mit dem Verfahren von Maartens bestimmen.

*Quantitative Erfassung des doppelbildfreien Blickfeldes*

Die Größe und die Lage des doppelbildfreien Areals, das dem Patienten noch zu Verfügung steht, bestimmen wir mit dem Verfahren nach Maarten u. Mitarb. am Maddox-Kreuz (Abb. 5.**12a**). Mit Hilfe des Lichtfleckes einer Stirnlampe wird am Maddox-Kreuz festgestellt, bis zu welcher Kopfdrehung, Kopfneigung und Kopfhebung der Patient das Lämpchen in der Mitte des Kreuzes unter Mitwirkung der Fusion binokular einfach sieht bzw. von welcher Kopfhaltung an Doppelbildsehen auftritt. Das so ermittelte doppelbildfreie Blickfeld ist die für den Patienten im praktischen Leben wichtigste Größe (Abb. 5.**12b**). Leichte Störungen des Muskelgleichgewichtes werden aber mit diesem Verfahren nicht erkannt, da sie durch die Fusion (vorübergehend) überwunden wer-

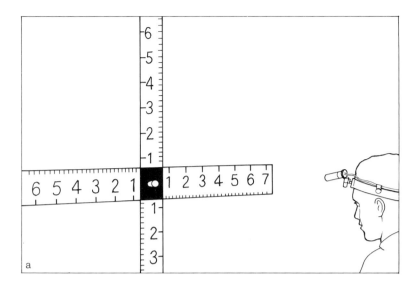

Abb. 5.**12** Quantitative Erfassung des doppelbildfreien Blickfeldes mit der Technik nach Maarten
**a** Der Patient sitzt in 1 m Abstand vor dem Maddox-
Kreuz, das zur genaueren Ablesung noch mit einem
quadratischen Muster hinterlegt werden sollte. Er fixiert das Lämpchen in der Mitte des Kreuzes. Die
Stirnleuchte am Kopf des Patienten ist so justiert und
fokusiert, daß ihr möglichst kleiner Leuchtfleck bei
normaler Kopfhaltung des Patienten auf das Lämpchen trifft. Durch Kopfwendungen bis 30 Grad nach
beiden Seiten bei beibehaltener Fixation des zentralen Lämpchens wird festgestellt, ob hierbei Doppelbilder auftreten. Der Leuchtfleck der Stirnlampe zeigt
das Ausmaß der Kopfdrehung auf der Maddox-Skala
an. Treten Doppelbilder auf, wird der in diesem Moment erreichte Winkelwert als Endpunkt der Kopfdrehung in dieser Richtung festgehalten. Dann wird
durch zusätzliches Heben und Senken des Kopfes um
bis zu 30 Grad festgestellt, von welcher Kopfhaltung
an Doppelbilder auftreten  **b** Protokoll einer Untersuchung mit Doppelbildwahrnehmungen infolge be-
hinderter Dehnbarkeit des R. inferior und des R. medialis (Bewegungsbehinderung des rechten Auges).
Grenzen des doppelbildfreien Areals. Es könnte sich
dabei auch um eine teilweise Lähmung des R. lateralis und des R. superior handeln, doch ist dies schon
wegen der Innervationsverhältnisse weitaus weniger
wahrscheinlich. Die weitere Differenzierung ergibt
sich aus den weiter unten beschriebenen Untersuchungsmethoden. Die Protokollierung erfolgt spiegel-
bildlich zu den Bewegungen des Lichtfleckes am
Maddox-Kreuz und entspricht dadurch der Bewegung
der Augen

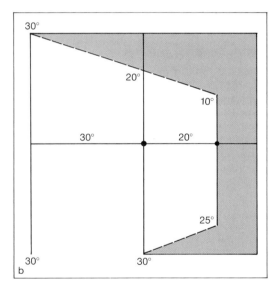

den können. Eine verfeinerte Diagnostik erfordert daher die ergänzende Untersuchung
mit unterbrochener Fusion (Maarten u. Mitarb. 1990).

## Mydriasis bei Orbitabodenfrakturen

Bei isolierten Orbitafrakturen, wie auch im Zusammenhang mit Brüchen des Mittelgesichtes, können Störungen des Pupillarreflexes auftreten (s. auch „Orbitaspitze" S. 157).

Die Pupille des am Trauma beteiligten Auges kann erweitert sein, bei erhaltener direkter und indirekter Lichtreaktion des Gegenauges.

Die postganglionären parasympathischen Fasern verlaufen nach Aufzweigung im unteren Ast des N. oculomotorius und von diesem über eine oder mehrere kurze Wurzeln zum Ganglion ciliare. Dort werden sie umgeschaltet und erreichen über kurze Ziliarnerven den M. sphincter pupillae.

Bei Verletzungen dieses Muskels mag eine Beteiligung dieser postganglionären Fasern hinzutreten. Die Folge wäre ein Überwiegen der sympathikotonen Aktivität, was sich an der einseitig erweiterten Pupille zeigt.

## Störungen der Sensibilität

Läuft die Frakturlinie durch den Kanal des N. infraorbitalis, ist eine Verletzung dieses Nerven möglich. Der Untersucher erkennt die Hypästhesie im Bereich des Unterlides und der angrenzenden Wange. Bei nachgewiesener Fraktur des Orbitabodens und intakter Sensibilität muß die Frakturlinie entweder medial oder lateral des Kanals liegen (s. S. 180).

## Untersuchungen (Orbitaboden)

### Ultraschalluntersuchung (B-Bild)

Mit den hochauflösenden, handgeführten ophthalmologischen Kontakt-Scannern lassen sich die äußeren Augenmuskeln, der vordere Teil des N. opticus und das orbitale Fettgewebe gut darstellen. Hämatome und manche Knochenwanddislokationen sind erkennbar. Besonders wichtig ist die Möglichkeit, im echographischen Bild (Echtzeitdarstellung = „Real time scanner") die Muskeln während der Augenbewegungen zu beobachten (Buschmann u. Trier 1989). Adhärenzen sind dadurch besser zu erkennen als im statischen CT- oder MR-Bild. Die Untersuchung kann am Bett des Patienten erfolgen. Leider sind bei stärker vorspringen-

der Stirn Orbitaboden und M. rectus inferior im vorderen Anteil wegen der derzeitigen Bauweise der Schallköpfe schlecht darstellbar. Die Echogrammbeurteilung am Bildschirm (oder anhand des aufgenommenen Videobandes) bietet wesentlich mehr Informationen über die Bewegungsabläufe als die Betrachtung von Echogrammfotos. Dislozierte Teile des Orbitabodens sind (bei nicht zu weit vorspringender Stirn) im Echogramm ebenfalls zu erkennen.

Nach Tropfanästhesie der Bindehaut wird der Schallkopf mit einer viskösen, für das Auge verträglichen Flüssigkeit (Methocel®) angekoppelt. Zunächst untersucht man den Horizontal-(Transversal-)Schnitt), dann den Vertikalschnitt der Orbita. Durch Rotation der Schnittebene um den Bulbusmittelpunkt untersucht man die übrigen Orbitaabschnitte. Die äußeren Augenmuskeln kann man am besten im Querschnitt darstellen, wobei man versucht, sich der Frontalebene so weit wie möglich zu nähern, um den Muskelverlauf möglichst vollständig zu erfassen (Abb. 5.13a).

Eine ergänzende Auswertung der A-Bild-Echogramme (Zackenschriftanzeige) erweitert die Möglichkeit der Gewebestrukturbeurteilung. Zur Untersuchung der schrägen Augenmuskeln setzt man den Schallkopf in den entsprechenden schrägen Medianen auf (Längs- und Querschnittdarstellung). Der N. opticus und seine Scheiden (Darstellung von bulbusnahen Optikusscheidenhämatomen und Ergüssen!) werden nicht nur beim Geradeausblick beurteilt, sondern auch bei starker Blickwendung nach außen in einem der Frontalebene möglichst weit angenäherten Schnitt (Querschnittsbild des N. opticus, Abb. 5.13b u. c).

Bei direkter Verletzung des Sehnervs sowie bei Avulsio nervi optici oder Contusio besteht immer eine Vergrößerung des Sehnervenscheidendurchmessers (Schröder 1989). Bei indirekten Traumen ist dies nur eingeschränkt der Fall. Insbesondere bei den intrakanalikulären Sehnervenverletzungen ist nur bei einem Teil der Fälle eine Schwellung des Sehnervs in seinem orbitalen Anteil echographisch nachweisbar.

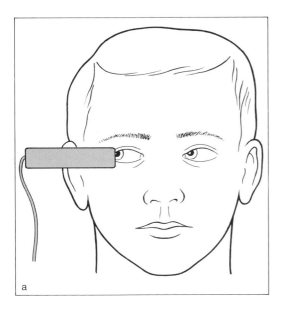

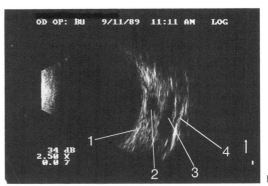

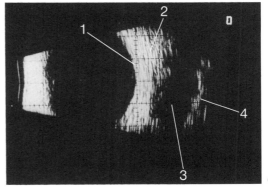

Abb. 5.**13 a−c** Echographie der Orbita **a** Schallkopfposition und Blickrichtung bei der Ultraschalluntersuchung des Querschnittes des N. opticus, des Querschnittes des gedehnten M. rectus medialis und der medialen Orbitawand rechts. Der Schwinger im Schallkopf führt Sektorbewegungen von oben nach unten aus. Durch Schwenkung des Schallkopfschaftes nach vorn verschiebt man die Abtastebene an der Orbitawand nach hinten und stellt die Muskelquerschnitte im mittleren Drittel des Muskels dar. Wechsel zwischen Geradeausblick des Patienten und Blick nach rechts läßt die Änderungen des Muskelquerschnittes und die Beweglichkeit des Muskels im Orbitafett erkennen. Durch Drehung des Schallkopfes um 90 Grad (um seine Längsachse) erhält man eine Längsschnittdarstellung der vorderen Hälfte des N. opticus und des M. rectus medialis **b** Querschnitt des N. opticus und des M. rectus medialis vor der medialen Orbitawand im echographischen Bild: Normalbefund. 1 = Bulbusrückwandecho, 2 = N. opticus, Querschnitt, 3 = M. rectus medialis, 4 = knöcherne Orbitawand **c** Hinter der Bulbuswand sieht man zunächst die intensiven Fettgewebsechos, dann einen recht gut abgegrenzten, echofrei erscheinenden Raum, dahinter das Echo der Knochenwand (das A-Bild läßt besser erkennen, ob dieser Raum tatsächlich echofrei ist oder doch schwache Echos reflektiert). Die Lage zu den Muskeln und die Differenzierung einer Muskelschwellung von einem echoarmen pathologischen Bezirk zwischen den Muskeln ergibt sich aus der echographischen Durchuntersuchung der gesamten Orbita (mit und ohne Augenbewegungen des Patienten). Echographischer A- und B-Bildbefund, Anamnese und klinisches Bild führen zur diagnostischen Klärung (Mukozele, Hämatom, Emphysem oder geschwollener Muskel). 1 = Bulbusrückwandecho, 2 = Fettgewebsecho, 3 = echofrei erscheinender Raum, 4 = Echo der Orbitaknochenwand

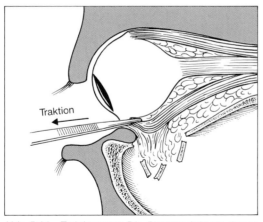

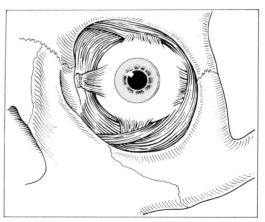

**Abb. 5.14** Traktionstest: Die Pinzette faßt die Sehne des M. rectus inferior nahe dessen Ansatz am Augapfel. Man führt eine vorsichtige Aufwärtsbewegung aus. Diese ist bei Muskeleinklemmung im Seitenvergleich eingeschränkt

**Abb. 5.15** Muskelnarbe und Pathomechanismus des Retraktionsphänomens (s. auch S. 142): Narbige Fixierung des linken M. rectus medialis. Bei Abduktion des Augapfels wird durch den Zug des M. rectus lateralis der Bulbus in die Tiefe hineingedrängt

### Passive Funktionstests

*Traktionstest*

(Diagnose des „dauernden mechanischen okulomotorischen Defektes"). Diese Untersuchung dient der Differentialdiagnose einer Muskeleinklemmung (M. rectus inferior, M. obliquus inferior) gegenüber einer nervalen Schädigung (Lähmung des M. rectus superior bei Orbitadachfrakturen, "Heberparese" s. o.).

Praktische Durchführung: Anästhesie des Konjunktivalsackes. Die Sehne des M. rectus inferior wird unterhalb des Augapfels mit einer Muskelpinzette gefaßt und nach kranial rotiert. Man fühlt die Einschränkung der Beweglichkeit/Muskeladhärenz vor allem im Seitenvergleich. Die Pinzettenspitzen müssen um 90° abgewinkelt sein, damit es nicht zu einer Skleraverletzung kommen kann. Feinfühliger und dadurch verläßlicher ist die Prüfung mittels eines Schielhakens, der nach Bindehautinzision hinter den Muskelansatz geschoben wird (Abb. 5.**14**).

Die Blockierung bildet sich sofort nach dem Unfall aus und ist eine unmittelbare Traumafolge. Ist die passive Beweglichkeit jedoch frei, gibt dieser Befund Hinweise auf eine nervale Schädigung (EMG der Augenmuskeln).

*Forward Traction Test*

Diese Untersuchung dient der Klärung der Genese eines Enophthalmus: Ist er durch narbige Fixierung des Augapfels in einer dorsalen Position oder durch „Massenverlust" der Orbitaweichteile verursacht (Abb. 5.**15**)?

Mit Muskelpinzetten werden der M. rectus medialis und M. rectus lateralis gefaßt und der Augapfel nach vorn gezogen (Abb. 5.**16**). Läßt sich der Bulbus leicht nach ventral bewegen, kann eine Vernarbung ausgeschlossen werden. Dies ist dann auch ein günstiges prognostisches Zeichen für eine Korrekturoperation im Sinne eines Orbitaimplantates.

### Endoskopie der Kieferhöhle

Die diagnostische Endoskopie des Kieferhöhlendaches (periorbitaler Prolaps) wird über eine Trokarhülse und mit starren Winkeloptiken vom unteren Nasengang aus vorgenommen (Kreidler u. Koch 1975).

Als Instrumentarium dient ein Trokar von 16,5 cm Gesamtlänge (einschließlich der

Trokarhülse), 2−3 starre Hopkins- oder Lumi-naoptiken mit Blickrichtungen von 25 und 70 Grad sowie ein flexibles Lichtkabel und die Kaltlichtquelle. Ein Spül-/Saugrohr ergänzt das Instrumentarium. Spezialgeräte mit com-putergesteuerter Belichtungsautomatik dienen der Foto-, Film- und Videodokumentation (Abb. 5.**17**).

*Vorgehensweise:*

− Milde Sedierung und Lokalanästhesie im unteren Nasengang.
− Abspreizen der unteren Muschel mit dem Nasenspekulum und Eingehen mit dem Trokar in Richtung auf den lateralen Au-genwinkel.
− Man fühlt den Moment der Knochenperfo-ration und schiebt die Hülse noch 5 mm vor. Nach Abspülen des „Hämatosinus" ist der Weg für die Optiken frei.

Ein umschriebenes Hämatom der Submukosa im Bereich des Orbitabodens kann röntgeno-logisch wie auch endoskopisch einen „hängen-den Tropfen" vortäuschen. Andererseits las-sen sich Knochensplitter, die eine ödematöse oder blutdurchtränkte Schleimhaut durchspie-ßen wie auch prolabierendes Fett endosko-pisch leicht erkennen. Dabei wird ein milder Druck auf den Bulbus ausgeübt: mobile Frag-mente und Fettgewebe bewegen sich. Ein ne-gativer Befund (Fehlen von Fragmenten und Fettpolster) schließt die Blow-out-Fraktur nicht aus, der positive endoskopische Befund ist beweisend.

### Röntgenbefunde (Orbitaboden)

Bei Verdacht auf eine Orbitabodenfraktur (sog. „Blow-out-Fraktur") werden gezielt kon-ventionelle Röntgenaufnahmen (Orbitaver-gleichsaufnahme posterior-anterior, okzipito-mentale NNH-Aufnahme, seitliche Ge-sichtsschädelaufnahme) eingesetzt. In der ok-zipitomentalen NNH-Aufnahme kann jedoch der Frakturnachweis aufgrund des Summa-tionseffektes durch die knöchernen Schädelba-sisanteile oder Überlagerungen durch Weich-teilschwellungen und -hämatome mißlingen. Ein wichtiger Hinweis auf eine Orbitaboden-fraktur stellt der Hämatosinus im Bereich der Kieferhöhle mit entsprechender Verschattung derselben dar. Eine polsterförmige, nach un-

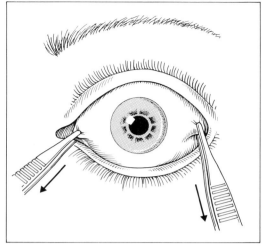

Abb. 5.**16**  Forward-traction-Test: Mit 2 Pinzetten wer-den der Sehnenansatz des M. rectus medialis und la-teralis gefaßt. Bei einer Narbenfixierung des Augap-fels in rückwärtiger Position ist dessen Ventralverla-gerung nicht oder nur begrenzt durchführbar

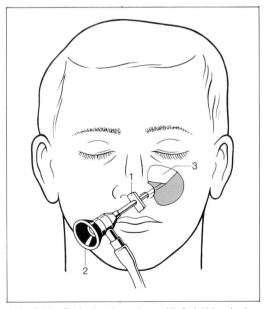

Abb. 5.**17**  Endoskopie des Kieferhöhlendaches über den unteren Nasengang 1 = Trokarhülse, 2 = starre Winkeloptik, 3 = Blickfeld zum Orbitaboden

ten konvexe Verschattung im oberen Kieferhöhlenabschnitt (sog. „hängender Tropfen") ist ein nahezu sicheres Zeichen einer Orbitabodenfraktur, sofern Knochenfragmente in dieser bzw. am Unterrand der Verschattung nachweisbar sind. Der sog. „hängende Tropfen" ist Ausdruck einer Herniation von Orbitagewebe in die Kieferhöhle, welche durch anterior-posteriore und seitliche Tomographie (Schichtdicke 3 mm) und, mit noch höherer Treffsicherheit, durch axiale und koronare CT-Bilder leicht nachgewiesen werden kann. Insgesamt ist die CT in der Klärung einer Orbitabodenfraktur die wichtigste Untersuchungsmethode, da sie eine besonders gute Beurteilung der Weichteilgewebe (mögliche Herniation des M. rectus inferior nach kaudal, Muskelhämatome) und eine Beantwortung der Frage nach orbitalen Lufteinschlüssen oder Fremdkörpern ermöglicht.

Zusammenfassend besteht die röntgenologische Diagnostik bei Verdacht auf eine Orbitabodenfraktur aus folgenden Untersuchungen:

- Orbitavergleichsaufnahme p.-a.,
- NNH okzipitomental,
- Gesichtsschädel seitlich,
- Tomographie (a.-p., seitlich),
- CT.

## Fraktur der medianen Orbitawand

Die mediane Orbitawand wird im vorderen Anteil von Tränenbein, im hinteren Anteil von der Lamina papyracea gebildet.Letztere gehört dem Siebbein an und ist bei medianen Orbitawandfrakturen am häufigsten betroffen.

### Pathomechanismus

Orbitaboden und mediane Wand bilden eine klinische Einheit.Der Pathomechanismus und die Folgezustände (Diplopie, Enophthalmus) sind vergleichbar.

Die mediane Orbitawand ist deutlich dünner als der Boden der Augenhöhle. Dennoch sind Orbitabodenfrakturen wesentlich häufiger als mediane Wandbrüche (Abb. 5.**18**).

Der Orbitaboden ist median und lateral abgestützt,zur Mitte hin „hängt" er jedoch frei. Relativ geringe Kräfte können in dieser Region bleibende Deformierungen und Frakturen hervorrufen. Dagegen wird die Lamina papyracea über die gesamte Länge von Knochenstückchen gestützt, den Septen des Siebbeinlabyrinthes („Wabenstruktur des Unterbaues"). Diese Region ist nicht leicht zu verformen und frakturiert schwer. Aus diesem Grund weisen diese Brüche keine wesentliche Dislokation siebbeinwärts auf. 40% der Bodenfrakturen zeigen röntgenologisch die Zeichen der zusätzlichen medianen Wandfraktur. Isolierte mediane Wandfrakturen dagegen sind äußerst selten. Faustschlag, Steinwurf und Tennisballverletzungen sind auch hier die häufigsten Ursachen.

Bei bleibenden Motilitätsstörungen nach operativer Therapie des Orbitabodens soll jedenfalls eine mediane Wandfraktur Beachtung finden (Therin u. Bogart 1979).

### Zeichen und Symptome

#### Epistaxis

Aus den eröffneten Siebbeinzellen blutet es in die Nasenhaupthöhle. Meistens sistiert diese Blutung spontan,selten ist eine Tamponade erforderlich. Doch sollte bei klinisch und röntgenologischem Verdacht auf Orbitabodenfraktur ein Blutkoagel im mittleren Nasengang an die Beteiligung der lateralen Siebbeinwand denken lassen.

## Lidemphysem

Die Luft tritt besonders leicht bei Überdruck aus der Nase (Schneuzen, Pressen, etc.) in das weiche Subkutangewebe der Lider, besonders der Oberlider, über. Bei der bimanuellen Palpation tastet man „das Knistern" des Emphysems.

Auf der Übersichtsaufnahme im a.-p. Strahlengang ist regelmäßig die Luftsichel unterhalb des Orbitadaches zu sehen. Das retrobulbäre Emphysem bedeutet Gefahr für den N. opticus, für A. und V. centralis retinae. Bei Visusminderung muß dekomprimiert werden.

## Horizontale Diplopie

Die Hemmung der Blickwendung nach lateral (paralysis of lateral gaze) ist zurückzuführen auf eine Einklemmung des M. rectus medialis. Die „Adduktionshemmung" (medial gaze paresis) hat ihre Ursache in der Dysfunktion des M. rectus medialis (direktes Muskeltrauma) bzw. der motorischen Nerven.

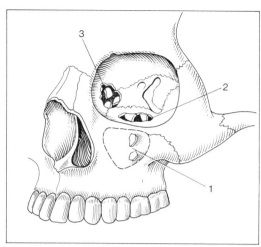

Abb. 5.**18**  Kombinationsbruch mediane Orbitawand und zentraler Orbitaboden 1 = Kieferhöhle (Knochen der Fossa canina abgetragen), 2 = Orbitabodenfraktur, 3 = Fraktur Os lacrimale und Lamina papyracea

## Duane-Zeichen (Orbitales Retraktionssyndrom, „acquired retraction syndrom")

Es besteht in einer Einschränkung der Abduktion sowie in einer Retraktion des Augapfels. Studien am mazerierten Schädel zeigen (in Übereinstimmung mit zahlreichen klinischen Hinweisen), daß eine effektive Muskeleinklemmung („Falltürmechanismus") nur in den hinteren Anteilen der medianen Wand (wo der Knochen wesentlich dicker ist) stattfinden kann (Fujino 1974). Der vorngelegene, papierdünne Knochen zersplittert vielfach in „Scherben" und in kleine Fragmente. Keines der Fragmente dürfte in der Lage sein, den Muskelbauch zu fixieren. Unabhängig davon kann es jedoch als Spätsymptom zu einer narbigen Adhärenz kommen, die klinisch als leicher Enophthalmus und Retraktion des Augapfels (mit Einengung der Fissura palpebralis) bei willkürlicher Abdukion faßbar sind (s. Abb. S. 15 sowie „Refraktionsphänomen" S. 142).

## Röntgenbefunde (Mediane Orbitawand)

Frakturen der Lamina papyracea (sog. „mediale Blow-out-Frakturen") finden sich meist im Rahmen komplexer Läsionen des Gesichtsschädels mit sekundärem Blow-out-Mechanismus. Frakturen im mittleren und hinteren Drittel der medialen Orbitawand führen häufig zur Herniation von Fettgewebe, und bei eingeschränkter Bulbusbeweglichkeit kann eine Einklemmung des medialen Rectusmuskels — eine Operationsindikation — vorliegen. Zum Nachweis dieser Weichteilkomplikationen eignet sich im besonderen Maße die axiale Computertomographie, die auch Einblutungen in die Siebbeinzellen, intrabulbäre Hämatome und Bulbushypotonien leicht diagnostizieren kann. Die konventionelle Tomographie kann Frakturen erst ab einer Dislokation von ca. 3 mm diagnostizieren. Röntgenübersichtsaufnahmen sind dagegen nur in der Lage, Trümmerfrakturen mit Dislokation und Stufenbildung zu erkennen. Deutlich zeigen sie dagegen die intraorbitale Luftsichel (s. S. 188).

Zusammenfassend erfolgt bei Verdacht auf eine Fraktur der medianen Orbitawand die gleiche röntgenologische Basisdiagnostik wie bei Orbitabodenfrakturen (s. o.).

# Fraktur des Orbitadaches und des Orbitarandes

Die kraniale Orbitaspange formt die ventrale Begrenzung des Orbitadaches. Im Vergleich aller Gesichtsknochen ist diese sehr starke knöcherne Brücke am widerstandsfähigsten gegen deformierende Kräfte. Häufig strahlt die Fraktur in die Kalotte ein. Diese Region frakturiert nur bei direkter Gewalteinwirkung.

Ein Frakturspalt des Orbitadaches kann von prolabierendem Orbitagewebe abgedichtet sein. Die Folge ist, daß Liquor nicht über die Nase abläuft. Dennoch ist ein Infektionsweg vom Siebbein über die Orbita zum Schädelinneren möglich.

Man zählt derartige Verletzungen vielfach zu den „stummen Frakturen". Doch die Beteiligung der Schädelbasis sowie die Möglichkeit der endokraniellen Komplikation ergeben für diese prognostisch eher günstige Fraktur auch gewisse Gefahren. Folgende Überleitungen einer Infektion sind möglich:

— bei gleichzeitiger Fraktur der lamina papyracea, über die Orbitaweichteile;
— das Siebbein kann sich als „supraorbitale Bucht" weit nach lateral hin ausdehnen.Es entsteht das „gedoppelte Orbitadach", welches röntgenologisch nur auf den Tomogrammen zur Darstellung kommt. Man spricht auch von einer „Schmetterlingsfigur des Orbitadaches".

## Symptome und klinische Untersuchung

1. Die Abflachung der Supraorbitalspange als Folge der Impression ist Stunden nach dem Unfall durch Schwellung und Hämatom maskiert. Stufen lassen sich dann nicht mehr durchpalpieren. Bei gleichzeitiger Durazerreißung kann der Liquor in das Weichgewebe des Oberlides gelangen. Das Lid ist dann — vornehmlich ohne Hämatomverfärbung — prall elastisch vorgewölbt („Liquorkissen"). Die Prüfung auf „abnorme Beweglichkeit" eines Stückbruches muß bei dieser Verdachtsdiagnose unterbleiben.
2. Der M. levator palpebrae entspringt von der orbitalen Fläche des kleinen Keilbeinflügels unmittelbar vor der Öffnung des Optikuskanals. Lidwärts teilt sich seine Sehne in zwei Blätter, welche zum Tarsus und durch den M.orbicularis oculi zur Haut ziehen. Er kann unmittelbar geschädigt sein und mit einem Stückbruch aus der Supraorbitalspange nach kaudal verlagert werden. Beides führt zu einer, zumeist inkompletten, Ptosis, welche dann auch spontan rückbildungsfähig ist. Eine echte paralytische Ptose (Schädigung des N. oculomotorius) hingegen ist bei Orbitarandbrüchen äußerst selten (s. u.).
3. Eine einseitige Anästhesie der Stirn als Folge einer Schädigung des N.frontalis oder seiner Äste (Rr. supraorbitales, bzw. supratrochleäre Nerven). tritt nahezu regelmäßig hinzu.
4. Bei ausgedehnten Stückbrüchen des Orbitadaches und flächenhaft freiliegender Dura können die Pulsationen der Hirngefäße auf die Periorbita übertragen werden. Es entsteht ein Exophthalmus mit mäßiger Pulsation (s. u.).
5. Die vertikale Diplopie tritt in einem hohen Prozentsatz dieser Verletzungen auf und wird als grundlegendes diagnostisches Zeichen angesehen. Sie kann auftreten als Folge eines ausgedehnten periorbitalen Ödems mit stärkeren Ekchymosen. Eine direkte mechanische Behinderung im Verlauf des M. rectus superior beruht auf einer Fraktur. Äußere Augenmuskeln, einschließlich der sie versorgenden Nerven können dabei unmittelbar betroffen sein (Heberparese). Die Differentialdiagnose zu einer Muskeleinklemmung bei Orbitabodenfrakturen kann durch den Traktionstest oder durch die Elektromyographie erbracht werden.

Die frühzeitige Versorgung von Muskelverletzungen führt zu guten Ergebnissen; spätere Operationen bringen nur noch palliative Besserungen (Auch—Roy—Mainguy u. Mitarb. 1983).

Abb. 5.**19** Orbitafrakturen. Die Orbitavergleichsaufnahme p.-a. weist Frakturen des Orbitadaches (1), der medianen (2) und lateralen (3) Orbitawand sowie des Orbitabodens (4) nach: „Hängender Tropfen" (5)

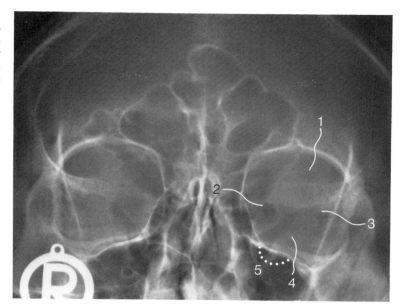

### Röntgenbefunde (Orbitadach)

Frakturen des Orbitadaches können isoliert oder im Rahmen eines komplexen Gesichtsschädeltraumas auftreten (Abb. 5.19). Während isolierte Orbitadachfrakturen konventionell-röntgenologisch aufgrund der Weichteilschwellung und des dünnen Knochens schwierig nachzuweisen sind und hier koronare CT-Scans die höchste Treffsicherheit aufweisen, können kombinierte Frakturen (Rhinobasis, Orbitaboden, Orbitawände) konventionell-tomographisch (anterior-posterior und seitlich) und im CT gleich gut dargestellt werden. Problematisch kann der sog. Partialvolumeneffekt im CT sein, der bei dünnen Knochen und tangentialem Anschnitt lineare Frakturen vorzutäuschen vermag. Da auf

konventionellen Übersichtsaufnahmen ein Drittel aller Orbitadachfrakturen übersehen wird (Frey u. Mitarb. 1989), muß immer eine Tomographie oder eine CT-Untersuchung angeschlossen werden. Gleiches gilt für Frakturen der lateralen Orbitawand, auch hier ist das Computertomogramm (axiale Schichtebene; Schichtdicke 2 mm) Methode der Wahl. Sollte ein CT nicht zur Verfügung stehen, können konventionelle Tomogramme im anterior-posterioren Strahlengang angefertigt werden. Auf ihnen stellt sich die „Schmetterlingsfigur" bei gedoppeltem Orbitadach sehr deutlich dar.

Zusammenfassend erfolgt bei Verdacht auf eine Orbitadachfraktur die gleiche röntgenologische Basisdiagnostik wie bei Orbitabodenfrakturen (s. o.).

# Verletzung der hinteren Orbita (die orbitalen Syndrome)

Die knöcherne hintere Orbita, bestehend aus großem und kleinen Keilbeinflügel, umgrenzt die Fissura orbitalis superior. Durch diese Öffnung treten die Hirnnerven III, IV, V1 und VI in die Augenhöhle ein.

Bei dislozierten Stückbrüchen ist ein Funktionsausfall dieser Nerven auf eine direkte Nervläsion zurückzuführen. Häufiger ist jedoch die Kompression durch ein retrobulbäres Hämatom verantwortlich.

Zu unterscheiden sind folgende Syndrome (Hermann 1976, Hardt u. Steinhäuser 1979):

- Vollständiges und partielles Fissura-orbitalis-Syndrom.
- Retrobulbäres hämorrhagisches Kompressionssyndrom.
- Canalis-opticus-Syndrom.
- Mechanisch-neurogene Kombinationsverletzung (ohne Fraktur), sog. Orbitaspitzentrauma.

## Vollständiges und partielles Fissura-orbitalis-Syndrom

### Mechanik der Verletzung

Trifft eine Prellung die Orbita direkt von vorn, konzentriert sich die Druckwelle in der Orbitaspitze. Betroffen ist zumeist die Fissura orbitalis superior. Die hier eintretenden Nerven und Gefäße können nur sehr begrenzt ausweichen. Das vollständige Syndrom zeigt als Folge der Beteiligung der Nerven III, IV und VI eine Ophthalmoplegie mit Ptosis und einen Exophthalmus infolge Unterbrechung des venösen Abflusses. Die Sensibilität in den drei Ästen des N. ophthalmicus ist obligatorisch beeinträchtigt. Hinzu gesellen sich retrobulbäre Schmerzen oder (und) supraorbitale, neuralgiforme Irritationen.

Bei einer zusätzlichen Schädigung des N. opticus (Orbitaspitzensyndrom) kommen zu den Lähmungen der 3 motorischen Augennerven ein hochgradiger Sehschärfenverlust und die amaurotische Pupillenstarre hinzu.

## Störungen der Motorik

Motilitätsstörungen, die bei Orbitafrakturen auftreten, zeigen selten das typische Bild einer bestimmten Augenmuskellähmung. Der Pathomechanismus der Verletzung läßt dies auch nicht erwarten.

Die eingeschränkte Augenbeweglichkeit kann mechanisch oder (und) neurogen bedingt sein. Zu einer mechanischen Behinderung („mechanischer, okulomotorischer Defekt") führen die Verlagerung des Augapfels oder die Beeinträchtigung des Bewegungsapparates. Alle mechanischen Veränderungen sind sofort vorhanden, sie treten so gut wie nie sekundär auf. Neurogene Motilitätseinschränkungen entstehen dagegen durch traumatische Schädigung von Augenmuskelnerven, ihrer Kerngebiete oder supranukleärer Regionen. Die Differentialdiagnose liefern die in den Kapiteln „Orbitabodenfraktur" und „Orbitaspitzentrauma" beschriebenen Verfahren zur Prüfung der Bulbusmotilität, wie der Traktionstest oder die Elektromyographie äußerer Augenmuskeln. Mit dem Traktionstest sichert man die Diagnose des „dauernden, mechanischen, okulomotorischen Defektes". Die temporären mechanischen Defekte (zumeist auf Hämatom oder Ödem beruhend) können mittels der Elektromyographie (direkte Ableitung von Aktionspotentialen aus den äußeren Augenmuskeln) von den neurogenen differenziert werden (Remky u. Stricker 1973).

Ein pathologischer Traktionstest ist immer eine Indikation zur operativen Revision. Der Eingriff sollte dann innerhalb der ersten 5 Tage nach dem Unfall erfolgen.

Die Verletzung der Augennerven III, IV und V im Bereich der Fissura orbitalis superior, bzw. der Orbitaspitze bietet seltene, aber typische ophthalmologische Zeichen bei der Untersuchung der Bulbusmotilität und bei der Prüfung der Pupillenfunktion (s. S. 157).

### Läsionen des N. oculomotorius

Die Fasern dieses Nerven ziehen teils homolateral, teils kontralateral zum Augapfel. Schädigungen im Bereich der Ursprungskerne führen daher zu Ausfällen der äußeren und inneren Augenmuskeln beider Augen und zeigen ein umfangreiches Symptombild. Periphere Nervenläsionen treten dagegen nur am homolateralen Auge auf. Der Augapfel steht divergent nach außen und unten. Gleichzeitig treten eine Ptosis (Augenlid geschlossen: Lähmung des M. levator palpebrae), eine Mydriasis (Pupille weit und lichtstarr: Schädigung der vegetativen pupillomotorischen Fasern) und eine Akkomodationslähmung auf. Die äußeren Augenmuskeln (Funktion der Bulbusbewegung) sind mit Ausnahme der Mm. rectus lateralis und obliquus superior gelähmt.

*Ophthalmoplegia interna:* weite reaktionslose Pupille, fehlende Akkomodation.
*Ophthalmoplegia externa:* Ptosis, Bulbusabweichung nach seitlich und unten.

Die 4 häufigsten Situationen bei einseitiger posttraumatischer Mydriasis sind:

1. Die direkte Schädigung des Sphinkter iridis: intakte konsensuelle Lichtreaktion (s. S. 157) am unverletzten Auge.
2. Das lebensbedrohliche Klivuskantensyndrom bei intrakraniellem Hämatom: intakte konsensuelle Lichtreaktion der Gegenseite.
3. Periphere Schädigung des N. oculomotorius als ganzes oder seiner vegetativen pupillomotorischen Fasern im Rahmen des Fissura orbitalis superior Syndroms: intakte konsensuelle Lichtreaktion am unverletzten Auge.
4. Massives Orbitaspitzensyndrom: Blockierung des N. opticus mit amaurotischer Pupillenstarre: die konsensuelle Lichtreaktion am unverletzten Auge ist ausgefallen. Bei Belichtung des unverletzten Auges hingegen wird die Pupille der kranken Seite reagieren. Diese Reaktion fehlt aber, wenn hier zugleich der N. oculomotorius betroffen ist.

*Läsionen des N. trochlearis*

Die Bulbusbewegung ist nach unten-innen eingeschränkt. Isolierte Trochlearisparesen sind beim gedeckten Schädelhirntrauma sehr selten.

Klinisch bedeutend ist die Schädigung des Orbitainhaltes ohne obligate Fraktur (s. auch Orbitaspitzentrauma) mit Verletzung der Trochlea und nachfolgender Obliquus-superior-„Parese" und entsprechender Zwangshaltung des Kopfes. Man sieht diesen Zustand als Folge von Windschutzscheibenverletzungen, bei welchen mehrere tiefe Schnittwunden entstanden sind, die immer auch den Verdacht auf eine mögliche perforierende Bulbusverletzung nahelegen.

Fünfmal häufiger ist die „Obliquus-superior-Insuffizienz" nach Stirnhöhlenoperationen, bei denen das Periost der Trochlearegion abgeschoben wird.

*Läsionen des N. abducens*

Der N. VI verläuft in enger Nachbarschaft zur Basis. Er kann indirekt bei nahezu jedem raumfordernden Prozeß oder direkt bei Schädelbasisfrakturen beteiligt sein. Die Bewegung des Bulbus oculi nach außen ist dabei eingeschränkt oder aufgehoben. Auch werden nebeneinander stehende Doppelbilder angegeben.

## Retrobulbäres hämorrhagisches Kompressionssyndrom

Nach Orbitadachfrakturen können sich Blutungen extraperiostal oder intraperiostal ausbilden. Im ersten Fall ist der Exophthalmus nur gering. Intraperiostale intraorbitale Blutungen führen dagegen zu einem exzessiven Exophthalmus und machen den Lidschluß unmöglich. Mit der schnellen Entlastung der Orbita über das Siebbein (Orbitadekompression vergleichbar mit frontoorbitalem Zugang und Periorbitaschlitzung bei endokriner Orbitopathie) kann in solchen Fällen eine zunehmende indirekte Sehnervenschädigung verhindert werden (Richter u. Mitarb. 1984).

Arterielle Hämatome der Orbita, die bei Arterienverletzungen während einer retrobulbären Injektion mitunter (selten!) entstehen, können durch eine temporal unten am Orbitaeingang angelegte Inzision (Haut und Septum orbitale durchtrennen) meist ausreichend entlastet werden. Das vorquellende Orbitafett wird mit einem sterilen Verband abgedeckt. Mit fortschreitender Resorption des

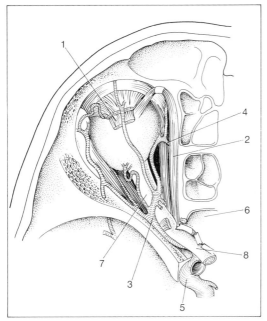

Abb. 5.**20**   Optikusverletzung 1 = M. rectus superior,
2 = M. obliquus superior, 3 = A. ophthalmica, 4 = A.
ethmoidalis, 5 = A. carotis interna, 6 = Keilbeinhöhle,
7 = retrobulbäre Verlaufsstrecke des N. opticus, 8 =
intrakanalikuläre Verlaufsstrecke des N. opticus mit
Knochenfragmenten des Os sphenoidale (Ala minor)

Hämatoms sinkt der Druck in der Orbita; nun
kann man das Fettgewebe reponieren und die
Inzisionsstelle mit Nähten wieder verschließen. Bei einer Ruptur größerer Arterien ist jedoch die Klippung des Gefäßes (Aa. ethmoidales) erforderlich, außerdem die Orbitadekompression.

### Canalis-opticus-Syndrom (einschließlich Commotio Nervi optici)

Die Gemeinsamkeit von Sehbahnverletzungen
und Schädeltraumen findet ihre Erklärung in
der engen topographischen Nachbarschaft der
Sehbahn zur Schädelbasis und zu den Wänden
der Nasennebenhöhlen. Obwohl der Sehnerv
kein echter Hirnnerv ist, wird er im allgemeinen als zweiter Hirnnerv bezeichnet. Bei ca.
1% aller Schädelbasisfrakturen treten Schädigungen des N.opticus auf. Nach den Verletzungen des N.olfactorius (8%) und des N. fa-

cialis (3%) stehen sie an 3. Stelle aller durch
Trauma    verursachten    Hirnnervenschäden
(Turner 1943). Zwischen dem Ausmaß der
Optikusschädigung und der Bedrohlichkeit
des Hirntraumas besteht keine Relation. Optikusverletzungen beeinträchtigen den Visus in
unterschiedlichem Ausmaß und können zur
völligen Erblindung führen. Dabei kommt der
Verletzung nutritiver Gefäße eine höhere Bedeutung zu als der direkten traumatischen Läsion des Sehnerven.

Abgesehen von der Dislokation des Bulbus, bei welcher der Sehnerv abreißt, sind to-
pographisch-anatomisch folgende Verletzungen (Optikusschädigungen) zu unterscheiden
(Abb. 5.**20**):

- *intrasklerale Verletzung* (Evulsio N. optici),
- *intraorbitale Verletzungen:* zumeist Pfählungsverletzungen oder die Folge von Depressionsbrüchen des Orbitadaches,
- intrakanaliküläre Verletzung: am häufigsten wird der Opticus am Übergang Orbita
  – Schädelinneres getroffen, also im Bereich des Kanals. Bei einseitiger Optikusläsion sind röntgenologisch deutliche Frak-
  tursplitter nur selten nachweisbar. Insgesamt ist die Pathogenese der Opticusschä-
  digung in diesem Bereich nicht einheitlich.
  Primäre Sehnervenschädigungen sind dann
  Blutungen in den Nerven , die Dura, bzw.
  die Räume zwischen den Nervenbündeln.
  Auch kurzfristige Deformation des Canalis
  opticus mit Rissen im Nerv und Kontu-
  sionsnekrosen werden diskutiert. Von diesen abzutrennen sind sekundäre Schäden
  wie Ödeme, vaskulär bedingte Nekrosen
  als Folge von allgemeiner Kreislaufschwä-
  che und Gefäßverschlüsse durch Thromben
  und arterielle Spasmen. In seltenen Fällen
  können ein Arterienspasmus oder die sekundäre Gliahyperplasie ein vaskuläres,
  sekundäres Schädigungsmoment der Opti-
  kusfunktion sein. Ersteres wurde bei Bo-
  xern auch ohne frontobasales Trauma beobachtet (Ey 1981).

Die teilweise Zerstörung der Fasern für die
temporale Gesichtshälfte kann zu einer Qua-
drantenhemianopsie führen. Gleiche Befunde
zeigt eine Verletzung an der Basis des Tractus
opticus oder ein gleichzeitiges Temporallap-
pentrauma (Meyersche Schlinge der zentralen
Sehbahn).

Getrennt von den erwähnten Ursachen und pathomechanischen Abläufen der Sehnervenverletzung kommt der Commotio nervi optici eine besondere Bedeutung zu. Bei Kontusionen des Orbitarahmens oder seiner Umgebung können Bagatelltraumen auch bei nicht frakturiertem Canalis opticus die (passagere) Amaurose zur Folge haben.

Die Pathomorphologie der Sehnervenveränderung nach Contusio orbitae ist mit der Entstehung der Rindenprellungsherde des Gehirns nach der Theorie der Druckgradienten vergleichbar. Danach kommt dem Ablauf der Druckwelle zwischen Stoßpol und Gegenpol bei der Ausbildung der Rindenprellungsherde eine wesentliche Bedeutung zu.

In Analogie läßt sich die örtliche Schädigung bei Sehnervenkontusionen als molekulare Sehstörung interpretieren. Die Druckwelle hat die größte Dämpfung am Gegenpol, hier in der Spitze des Orbitatrichters.

Eine operative Beeinflussung der molekularen Störungen durch Dekompression ist nicht möglich. Jene können reversibel oder irreversibel sein. Nur bei einem durch die Druckwelle hervorgerufenen Sehnervenscheidenhämatom (mit nachfolgender Kompression) wäre mit der Entlastung desselben das Sehvermögen wieder herstellbar.Über einen transfrontalen oder frontoorbitalen Zugang wird bei diesem Eingriff die Eröffnung des Sehnervenkanals und die Spaltung der Durascheiden vorgenommen (Optikusdekompression).

Die Diagnose des Optikusscheidenhämatoms ist jedoch äußerst schwierig und in der Regel nur beim bewußtseinsklaren Patienten möglich. Elektrophysiologische Untersuchungen des Auges, des Sehnervs und der Sehbahn (Kombination von Elektroretinographie und visuell evozierten Hirnrindenpotentialen) sind bisher nicht zuverlässig in der Lage, die Indikationsstellung für die operative Therapie zu stützen (Messerli u. Mitarb. 1989). Allerdings werden blitzevozierte visuelle Potentiale (BVEP) bei traumatisch verursachter einseitiger Amaurose sowie als Screening in Notaufnahmestationen eingesetzt (Cornelius u. Mitarb. 1991). Der Vorteil ist, daß die Ableitung auch bei geschlossenen Lidern (Hämatome!) vorgenommen werden kann. Eine Brille, die mit 4 kreuzweise angeordneten Leuchtdioden versehen ist, erzeugt für jedes Auge getrennt

Lichtblitze. Die kortikalen Antwortpotentiale werden mit Oberflächenelektroden über der Sehrinde abgeleitet.

Messerli u. Mitarb. befürworten bei fehlender oder schwacher Pupillenreaktion stets eine transethmoidale Optikusdekompression. Behrens-Baumann u. Chilla (1983) führen eine primäre rhinobasale Optikusdekompression nur bei nachgewiesener Einengung des Canalis opticus sofort aus; bei den übrigen Fällen behandeln sie hochdosiert mit Dexamethason und operieren erst nach 3 Tagen, wenn eine funktionelle Verschlechterung eingetreten ist oder die Besserung ausbleibt.

**Klinische Symptome**

Das klinische Bild der Sehnervenschädigung hat folgende typische Zeichen:

- Einsetzen der Blindheit (bzw. der Visusverschlechterung) mit dem Unfall.
- Verschwinden des direkten Pupillenreflexes bei erhaltenem konsensuellem Reflex auf dem erblindeten Auge. Die Beurteilung ist jedoch schwierig, wenn neben dem Optikus noch der Sympathikus und die parasympathischen Anteile des Okulomotorius verletzt sind.
- Differentialdiagnostisch wichtig ist die Beobachtung, daß bei Opticusschäden in 97% der Fälle Wunden am temporal oberen Orbitarand bestehen. Fukado verwies auf das typische Zusammentreffen dreier Symptome: 1. lichtstarre Pupille, 2. Epistaxis, 3. Wunde an der lateralen oberen Augenbraue (Fukado 1981). Hinzu gesellt sich in 90% der Fälle ein gleichseitiges Lidhämatom, welches nicht selten gemeinsam mit einer Bulbusprellung die Diagnose erschwert (Schröder u. Mitarb. 1989)

In Anlehnung an den Augenspiegelbefund hat man Hinweise auf die Topographie der Optikusläsion in seinem intraorbitalen Verlauf. Bei Verletzungen dicht hinter dem Bulbus (distal der Eintrittsstelle der Zentralarterie in den N. opticus) sieht man das Bild eines Zentralarterienverschlusses. Liegt die Verletzung weiter zentral, so ist der Fundus zunächst normal. Später, zumeist nach 3 Wochen, entwickelt sich die erwähnte Papillenabblassung. Dies sind zumeist Pfählungsverletzungen des Sehnervs.

Drei Entwicklungen sind im Krankheitsablauf für die Diagnosestellung von Bedeutung.

1. Die einseitige Erblindung ist plötzlich und total mit Mydriasis und Ausbleiben der pupillomotorischen Reflexe. Nach 15 Tagen besteht unverändert die Amaurose und die Papille blaßt ab.
   *Diagnose:* Totale (bzw. teilweise) Durchtrennung des Nerven, oder schwere Kompressionen.
2. Die einseitige Erblindung ist plötzlich und total mit Mydriasis und Ausbleiben des pupillomotorischen Reflexes. In den folgenden Tagen oder Wochen stellt sich eine Besserung des Visus ein. Gesichtsfeldeinschränkungen sind noch nachweisbar.
   *Diagnose:* Partielle Kompression durch Schwellung des umgebenden Gewebes oder Blutung in die Opticusscheide
3. Erst Tage bzw. Wochen nach dem Unfall verschlechtert sich das Sehvermögen. Das Gesichtsfeld weist Einschränkungen auf und die Papille blasst zunehmend ab.
   *Diagnose:* Opticuskompression (retrobulbäres, hämorrhagisches Kompressionssyndrom)

Gerade um den letzten Fall nicht zu übersehen, sollte man sich sofort nach dem Trauma über das Sehvermögen orientieren. Dies setzt einen bewußtseinsklaren Patienten voraus. Die Prüfung der Lichtreaktion allein ergibt keineswegs immer ein vollkommenes Bild. Allerdings spricht die prompte, ausgiebige und gut erhaltene Lichtreaktion gegen eine schwere und irreparable Schädigung des N.opticus. Auch besteht Übereinstimmung zwischen dem Grad der amaurotischen Pupillenstarre und dem Ausmaß der Visusbeeinträchtigung. In sehr seltenen Fällen kann jedoch bei Amaurose eine normale Pupillenreaktion und beim wenig beeinträchtigten Visus eine reaktionslose Pupille auftreten.

## Mechanisch-neurogene Kombinationsverletzung; Orbitaspitzentrauma

Bei diesem Verletzungstyp liegen keine Frakturen, jedoch eindeutige Kontusionszeichen vor. Die Kontusion führte zu einer plötzlichen Kompression des Orbitainhaltes. Der dabei auftretende Druck wirkt sich vor allem im Bereich der Orbitaspitze aus. Einzelne Nerven, wie etwa der N. III (Einschränkung der Adduktion und der Senkung) mögen befallen sein. Darüber hinaus können Veränderungen am Muskelscheidenapparat hinzutreten, die irreversible mechanische Behinderungen zur Folge haben.

## Untersuchungen bei den Verletzungen der hinteren Orbita

Die Abklärung temporärer oder bleibender Läsionen beim orbitalen Syndrom soll frühzeitig erfolgen und muß folgende Gebiete umfassen (Flick 1976)

– *Hornhautschäden* aufgrund von Trigeminus- und Facialisschäden und deren Prophylaxe (neuroparalytische Keratitis, Lagophthalmus).
– Die seltenen reversiblen *Optikuskompressionsschäden*, bei denen ein neurochirurgischer oder rhinochirurgischer Eingriff vorgenommen werden müßte (Optikusscheidenhämatome als Folge einer intraorbitalen Druckwelle und die über die molekularen Schäden bei Commotio nervi optici hinausgehenden Verletzungen).
– Die häufigen mechanisch bedingten dauernden *Defekte der Okulomotorik*.

### Sehvermögen

*Visusprüfung*

Die Untersuchung setzt den bewußtseinsklaren Patienten voraus und kann bei frischen Verletzungen meist nur grob-orientierend vorgenommen werden: Erkennen vorgehaltener Gegenstände, Lichtscheinprojektion, Zählen von Fingern, Erkennen von Sehprobentafeln in 1 m Abstand.

*Gesichtfeld*

Eine orientierende Prüfung zum Nachweis grober Ausfälle ist auch am Bett des Patienten möglich, wenn dieser bei Bewußtsein ist (Parallelversuch). Kleinere Ausfälle und relative Skotome können mit der Perimetrie (vorzugsweise Computerperimetrie) erst aufgedeckt werden, wenn der Patient am Gerät sitzen und sich auch entsprechend konzentrieren kann.

**Pupillenweite und Pupillenreaktion**

Bei der fixierten okulomotorischen Pupillenerweiterung sind drei Kriterien von Bedeutung:

1. Weite der Pupille: mittelweit bedeutet, daß
   der Pupillendurchmesser annähernd den
   Irissaum entspricht. Maximal weit bedeutet, daß der Irissaum gerade noch erkennbar ist.
2. Bei Pupillendifferenz: Zeitpunkt, wann
   sich die Pupille erweiterte?
3. Bei gleichseitiger Pupillenerweiterung:
   welche Pupille erweiterte sich wann zuerst?

Eine gleichmäßige Belichtung beider Augen
ist zur Beurteilung der Seitendifferenz der Pupillenweite erforderlich, da die nasale Ge-
sichtsfeldhälfte die Pupillenweite stärker beeinflußt. Seitendifferenzen von mehr als
0,5 mm sind mit Wahrscheinlichkeit pathologisch (Remky 1976). Beidseitige Reizmiosis
bei Hirndruck geht bald in eine paralytische
Mydriasis über (wichtiges neurologisch-neuro-
chirurgisches Symptom, daher bei Hindruck-
verdacht keine Mydriatika zur Fundusuntersu-
chung geben!). Besteht eine einseitige weite
Pupille mit aufgehobener direkter, aber erhaltener indirekter Lichtreaktion (amaurotische
Pupillenstarre), muß stets eine traumatisch
verursachte Amaurose in Betracht gezogen
werden. Dieser Befund ist abzugrenzen von
den Paresen des N. oculomotorius in Form des
Klivuskantensyndrom (s. o.) oder der direkten, peripheren intraorbitalen Nervenverletzung.
 Für die Beurteilung leichtgradiger Optikusverletzungen wird der „*Swinging-flashlight-
Test*" empfohlen (Levantin 1959). Dabei wird
das Auge nicht von vorn, sondern nahezu tangential „alternierend" von unten beleuchtet
(Abb. 5.**21**). Es entsteht ein diffuses Streu-
licht, welches auf pupillomotorisch kaum relevante Netzhautstellen trifft, jedoch von hier
zur Reflektion gelangt, so daß eine völlig
gleichmäßige Ausleuchtung und Reizung der
Netzhaut erfolgt. Beim mehrfachen Hin- und
Herschwingen der Lichtquelle erkennt man
Seitengleichheit oder Seitendifferenzen der
Pupillenreaktion. Die Schädigung des afferenten Schenkels des Lichtregelkreises eines Auges zeigt sich in der Form, daß etwa beim Um-
schwenken der Lichtquelle auf dieses betrof-

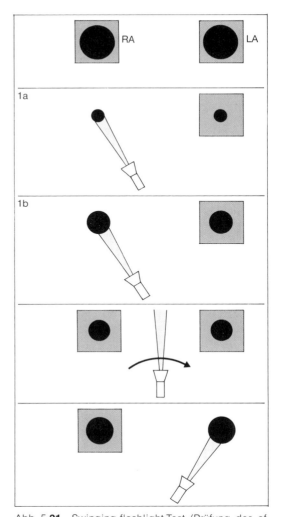

Abb. 5.**21** Swinging-flashlight-Test (Prüfung des afferenten Schenkels des Pupillen-Licht-Regelkreises,
besonders zum Nachweis einseitiger Optikusläsio-
nen). Lichtquelle ist eine gut fokusierte Taschenlampe, die tangential von unten für jeweils 5 s ein
Auge anleuchtet. Die Untersuchung erfolgt im Dunkeln. Es liegt eine afferente Störung am linken Auge
vor. Eine starke bilaterale Kontraktion stellt sich ein
bei Beleuchtung des gesunden rechten Auges (1 a),
dieser folgt eine leichte Dilatation (1 b). Die Lichtquelle wird auf das linke Auge geschwenkt: beide Pupillen dilatieren unmittelbar und stärker als bei Ausleuchtung des rechten Auges. Es fehlte ein „Stadium
2 a". Nach jeweils 5 s wird das Licht von Auge zu
Auge geschwungen bis deutlich wird, ob die Pupillen
von linkem Auge und rechtem Auge gleich reagieren
(nach Meienberg u. Kommerell 1978)

fene Auge die initiale Pupillenkontraktion
fehlt und die Pupillenweite am Ende der Dila-
tationsphase größer ist als auf dem gesunden
Auge (Meinberg u. Kommerell 1978).

### Beweglichkeit des Bulbus

Läsion des N. oculomotorius:
  Bulbus steht nach außen und unten
  (s. S. 156)
Läsion des N. trochlearis:
  Bulbusbewegung ist nach unten innen
  eingeschränkt (s. S. 153)
Läsion des N. abducens:
  Bulbusbewegung ist nach außen einge-
  schränkt. Blickparesen (s. S. 153, S. 49)

### Doppelbildwahrnehmung

Quantitative Angaben über (auch geringgradi-
ge) Blickparesen bzw. Augenmuskellähmun-
gen können mit unterschiedlichen Untersuchungen gewonnen werden (s. S. 141, 142,
„Blickrichtungstonometrie, Kestenbaum-
Brille" u. S. 144, „Ultraschalluntersuchung").
Diese sind vor allem zur Verlaufskontrolle
wichtig. Sie setzen allerdings voraus, daß der
Patient im Sitzen untersucht werden kann. Bei
den heute gebräuchlichen Verfahren (Lee-
Screen, Harmssche Tangentenskala, Zeiss-
Koordimeter oder Synoptometer) handelt es
sich nicht um grundsätzlich verschiedene Methoden. Vielmehr handelt es sich bei allen um
Verfeinerungen desselben, schon von Hess an-
gegebenen Prinzipes.

*Fusion*

Macht der Gesunde eine Blickbewegung, um
ein Objekt zu fixieren, so stellen sich nicht sofort beide Augen exakt auf dieses Objekt ein.
In der ersten, gröberen Augenbewegung wird
vielmehr die richtige Fixationsrichtung nur annähernd erreicht. Es entsteht ein physiologi-
sches Doppelbild des fixierten Objektes, das
aber gar nicht wahrgenommen wird, weil die
Feinsteuerung der Augenmotorik über das
Zwischenhirn normalerweise sehr rasch erfolgt
und es entsteht der normale, binokulare, drei-
dimensionale Seheindruck. Diesen Vorgang
bezeichnet man als Fusion der Netzhautbilder.
Es ist ein komplizierter und daher störanfälli-
ger Vorgang. Schon bei starker Ermüdung,

aber auch unter Alkoholeinfluß kann diese Fu-
sionsleistung nicht mehr erbracht werden und
es kommt deshalb zu Doppelbildwahrnehmungen.

Andererseits ist die physiologische Be-
strebung, auftretende Doppelbilder durch kor-
rigierende Muskelimpulse doch noch zu beseit-
tigen, d. h. die Fusion der beiden Netzhautbilder zu einem binokularen Seheindruck herbei-
zuführen, doch so stark, daß leichte Paresen
dadurch (vorübergehend) maskiert bzw. überwunden werden können. Erst bei längerer Fixation oder beginnender Ermüdung bricht die
Fusion zusammen und die Doppelbilder werden wahrgenommen.

*Prinzip nach Hess*

Um auch leichte Störungen des Muskelgleichgewichtes nachweisen und quantifizieren zu
können, entwickelte Hess das folgende Prinzip, auf dem letztlich die o. g. Geräte beruhen:

Die Fusion der Bilder beider Augen
wird unmöglich gemacht. Durch Rot-Grün-
Filter vor den Augen des Probanden kann das
dem einen Auge dargebotene Bild vom anderen Auge nicht wahrgenommen werden. Beim
Zeiss-Koordimeter wird z. B. ein rotes Gitter-
netz auf die große Projektionswand projiziert.
Auf diesem sind Punkte entsprechend den zu
untersuchenden Blickrichtungen markiert. In
die Hand gegeben wird dem Patienten ein
Pfeilzeichenprojektor mit Grünfilter, so daß
ein grüner Pfeil auf dem Projektionsschirm erscheint. Der Kopf des Patienten wird auf einer
Kinnstütze fixiert. Vor das linke Auge wird ein
Rotglas, vor das rechte Auge ein Grünglas
vorgesetzt. Die Untersuchung wird mit Aus-
tausch der beiden Gläser wiederholt. Der Patient wird nun aufgefordert, mit dem grünen
Pfeil zunächst auf den Mittelpunkt des roten
Koordinatennetzes und dann auf die den zu
untersuchenden Blickrichtungen entsprechenden Punkte des Netzes zu zeigen. Störungen
des Muskelgleichgewichtes zeigen sich darin,
daß der Patient die Pfeilspitze auf eine Stelle
des Projektionsschirmes richtet, die mehr oder
weniger weit von dem genannten Zielpunkt
abweicht. Die Untersuchung an der Harms-
schen Tagentenskala bzw. am Lee-Screen erfolgt im wesentlichen nach dem gleichen Prinzip. Das gilt auch für das Synoptometer, doch

kann an diesem Gerät jede Blickbewegung in 10°-Schritten geprüft und auf einen besonders großen Blickbewegungsbereich ausgedehnt werden, so daß auch extreme Blickrichtungen geprüft werden können. Manche Paresen werden erst dadurch erkennbar. Außerdem können an diesem Gerät Winkelbestimmungen notfalls unabhängig von einer (evtl. fehlenden) normalen Netzhautkorrespondenz und normalen Fixation vorgenommen werden (Mühlendyck u. Leithäuser 1977).

## Elektromyographie der äußeren Augenmuskeln

Die Elektromyographie der äußeren Augenmuskeln zeigt oft, daß die Innervation auch bei klinischer Lähmung eines Muskels nicht völlig fehlt und daß sie wiederkehrt, bevor man eine klinische Besserung sieht. Das weist auf die Nützlichkeit der Bewegungstherapie hin. Muß wegen der Doppelbilder vorübergehend ein Auge zugebunden werden, so sollte dies das *gesunde* Auge sein, damit die Innervation des geschädigten Muskels auf der verletzten Seite gefördert wird.

Allerdings liefert die Elektromyographie nur dann zuverlässige Ergebnisse, wenn es gelingt die feinen Nadeln exakt im entsprechenden Muskel zu plazieren. Dies ist aus anatomischen Gründen nicht immer ganz einfach. Die Nadeln müssen von einem erfahrenen Ophthalmochirurgen plaziert werden, damit die Muskeln wirklich erreicht werden und das Risiko einer Bulbusperforation möglichst klein bleibt.

## Lage des Augapfels

*Exophthalmus:* Der Exophthalmus ist bei den orbitalen Syndromen fakultativ. Ein ausgedehntes, retrobulbäres Hämatom muß zwangsläufig den Augapfel nach vorn drücken und kann zu Kompressionserscheinungen in der Orbitaspitze führen.

Dann ist das intraorbitale (intraperiostale) Hämatom eine absolute Operationsindikation.

*Enophthalmus:* Das Zurücksinken des Augapfels ist kein typisches Zeichen der orbitalen Syndrome. Der Enophthalmus verweist auf die Blow-out-Fraktur des Orbitabodens oder auch der medianen Wand (s. S. 138 u. S. 148).

## Fundus oculi

Die Untersuchung erfolgt mit dem Augenspiegel. Man erkennt Blutungen, Gefäßverschlüsse, Netzhaut- und Aderhautablösungen. Mydriatica darf man zur Fundusbeurteilung nur einsetzen, wenn nicht mit Hirndrucksteigerung gerechnet werden muß.

## Sensibilität

Lidreflex, Cornealreflex. Der Cornealreflex wird mit einem spitzen Wattetupfer ausgelöst.

## Radiologische Diagnostik

Frakturen im Bereich der Orbitaspitze ereignen sich bei „kranialen Depressionsbrüchen". Bei schweren dislozierten, lateralen Gesichtsschädelbrüchen ziehen Frakturlinien über den großen Keilbeinflügel zur Orbitaspitze (Knochentransmissionen). Von komplexen,zentralen Mittelgesichtsfrakturen erreichen die Brüche fortgeleitet über den kleinen Keilbeinflügel dieses Verletzungsgebiet.

Röntgenologisch sind Frakturen der hinteren Orbita am besten mit Hilfe der axialen Computertomographie darzustellen. Sie weist wesentlich häufiger als klinisch angenommen Orbitaspitzenfrakturen nach und zeigt zudem Optikusverletzungen wie Hämatom und Abriß, subperiostale und intraorbitale Hämatome sowie intraorbitale Knochenfragmente. Weder die Spezialaufnahme der Orbitaspitze nach Rhese noch das konventionelle Tomogramm (anterior-posterior, seitlich, Projektion nach Rhese) haben die gleiche Treffsicherheit wie die CT.

Nach sicherem Ausschluß einer Fraktur (auch nach evtl.operativer Exploration etwa des Orbitabodens) sollte beim Auftreten von Doppelbildern und vorwiegend von Kontusionszeichen im Bereich der Orbita an ein Orbitaspitzentrauma gedacht werden.

Zusammenfassend sollten beim Orbitaspitzentrauma ein CT und alternativ, bei fehlender Verfügbarkeit des CT, folgende Röntgenuntersuchungen durchgeführt werden:

— Aufnahme nach Rhese,
— Tomographie (a.-p. seitlich, Rhese),
— CT.

# Verletzungen des Bulbus oculi, der Lider und der Tränenwege
## (s. auch S. 188)

Die Untersuchung des Bulbus erfolgt mit der Spaltlampe bzw. am Bett des Patienten mit der Handspaltlampe des Augenarztes. Die Verletzungen der ableitenden Tränenwege werden am sichersten durch Spülung mit fluoresceinhaltiger Kochsalzlösung (ggf. nach Tropfanästhesie) erkannt (Abb. 5.**22a−d**), wegen der Aspirationsgefahr ist diese Spülung aber nur beim bewußtseinsklaren Patienten oder aber nach Intubation möglich (danach absaugen!). Frühe mikrochirurgische Versorgung ist am ehesten geeignet, die Funktionsfähigkeit verletzter Tränenwege wiederherzustellen (s. S. 180 u. S. 188).

Perforierende Verletzungen des Augapfels müssen baldmöglichst mikrochirurgisch versorgt werden und erfordern eine lokale und systemische antibiotische Abdeckung. Lokal vor der mikrochirurgischen Operation keine Salben applizieren! Die Operation muß sofort oder spätestens wenige Stunden nach dem Unfall erfolgen.

Von größter Bedeutung ist die sofortige Erkennung einer Verletzung des Bulbus oculi. Grobe Schnitt- oder Berstungsverletzungen werden kaum übersehen: jedoch kann bei stark geschwollenen Lidern schon die einfache Inspektion erhebliche Schwierigkeiten bereiten. Bei zugeschwollener Lidspalte muß man diese zunächst durch vorsichtiges Wegziehen der Lider (Tupfer!) soweit öffnen, daß (bei bewußtseinsklarem Patienten) ein Oberflächenanästhetikum (Oxybuprocain®) getropft werden kann. Dann setzt man Lidhalter nach Desmarres ein, mit denen Ober- und Unterlid vorsichtig auseinandergezogen werden können. Der Augenarzt kann − am Bett des Patienten ggf. mit der Handspaltlampe − nun viel besser erkennen, ob die vordere Augenkammer abgeflacht ist, bzw. ob eine kleine (trotzdem nicht minder gefährliche!) Perforation der Bulbushüllen vorliegt. Eine verzogene Pupille oder fehlendes Rotlicht vom Augenhintergrund bei Untersuchung mit fokusierter Taschenlampe weisen stets auf eine schwere Bulbusverletzung hin. Unter einem als relativ harmlos erscheinenden Hyposphagma (Blutung unter der Bindehaut) kann sich eine halbkreisförmige Berstungsruptur des Bulbus verbergen. Ophthalmoskopisch erkennt man Einblutungen in den Glaskörper, Kontusionsschäden der Netzhaut und Netzhaut- oder Aderhautrisse. Blutansammlungen in der vorderen Augenkammer (Hyphäma) kommen bei Kontusionen und bei Perforationen des Bulbus vor. Bei allen perforierenden Bulbusverletzungen ist es erforderlich, intraokular eingedrungene Fremdkörper nachzuweisen bzw. auszuschließen und diese ggf. mit Magneten oder glaskörperchirurgischem Instrumentarium zu entfernen.

Perforierende Verletzungen der Augenlinse bedeuteten früher nahezu ausnahmslos die spätere Eintrübung und damit den Verlust der Linse; nur bei einem Teil dieser Patienten kann die Einpflanzung einer Kunstlinse aus Kunststoff vorgenommen werden. Dieser Ersatz ist u.a. wegen fehlender Akkommodationsfähigkeit und zweifelhafter lebenslanger Verträglichkeit unvollkommen.

Heute gibt es jedoch die Möglichkeit, bei nicht zu ausgedehnten Zerstörungen der Linse die Linsenkapselwunden mit Fibrinkleber mikrochirurgisch zu verschließen und damit den Patienten im Endergebnis eine klare Linse mit nur umschriebener, optisch meist nicht störender Narbe zu erhalten. Dies ist auch dann möglich, wenn die vordere und die hintere Linsenkapsel perforiert wurde.

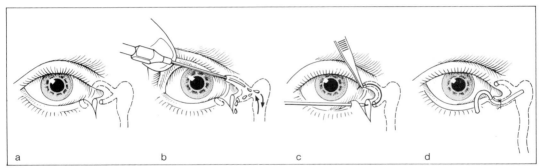

Abb. 5.**22 a–d** Lidverletzung (nach Paton u. Goldberg 1968) **a** Durchtrennung des Canaliculus inferior **b** Sondierung des Canaliculus superior und Injektion von Kochsalzlösung **c** Einlegen einer Sonde, die als „Ringintubation" über den Canaliculus superior zurückgeführt wird. **d** Naht der Verletzungsstelle und Silikonplatzhalter, der (alternativ zu c) über Saccus und Ductus nasolacrimalis weiter zur Nase gelangt.

## Carotis-Cavernosus-Fistel

Bei den Frakturen des Keilbeines und des Felsenbeines kann eine Wandverletzung der A.carotis interna (bzw. ein Ausriss eines Astes während ihres Verlaufes innerhalb des Sinus cavernosus) eintreten. Entsprechend der Größe der Fistel strömt arterielles Blut pulssynchron in den Sinus cavernosus und wird in die größeren, einmündenden Venen (insbesondere in die klappenlose V. ophthalmica) eingepresst (Abb. 5.**23a**). Dieser Vorgang führt zur Ventralverlagerung des Augapfels (Exophthalmus von 20 mm und mehr) und zu einer äußerlich sichtbaren Venenstauung und Venendilatation.

Dieser Befund bildet sich unmittelbar nach dem Trauma, mitunter jedoch erst Wochen bis Monate später aus.

### Klinische Befunde

– Der Patient selbst hört ein pulssynchrones Rauschen.
– Es bestehen Chemosis, Lidschwellung und eine periorbitale Venendilation.
– Am Augenhintergrund sieht man stark erweiterte Venen bei fehlender Stauungspapille.

– Mit dem Stethoskop hört man über der Schläfe oder über dem betreffenden Auge ein pulssynchrones Geräusch.
– Häufig bestehen parallel neurogene (okulomotorische) Störungen vornehmlich der Nn. oculomotorius, trochlearis oder abducens.
– Ein primärer Visusverlust verschlimmert akut das Krankheitsbild.
– Pulsierender Exophthalmus: die arterielle Pulswelle überträgt sich auf den Bulbus.

Von seltenen Spontanheilungen abgesehen sind ohne operativen Fistelverschluß Glaukom und Visusverlust dann die schicksalhafte Folge, wenn ein erhebliches Shuntvolumen besteht. Eine Karotisangiographie ist erforderlich. Bei geringerem Shuntvolumen sind die Symptome weit weniger ausgeprägt. Insbesondere fehlt das pulssynchrone Rauschen und auch der stethoskopische Befund ist normal. Die Venendilatation in der Orbita ist echographisch besser zu erkennen als im CT; die arterielle pulsierende Strömung in den erweiterten Orbitagefäßen wird durch die Doppler-Sonographie nachgewiesen (Guthoff 1989). Bei nur geringem Shuntvolumen ist ein operativer Fistelverschluß nicht erforderlich; auf die Karotisangiographie kann verzichtet werden.

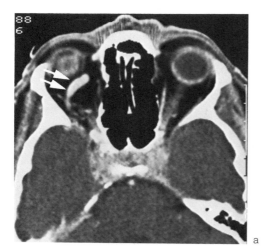

Abb. 5.**23 a** u. **b**   Traumatische Sinus-cavernosus-Fistel links **a** Darstellung im Computertomogramm mit pathologisch erweiterter Vene im Orbitabereich (Pfeile) **b** Dopplersonographische Darstellung mit vermindertem Fluß in der A. supraorbitalis, verstärkten Fluß in der medialen Vene im Augenwinkel und der gleichseitigen A. carotis communis und A. carotis interna

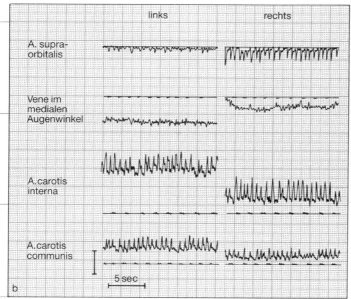

## Doppler-Ultraschalluntersuchung orbitaler Gefäße

Ultraschall-Doppler-Geräte erlauben die Feststellung von Strömungsbewegungen. Diese Bewegungen verändern die Frequenz des reflektierten Ultraschallimpulses, das Ausmaß der Frequenzänderung entspricht der Strömungsgeschwindigkeit. Ist die Strömung gegen den Schallkopf gerichtet (auch schräg dagegen), so haben die reflektierten Impulse eine höhere Schwingungsfrequenz als die ausgesendeten; verläuft dagegen die Strömung vom Schallkopf weg, wird die Frequenz niedriger. Richtungsempfindliche Doppler-Geräte mit akustischer Anzeige sind in relativ kleiner und handlicher Ausführung erhältlich und für die Beurteilung in der Orbita besonders geeignet. Mit wesentlich aufwendigeren Geräten (mit Registrierschreiber bzw. farbkodiertem Doppler-B-Bild) erhält man noch detailliertere Informationen über normale und pathologische Strömungsverhältnisse im Orbitabereich (Abb. 5.**23b**).

Bei der Untersuchung mit kleinen Schallköpfen richtungsempfindlicher Doppler-Geräte versucht man zunächst, in beiden Orbitae nacheinander vergleichend die normalen Signale der größeren Arterienäste darzustellen (die A.ophthalmica durch Ausrichtung des Schallbündels auf den Sehnerven bei Geradeausblick; zur Vermeidung der Schallenergieverluste in der Linse wird der Schallkopf temporal vom Hornhautrand aufgesetzt). Mit geringen Schwenkbewegungen sucht man das maximal erzielbare Signal zu finden. Dann stellt man die A. frontalis medialis dar sowie die A. supratrochlearis und die A. supraorbitalis (in der medialen, medial oberen bzw.

oberen Orbitaregion). Die A. lacrimalis (temporal oben) ist normalerweise nicht registrierbar. Bei einer Karotis-Kavernosus-Fistel findet man arterielle Strömungssignale im Bereich der V. ophthalmica superior, die sich im B-Bild erweitert und pulsierend darstellt.

Ein posttraumatisch auftretender uni- oder bilateraler pulsierender Exophthalmus als Ausdruck einer Karotis-Cavernosus-Fistel ist eine Indikation zur axialen CT. Der Nachweis einer Dilatation der V. ophthalmica superior über den oberen Normwert von 3,5 mm ist nahezu pathognomonisch (Zanella u. Mitarb. 1989).

## Literatur

Auch−Roy−Mainguy, S., C. Merlier, B. Arnaud, J. M. Fuentes: Superior oblique muscle injuries in orbital roof fractures. Orbit, Vol. 2., No. 2 (1983) 91-98

Behrens-Baumann, W., R. Chilla: Zur medikamentösen und chirurgischen Therapie der traumatischen Optikuskompression. Fortschr. Ophthalmol. 81 (1984) S. 87−89

Buschmann W., H.-G.Trier: Ophthalmologische Ultraschall-Diagnostik. Springer, Berlin 1989.

Converse, J. M.: Orbital and naso-orbital fractures. In Converse, J. M.: Reconstructive Plastik surgerey. Saunders, Philadelphia 1977

Converse, J. M., B. Smith: Enophthalmus and diplopia in fractures of the orbital floor. Brit. J. plast. Surg. 9 (1957) 265

Cornelius, C. P., E. Altenmnüller, M. Ehrenfeld: Blitzevozierte visuelle Potentiale (BVEP) bei Patienten mit kraniofazialen Frakturen. In Schwenzer, N., G. Pfeifer: Fortschritte der Kiefer- und Gesichts-Chirurgie, Bd. 36. Thieme, Stuttgart 1991

Ey, W.: Mitbeteiligung der Orbita bei frontobasalen Traumen Laryngol. Rhinol. Otol. 60 (1981) 162−167

Flick, H.: Augenärztliche Diagnose und Therapie nach Schädelhirntraumen. In Ehrlich, W., O. Remler: Das Kopftrauma aus augenärztlicher Sicht. Enke, Stuttgart 1976

Frey, K. W., K. Mees, T. C. Vogel: Bildgebende Verfahren in der HNO-Heilkunde. Enke, Stuttgart 1989

Fuchs, E.: Demonstration eines Falles von traumatischer Lähmung des Obliquus inferior mit Enophthalmus. Wien. klin. Wschr. 6 (1893) 184

Fukado,Y.: Microsurgical transethmoidal optic nerve decompression: experience in 700 cases. In Samii, M., P. R. Jannetta: The cranial nerves. Springer, Berlin 1981

Fujino, T., S.Takeshi: Mechanism, tolerance limit curve and theoretical analysis in blow-out fractures of two- and threedimensional orbital wall models, Proc. 3rd. Int. Symp. on Orbital Disorders, Amsterdam 1977. Junk, Den Haag 1978 (S. 240−247)

Guthoff, R.: Orbitaraum innerhalb des Muskelkonus: Tumoren, arteriovenöse Fisteln, Varikosis, Venenthrombosen. In Buschmann W., H.-G. Trier: Ophthalmologische Ultraschall-Diagnostik. Springer, Berlin 1989

Hardt, N., E. W. Steinhäuser: Orbitale Snydrome bei Mittelgesichts-Orbita-Frakturen. Dtsch. Z. Mund-, Kiefer- u. Gesichtschir. 3 (1979) 71−76

Herrmann, H. D.: Die Bedeutung ophthalmologischer Syndrome beim akuten Schädelhirntrauma. In Ehrlich, W., O. Remler: Das Kopftrauma aus augenärztlicher Sicht. Enke, Stuttgart 1976

Koch, U., S. Reinert, H. Hartwig: Die Operationsindikation von Blow-out- und Mittelgesichtsfrakturen. Laryngol. Rhinol. Otol. 64 (1985) 388−393

Koornneef, L.: New insights in the human orbital connective tissue. Arch. Ophthalmol. (N. Y.) (1977) 95, 1269−1274

Kreidler, J.F., H. Koch: Endoscopic findings of maxillary sinus after middle face fractures. J. max.-fac. Surg. 3 (1975) 10−14

Kretschmer, H.: Neurotraumatologie. Thieme, Stuttgart 1978

Lang, J.: Neuroanatomie der Nn. opticus, trigeminus, facialis, glossopharyngeus, vagus, accessorius und hypoglossus. Arch. Oto-Rhino-Laryngol. 231 (1981) 1−69 (Kongreßbericht)

Lederer, R.: Über traumatischen Enophthalmus und seine Pathogenese, A. v. Graefes Arch. 53 (1902) 241

Levatin, P.: Pupillary escape in disease of the retina or optic nerve Arch. Ophthal. (N. Y.) 62 (1959) 768−779

Maarten, Ph., M. F. Mourits, A. B. Prummel, L. Koornneef, W. M. Wirsinga, R. v. d. Gaag: Orbit 9 (1990) 63

Meienberg, O., G. Kommerell: Die Pupillenprüfung mit dem „Swinging-Flashlight-Test". Nervenarzt 49 (1978) 197−202

Mennig, G.H.: Skistockverletzung der Orbita mit versteckter Beteiligung der Nasennebenhöhlen. Arch. Ohr.-, Nas.- u. Kehlk.-Heilk. (1956) 60

Messerli, J., Th. Vuillemin, J. Raveh: Primäre Opticusdekompression bei Mittelgesichtsfrakturen. Klin. Mbl. Augenheilk., 196 (1990) 398−401

Mühlendyck, H., D. Leithäuser: Diagnostic problems in cases with blow out fractures and motility disturbances of other origin. Prc. 3rd. Int. Symp. on Orbital Disorders, Amsterdam 1977. Junk, Den Haag 1978 (229−239).

Remky, H.: Grundlagen der neuroophthalmischen Diagnostik. In Karl Velhagen: Der Augenarzt, 2. Aufl., Bd. IV. Thieme, Leipzig 1976

Remky, H., M. Stricker: Die okulomotorischen Störungen nach Orbitafrakturen. Klin. Mbl. Augenkl. 162 (1973) 150

Richter, W. Ch., W. Kley, W. Buschmann: Ethmoidektomie und Orbitadekompression bei endokriner Ophthalmopathie. Laryngol. Rhinol. Otol. 63 (1984) 356−360

Sugita, T. Y., T. Fukado, R. Koide: Surgical results of blow-out fracture in 300 cases. Orbit, Vol. 1. No 3 (1982) 164

Scholtz, H.J., W. Krebs: Zur Klinik und Therapie der Orbitabodenverletzungen. Folia ophthalmol. 5 (1989) 239−245

Schroeder, M., H. Kolenda, E. Loibnegger, H. Mühlendyck: Optikusschädigung nach Schädel-Hirn-Trauma. Eine kritische Analyse der transethmoidalen Dekompression des N. opticus. Laryngo-Rhino-Otol. 68 (1989) 534−538

Schroeder, W.: Trauma des Sehnerven. In Buschmann, W., H.-G. Trier: Ophthalmologische Ultraschall-Diagnostik. Springer, Berlin 1989, 281

Smith, B., W. F. Regan: Blow-out-fracture of the orbit. Amer. Ophthalmol. 44 (1957), 733

Stoll, W., P. Kroll: Ursachen und Mechanismen von Orbita- und Augenverletzungen. Laryngol. Rhinol. Otol. 61 (1982) 565−570

Tearing, H. R., J. N. Bogart: Blow-out Fracture of the medical orbital wall with entrapment of medical rectus muscle. Plast. reconstruct. Surg. 63 (1979) 848−852

Turner, J. W.: Direct injuries of the optic nerve. Brain 66 (1943) 140-151

Zanella, F.: Computertomographie der Orbita. In Buschmann, W., H.-G. Trier: Ophthalmologische Ultraschall-Diagnostik. Springer, Berlin 1989

Zanella, F. E., U. Mödder, B. Kirchoff: Computertomographie der Orbita. Fortschr. Röntgenstr. 142 (1985) 670−674

# 6 Mittelgesicht und Unterkiefer

# Checkliste

## Instrumentarium

- Atraumatische Wundhaken, Pinzetten, Moskitoklemmen, Wundsauger, sterile Kompressen.
- Verbandsmaterial, Lichtquelle (Stirnlampe mit tragbarem Akku).
- Mundspatel (Brünings), Zungenspatel, Zungenfaßzange, Mundwinkelhaken, zahnärztlicher Spiegel, abgewinkelter Zungenspatel für Zungengrund, Reichertscher Haken, zahnärztliche Sonden.
- Tastzirkel, lineal.
- Kieferlöffel, zahnärztliche Abdruckmaterialien.
- Kältespray für Vitalitätsprobe der Zähne.
- Speichelgangssonde.
- Instrumentarium zur Notschienung und Notreposition der Kiefer.
- Guedel-Tubus, Wendel-Tubus.

## Anamnese

Unfallhergang, Unfallursache, Richtung und Stärke der Gewalteinwirkung, Bewußtlosigkeit, Schmerzen (Artikulationsbewegung), subjektive Beschwerden (Kiefersperre, Kieferklemme, Behinderung der Nasenatmung, Sehstörung, Empfindungsstörung):
Alkoholeinfluß, Medikamente, vor dem Unfall durchgeführte Operationen der Kiefer, Nase, Nebenhöhlen und der Augen.

## Erstuntersuchung/Erstbefunde

*Extraorale Inspektion und Palpation:* Blutungen und offene Wunden (Knochenkontakt, Verletzungen der Kapsel von Speicheldrüsen, Perforation zu Mund oder Nase). Untersuchung tiefer Wunden möglichst erst in Operationsbereitschaft: Manipulation provoziert erneute Blutung. Gesichtsasymmetrie (Schwellung, Hämatome): stets bimanuell, vorsichtig seitenvergleichend: Schmerzpunkte, Knochenstufen, Knochenlücken.

*Intraorale Inspektion und Palpation:* Gingivaverletzung, Gingivahämatome, Zahnfrakturen, Zahnluxationen, Knochenstufen: Crista zygomaticoalveolaris, Apertura piriformis, Kieferwinkel, Raphe mediana des Oberkiefers, Gaumenplatte. Abfluß von wasserklarer Flüssigkeit aus der Nase.

*Kombiniert extra-intraorale Inspektion und Palpation:* Handgriffe zur Untersuchung der abnormen Beweglichkeit bei Le-Fort-Frakturen.
Rhinoskopie: Septumfraktur, Blutungen, Schleimhauteinrisse, Liquorfluß

*Funktionsprüfungen:* Okklusion: frontal offener Biß, zusätzliche Perkussion des Oberkiefers, Dorsalverlagerung des Oberkiefers.
Orbita und Bulbus: Pupillenweite und Pupillenreaktion, orientierende Visusprüfung, Bulbustiefstand, Motilität, Diplopie. Augenlider: Hämatome (Ausdehnung, Lokalisation: Lidhaken, Ektropionieren), Eye-lash-traction-Test.

N.trigeminus: Druckschmerz über Foramina, Hypästhesie, Anästhesie, Sensibilitäts-/Vitalitätsprüfung der Zähne N. olfactorius: Riechprüfung (seitengetrennt).
N. facialis: Durchtrennung peripherer Äste (offene Wunden). Vermessung des Mittelgesichtes: Interkanthaldistanz (ICD), Interorbitaldistanz (IOD), Höhe des Nasenrückens, Schneidekantendistanz (SKD).

*Entscheidung über Frühoperation:* Kieferschienung, Osteosynthese.

## Zusatzuntersuchung Unterkiefer

*Extraorale Inspektion und Palpation:* Hämatome, Schwellungen, Knochenstufen, Knochenlücken.
*Intraorale Inspektion und Palpation:* Blutungen und offene Wunden, perforierende Wunden, Knochenbeteiligung, Zahnverletzungen (Kronenfrakturen, Zahnlockerung, Zahnluxation), Stufenbildung innerhalb der Zahnreihe (Okklusionsstörung), Kieferwinkelpalpation (Schuchardscher Handgriff).

*Kombiniert extra-intraorale Palpation:* bimanuelle Prüfung der abnormen Beweglichkeit von Frakturen im horizontalen Unterkieferast.

*Untersuchung der Kiefergelenke:* Stauchungsschmerz, Palpation Kiefergelenk (äußerlich wie vom Gehörgang): Symptom der leeren Pfanne (Luxationsfraktur)
Okklusionsstörung: Mittellinienverschiebung, seitlich offener Biß, frontal offener Biß.
Artikulationsstörung: Seitabweichung bei Öffnungsbewegung, Prüfung des Vorschubs

*Otoskopie:* Fraktur der Gehörgangsvorderwand

## Maßnahmen zur Befundkontrolle und Therapieplanung

Abdrucknahme des Kiefer, Modellstudium

# Einleitung

Die Mittelgesichtsfrakturen zeichnen sich durch eine besondere Komplexität der Frakturverläufe wie auch der Folgezustände aus.

Ein bedeutsames Faktum liegt in der Mitbeteiligung der Orbita mit allen hieraus entstehenden Funktionsstörungen (s. o.): sensorisch (N. opticus), motorisch (Nn. oculomotorius, trochlearis, abducens) sensibel (N. trigeminus) und muskulär (äußere Augenmuskeln; besonders M. rectus medialis und M. rectus inferior).

Trotz rechtzeitig eingeleiteter Therapie können Motilitätsstörungen leichterer Art verbleiben, die einer Sehschulbehandlung bedürfen oder später im Rahmen eines korrektiven Eingriffes an den äußeren Augenmuskeln behandelbar sind. Eine gewisse Einschränkung der Aufwärtsbewegung des Augapfels wird als wenig behindernd empfunden, da Geradeausblick und Blick nach unten (Leseposition) doppelbildfrei sind. Schwerwiegender ist ein Ungleichgewicht der Rotationsbewegungen des Augenapfels sowie der Enophthalmus (z. B. „erweiterte Orbita"). Ebenso belastend sind vor allem Zertrümmerungen des Mittelgesichtes mit Verletzungen der Augenlider und der Augenhöhlenwände, welche die Patienten durch die Veränderung ihres äußeren Erscheinungsbildes schwer beeinträchtigen. Pseudoptosis des Oberlides, Rundung des medianen Lidwinkels (Abriß des medianen Ligamentes), Verkürzung der horizontalen Lidspaltenbreite, Verkürzung der vertikalen Höhe des Unterlides (Septum orbitale), Einsenkung und Verbreiterung der Nasenwurzel (Telekanthus), Abflachung der Jochbeinprominenz und Mittelgesichtsasymmetrie sowie Veränderungen und Entstellungen des Supraorbitalbogens (Stirnbeinimpression) zählen zu den wichtigsten Folgezuständen.

Durch Verlagerung der zahntragenden Knochen bilden sich Störungen der Okklusion (mandibulomaxilläre Berührungskontakte) sowie der Artikulation (Störungen bei Kieferbewegungen). So kann bei zentralen Mittelgesichtsfrakturen der Oberkiefer nach dorsal dislozieren. Es bildet sich eine Malokklusion vom Typ des frontal offenen Bisses (s. u.). Dislozierte Jochbogenfrakturen führen in besonders gelagerten Fällen zu einer Störung der Bewegung des Unterkiefers.

Andererseits tangieren die Mittelgesichtsbrüche in ganz unterschiedlichem Ausmaß die pneumatischen Räume des Viscerokraniums. Dislozierte Fragmente verletzen das deckende Flimmerepithel und beeinträchtigen die Drainagefunktion der Ausführungsgänge. Traumatisch verursachte Verschlüsse der Ausführungsgänge führen, oft Jahre nach dem Ereignis, zur Zelenbildung, dies vor allem in den oberen Nasennebenhöhlen. Zusätzlich können Riechvermögen und Nasenatmung beeinträchtigt sein. Ein Teil der Wände der oberen Nasennebenhöhlen ist anatomisch Bestandteil der Frontobasis. Frakturen in diesen Gebieten verweisen stets auf die Gefahr der aufsteigenden Infektion über eine Duralücke.

# Anatomie

Das pyramidenförmige Oberkiefermassiv bildet den zentralen Knochenkomplex des Gesichtes. Seine Grenzflächen sind Anteile des Orbitarahmens, der Wände der Augenhöhle, der äußeren und inneren Nase sowie des Gaumens. Der Körper der Maxilla läuft allseitig in 4 Fortsätze aus: frontaler, zygomatikaler, alveolärer und palatinaler Fortsatz. Der Stirnfortsatz stützt die Nasenbeine und die Nasenknorpel. Auch erhält das Oberkiefermassiv seine Stabilität durch den Kontakt mit 9 weiteren Gesichtsknochen.

Der Sinus maxillaris ist mit der 2. Dentition voll ausgebildet. Bis zum Erwachsenenalter dünnen sich einzelne Wände, wie die faziale Kieferhöhlenwand, zu feinen Lamellen aus. Ein Siebbein mißt in der Längsrichtung 3,5−5 cm, in der Breite 1,5−2,5 cm und formiert sich aus ca. 8−10 „Zellen" von papierdünnen, lamellären Knochen, welche mit Flimmerepithel bedeckt sind. Die Siebbeine sind zur Geburt nahezu vollständig entwickelt (s. S. 100). Durch das vordere und mittlere Siebbein führt der Ausführungsgang der Stirnhöhle und mündet in den mittleren Nasengang oder in eine vordere Siebbeinzelle.

Der zahntragende Alveolarfortsatz weist starke Knochenpfeiler auf und bildet eine kräftige Stütze für die darüberliegenden Knochen. Der zahnlose Alveolarfortsatz dage-gen unterliegt einer zunehmenden Atrophie und Ausdünnung der Kompakta.

Der N.infraorbitalis, aus der Fissura orbitalis inferior in die Augenhöhle übertretend, erreicht über den Canalis infraorbitalis und das gleichnamige Foramen die deckenden Weichteile des Mittelgesichtes. Er versorgt sensibel die gleichseitige Oberlippe, Anteile der Wange und den seitlichen Nasenabhang. Die sensiblen Nerven der Zähne verzweigen sich in den vorderen Knochenanteilen. Rm. palatinales aus dem 2. Trigeminusast erreichen über den Canalis palatinus die Mundhöhle und leiten die Sensibilität von hartem und weichem Gaumen.

## Pathomechanismus und Klassifizierung

Die Maxilla nimmt den Kaudruck auf und verteilt die Kräfte der Kaumuskeln über ein System von Strebepfeilern auf Basis und Kalotte. Die Gliederung dieser Strebepfeiler entspricht der besonderen trajektoriellen Anordnung der Spongiosa (Abb. **6.1a** u. **b**). Während die Streben der hinteren Schädelgrube von der Wirbelsäule und den dazu gehörenden Muskeln beansprucht werden, verteilt sich der Kaudruck über die Pfeiler der vorderen und mittleren Schädelgrube auf die Basis. Derjenige Basisanteil, der unter der Einwirkung der Kaumuskeln steht, wird als Kauplatte bezeichnet. Im inneren Anteil der Kauplatte wirkt der Zug der Kaumuskeln nach kaudal, während er in den seitlichen Anteilen entgegen gerichtet

Abb. 6.**1 a** u. **b**  Stützpfeiler (**a**), Statik und Rahmenkonstruktion (**b**) des Mittelgesichtes 1 = Stirn-/Nasenpfeiler, 2 = Jochpfeiler (Schenkel 2 a zum Stirnbein, Schenkel 2 b zur Jochwurzel), 3 = Flügelfortsatzpfeiler, 4 = UK-Trajektor

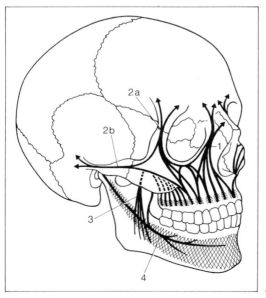

a

ist. Innerhalb der Pfeiler besteht der Knochen aus Kompakta und Spongiosa von unterschiedlicher Dicke. Über die Suturen laufen die Pfeiler zu Stirn- und Jochbein. Das Os palatinum und die Flügelfortsätze des Keilbeines stabilisieren die dorsalen Anteile. Vomer und Lamina perpendicularis vermitteln eine zusätzliche Kraftverteilung zum Stirnbein. Die architektonische Einheit und Rahmenkonstruktion des trajektoriellen Systems hat regelmäßige, statistisch faßbare, wiederkehrende und klassifizierbare Frakturverläufe zur Folge (LeFort). In den Abschnitten der Pfeiler bricht der Knochen als glatte Linie. Zwischengelagerte, teils hauchdünne Lamellen, splittern regellos. Le Fort verfolgte den Bruchlinienverlauf experimentiell. Er studierte die Schlagwirkung nach stumpfen Aufprall von ventrokaudal , bzw. in streng horizontaler Richtung (Le Fort 1900).

Swearingen machte quantitative Angaben zur maximalen, pro Flächeneinheit tolerablen Kraft einzelner Gesichtsareale. Nach diesen Untersuchungen ist das Nasenskelett, bzw. die nasoethmoidale Sektion am schwächsten in bezug von vorn einwirkende Kräfte (35–80 g/qcm). Die etwa gleiche, geringe Widerstandsfähigkeit weisen die Gelenkfortsätze auf. An 3. Stelle ist die zygomatikoorbitale Region einzustufen. Dagegen widerstehen die unteren Anteile des Oberkiefers einer Krafteinwirkung von 100 g/qcm$^2$, die Stirnregion, deutlich widerstandsfähiger, einer Kraft von 200 g/qcm$^2$ (Swearingen 1965).

Die Verlagerung der Knochenfragmente ist vorrangig die Folge der Stoßwirkung. Die häufigsten Schläge treffen den Knochen in antero-posteriorer Richtung, horizontal oder in einem kaudal schrägen Neigungswinkel. Muskelzüge, sowohl der Kaumuskulatur wie der mimischen Muskulatur, spielen für die Ausbildung der Dislokation eine nur nachgeordnete Rolle. Lediglich der Zug der Pterygoidmuskulatur führt bei schädelbasisnahen Brüchen der Flügelfortsätze („hohe" pyramidale Absprengung) zum dorsalen Abkippen des zentralen Mittelgesichtes. Bei mobilem Jochbein kann eine Kraftwirkung über den M. masseter wirksam werden (Müller 1963).

Die Abrisse ausgedehnter Mittelgesichtssegmente (faziofaziale und kraniofaziale Absprengungen oder Le-Fort-Frakturen) sind somit die Folge einer hoch energetischen, breitflächig einwirkenden Kraft (Becker u. Austermann 1981).

Die nachfolgende Klassifizierung ist vor allem aus therapeutischer Sicht von Bedeutung:

Faziofaziale und kraniofaziale Absprengungen.

– Le Fort I : basale Absprengung (tiefes, zentrales Mittelgesicht).

Abb. 6.**1b**  Schematische Darstellung zur Rahmenkonstruktion des Mittelgesichtes

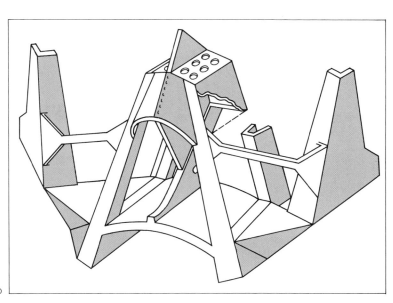

b

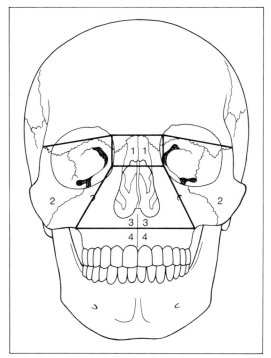

Abb. 6.**2**   Komplexe des Mittelgesichtes zur Klassifizierung lokalisierter Frakturen 1 = nasoethmoidaler Komplex, 2 = zygomatikorbitaler Komplex, 3 = nasomaxillärer Komplex, 4 = dentoalveolärer Komplex

– Le Fort II : pyramidale Aussprengung (hohes, zentrales Mittelgesicht);
– Le Fort III: hoher, kraniofazialer Abriß (zentrales und laterales Mittelgesicht).

Ein umschriebener kleinflächiger Aufprall führt dagegen zu lokalisierten Brüchen, die sich auch durch regelmäßige Bruchlinienverläufe auszeichnen. Dies gab Veranlassung, das Mittelgesicht in 4 Komplexe zu teilen. Jeder Komplex zeigt für sich typische Frakturen (Abb. **6.2**).

*Komplexe des zentralen und lateralen Mittelgesichtes* (Becker u. Austermann 1981):
– Nasoethmoidaler Komplex: (Frakturen des interorbitalen Raumes, nasoorbitale Frakturen, S. 184).
– Zygomatikoorbitaler Komplex: (Jochbein-/Jochbogenfraktur, s. S. 189)
– Nasomaxillärer Komplex: (Nasenbeinfraktur, s. S. 194).
– Dentoalveolärer Komplex: Brüche des Alveolarfortsatzes mit lokalisierter Aussprengung zahntragenden Knochens. Mit größerer Häufigkeit ereignen sich Alveolarfortsatzbrüche bis zum 14. Lebensjahr, auch vielfach in Verbindung mit Zahnluxationen (Scheunemann 1984).

In ihrer Symptomatik sind sie vergleichbar mit den Alveolarfortsatzbrüchen des Unterkiefers: Okklusionsstörungen, Zahnfrakturen, Zahnluxationen, Verlust der Sensibilität und Vitalität von Zähnen s. S. 178.

## Faziofaziale und kraniofaziale Absprengung

### Basale Absprengung (Le-Fort-I oder Guerin-Fraktur, Abb. 6.3)

Die kaudalen Anteile des Oberkiefers, welche der Ebene der Spina nasalis anterior entsprechen, werden von dem kranialen Massiv getrennt. Die Frakturlinie läuft nahezu horizontal von der Apertura piriformis durch die faziale Kieferhöhlenwand und erreicht die Crista zygomaticoalveolaris, um sich von hieraus über die dorsolaterale Kieferhöhlenwand in die untere Spitze der Flügelfortsätze des Keilbeines zu erschöpfen. Ein medianer Schenkel durchsetzt die laterale Nasenwand, kann die knorpelige Nasenscheidewand aus ihrer Verankerung an der Prämaxilla basal luxieren und den Vomer sprengen. Von median aus erreicht diese Fraktur ebenso die Flügelfortsätze.

### Pyramidale Aussprengung (Le Fort II, Abb. 6.4)

Verläuft die Fraktur unter Aussparung des naso-ethmoidalen Komplexes, d. h. kaudal der Nasenbeine, wird von einer Wassmund I-Fraktur (Abb. **6.5**) gesprochen. Sind die Nasenbeine einbezogen, bezeichnet man diese

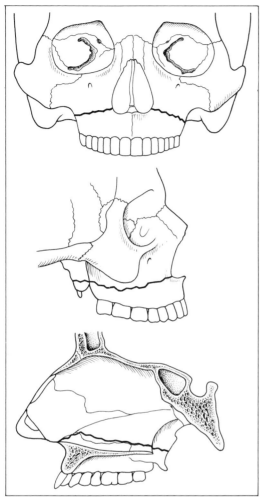

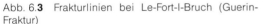

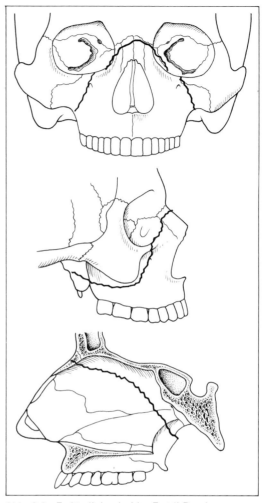

Abb. 6.**3** Frakturlinien bei Le-Fort-I-Bruch (Guerin-Fraktur)

Abb. 6.**4** Frakturlinien bei Le-Fort-II-Bruch

Bruchformation als Wassmund-II-Fraktur. Von dieser Region zieht die Bruchlinie zum medianen Rand der Orbita, biegt in die medianen Wände der Augenhöhle ein, durchsetzt dabei das Tränenbein und die Lamina papyracea, erreicht den Orbitaboden (unter Umgehung der Fissura orbitalis inferior) und frakturiert ein mittleres Segment des knöchernen Infraorbitalrandes, zumeist etwas median der Sutura zygomaticomaxillaris. Von hier strebt die Frakturlinie nach kaudal und dorsal zur Crista zygomaticoalveolaris und erreicht den retromaxillären Raum, ähnlich der basalen Absprengungsfraktur.

Werden die Flügelfortsätze und die dorsolateralen Wände der Kieferhöhle entsprechend hoch durchtrennt, können Muskelzüge über den M. pterygoideus medialis eine Fragmentkippung nach dorsokaudal bewirken. Komplizierend kann eine Sagittalfraktur vorliegen,welche den Oberkiefer in 2 Hälften trennt. Ebenso ereignen sich einseitige Brüche.

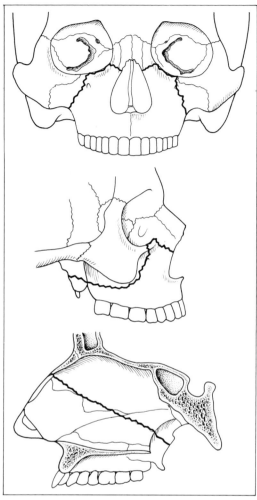

Abb. 6.**5**   Frakturlinien bei Wassmund I

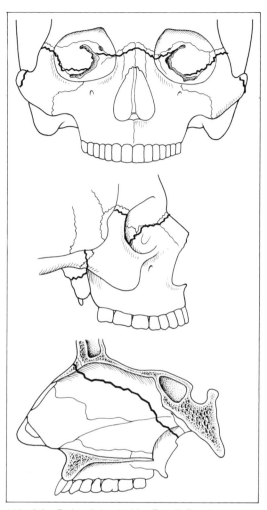

Abb. 6.**6**   Frakturlinien bei Le-Fort-III-Bruch

### Kraniofazialer Abriß (Le Fort III, Abb. 6.6)

Läßt die Fraktur den nasoethmoidalen Komplex unverletzt, entspricht der dann entstandene Frakturtyp dem Bruch nach Wassmund III (Abb. 6.**5**), unter Einbeziehung der Nasenbeine einer Wassmund-IV-Fraktur. Zumeist liegt die zentrale Bruchlinie wenig unterhalb der frontonasalen und frontomaxillären Sutur (Wassmund IV), biegt von hier in die Orbita ein, erreicht über das Os lacrimale und die Lamina papyracea des Siebbeines die Fissura or-

bitalis inferior, zumeist weit dorsal. Hier teilt sich die Fraktur in 2 Schenkel. Ein dorsaler zieht zur Flügelgaumengrube und trennt die Basis der Flügelfortsätze. Ein zweiter strebt nach vorn, zieht von den vorderen Anteilen der unteren Orbitalfissur über die Sutura sphenozygomatica zur Nahtstelle zwischen Stirn- und Jochbein (Sutura frontozygomatica). Zusätzlich durchsetzt sie den Jochbogen. Median-sagittal erfaßt sie die Lamina perpendicularis des Ethmoids. Die Frakturlinie kann weit

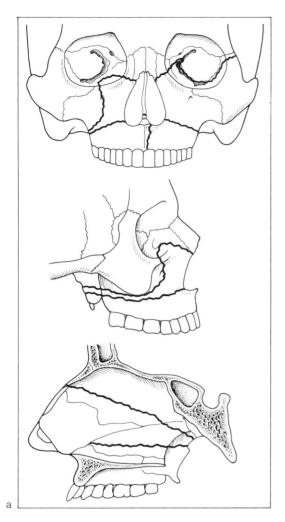

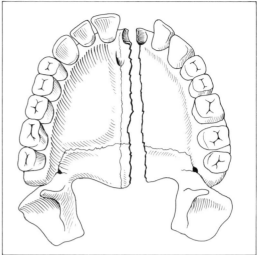

Abb. 6.**7 a** u. **b** Kombinationsbruch des Mittelgesichtes und Sagittalbruch des Oberkiefers **a** Kombinationsbruch: Guerin-Fraktur, Sagittalbruch Wassmund-I-Fraktur rechts und Wassmund III-Fraktur links **b** Sagittale, paramediane Sprengung links, Höhe 21

weils wenige Millimeter seitlich der Raphe palatina. Zumeist bricht dabei das knöcherne Nasenseptum. Die knorpelige Nasenscheidewand wird aus ihrer maxillären Verankerung gerissen.

Die genannten Einzelfrakturen des Mittelgesichtes (Le Fort, Wassmund) können einseitig und kombiniert auftreten (Abb. 6.**7a**).

nach kranial ziehen und in die Lamina cribrosa einstrahlen. Es liegt in diesen Fällen der Kombinationsbruch einer zentrolateralen Mittelgesichtsfraktur (Le-Fort-III, bzw. Wassmund IV) mit einer frontorhinobasalen Fraktur nach Escher III vor (s. S. 103).

### Sagittalfrakturen des Oberkiefers (Abb. 6.7a/b)

Gelegentlich sind die o.g.Frakturformen mit einer zusätzlichen Sprengung beider Oberkiefer verbunden. Dabei läuft die Frakturlinie je-

### Klinische Symptome und Untersuchungsgang

Die meisten Abrißfrakturen des Mittelgesichtes können bereits ohne Röntgenbilder, allein nach der klinischen Untersuchung beurteilt und eingestuft werden.

Die Untersuchung beginnt mit einer Inspektion und Palpation der äußeren Weichteile sowie der Schleimhäute von Nase (anteriore und posteriore Rhinoskopie) und Mund. Weichteilschwellungen und Hämatome bilden sich rasch und ausgedehnt. Sie durchsetzen die Nasenwurzel, die Augenlider und dehnen sich

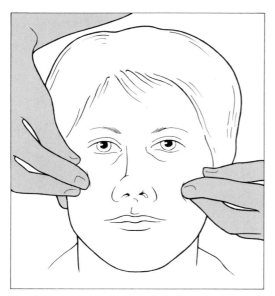

Abb. 6.**8**–6.**13** Klinische Lokalisationsdiagnostik der Frakturen des Mittelgesichtes (Palpation). Gesucht wird nach sicheren Frakturzeichen (abnorme Beweglichkeit, Krepitation, Knochenlücken, Knochenstufen) und unsicheren Frakturzeichen (Ödeme, Hämatome, Asymmetrien, Druckschmerz, Stauchungsschmerz)

Abb. 6.**8**  Bimanuelle Palpation des seitlichen Mittelgesichtes: Jochbeinkörper, Jochbeinfortsätze, Orbitaränder, Jochbogen, Stirnbein, Schläfenbein

bis weit in die Wange und die Oberlippe aus. Die Physiognomie ist vielfach völlig entstellt, die Person wird unkenntlich.

Von diesen Lid- und Wangenhämatomen sollen die Brillen- und Monokelhämatome streng unterschieden werden. Brillen- und Monokelhämatome bilden sich bei rhinobasalen Frakturen (Escher-Frakturen). Beide Formen der Hämatombildung unterscheiden sich in ihrer Entstehung und in ihrer Lokalisation. Die Blutergüsse ausgehend von Mittelgesichtsfrakturen bilden sich sehr rasch und sind ausgedehnt. Blutergüsse nach alleinigen rhinobasalen/frontobasalen Verletzungen kommen mit einer gewissen Latenz zur Oberfläche der Augenlider und überschreiten nicht die Unterlider im Grenzbereich zur Wange. Wichtig ist bei der Feststellung dieser Hämatome die Beurteilung der Augenlidinnenfläche (s. S. 105 „Lidhämatome"). Dies geschieht durch dop-

peltes Ektropionieren (s. frontobasale Verletzungen, S. 106).

Die Verlagerung der frakturierten Knochen erfolgt in Richtung des Hauptkraftvektors nach dorsal und vornehmlich im hinteren Anteil nach kaudal. Im äußeren Aspekt erscheint das Mittelgesicht abgeflacht, verlängert und abgesunken (dish-face).

Emphyseme, wobei die Luft häufig aus dem Siebbeinbereich übertritt, sind selten. Blutungen können heftig aus Nase und Mund auftreten. Massive und bedrohliche Blutungen ergießen sich bei Splitterung der Kieferhöhlenhinterwand, die zu einer Verletzung der A. maxillaris führen. Bei der Stillung dieser Blutung ist unbedingt zu beachten, daß eine Nasentamponade allein nicht ausreichend ist. Die Nasentamponade kann bei mobilem Oberkiefer die Knochenlücken sogar noch verstärken. Durch eine vorausgegangene Notschienung (Kopf-Kinn-Kappe oder quer gegen die obere Zahnreihe gelegter Holzspatel und Kopfverband) muß der kaudal verlagerte Oberkiefer gegen die Schädelbasis abgestützt werden (Krüger u. Schilli 1985).

Es können Knochenstufen und Knochenlücken getastet werden, die den oben genannten Frakturlinien entsprechen:

– Apertura piriformis (extraoral), Crista zygomaticoalveolaris (intraoral/vestibulär): Le-Fort-I-Fraktur.
– Mittlerer Infraorbitalrand und Crista zygomaticoalveolaris: Le-Fort-II-Fraktur (extra-intraoral).
– Seitlicher Orbitarand: Le-Fort-III-Fraktur.
– Harter Gaumen: Sagittalfraktur des Oberkiefers (zwischen den mittleren Schneidezähnen bildet sich ein Diastema aus).

An der Nasenwurzel lassen sich Knochenlücken nur selten eindeutig tasten. Dies trifft auch für den Bereich des Jochbogens zu.

Mit der bimanuellen Palpation untersucht man stets seitenvergleichend. Der untere Orbitarand wird mit dem Zeigefinger getastet, der laterale Rand mit Daumen und Zeigefinger, der Jochbeinbereich mit den 3 mittleren Fingern (Abb. 6.**8**–6.**10**).

Für die Untersuchung der abnormen Beweglichkeit faßt die eine Hand mit Daumen und Zeigefinger fest den gesamten Alveolarfortsatz des Oberkiefers (nicht allein die Frontzähne: Zahnfrakturen!). Die Gegenhand

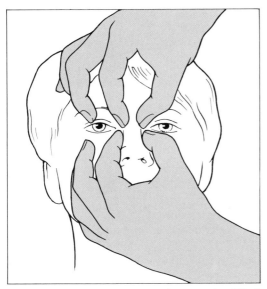

Abb. 6.**9** Bimanuelle Palpation des zentralen Mittelgesichtes: medianes Stirnbein, Glabella, Nasenbeine, Stirnfortsatz des Oberkiefers, innerer Orbitarand.

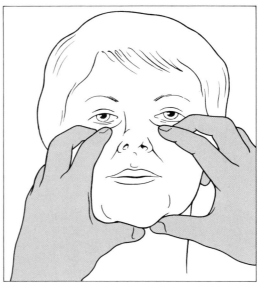

Abb. 6.**10** Komplexgriff Oberkiefer/Unterkiefer: Instabilität des gesamten Mittelgesichtes, einseitig oder beidseitig

palpiert den jeweiligen schädelbasisnahen Frakturspalt (s. o. Frakturlinienverläufe): d. h. Apertura piriformis (Abb. 6.**11**), Infraorbitalrand (Abb. 6.**12**), seitliche Orbita (Abb. 6.**13**). Vorsichtige Bewegungen der Hand am Alveolarfortsatz lösen die abnorme Beweglichkeit aus; die Gegenhand registiert geringste Knochenbewegungen. Die abnorme Beweglichkeit ist bei den LeFort I-Frakturen am stärksten. Bei übermäßiger Verkeilung der Fragmente läßt sie sich bei keiner der Frakturformen feststellen (Krüger 1988).

Unerläßlich ist die Betrachtung der Mundhöhle: Kippungen einzelner Zahngruppen und Stufenbildungen innerhalb der Zahnreihe. Schleimhauteinrisse am harten Gaumen lassen eine Sagittalfraktur vermuten. Häufig ereignen sich bei intraoralen Wunden Abledierungen der „attached gingiva", die zur Rekonstruktion des marginalen Parodontiums eine sorgfältige Adaption verlangen.

Ein wichtiger intraoraler Inspektionsbefund ist die Beurteilung der Malokklusion. Bedingt durch die o.g.dorsokaudale Dislokation

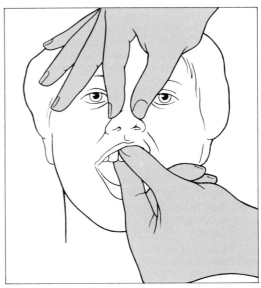

Abb. 6.**11** Palpation Le Fort I: linke Hand faßt den Oberkieferalveolarfortsatz (Linkshänder), die rechte Hand palpiert die Apertura piriformis extraoral und danach auch intraoral (obere Umschlagsfalte)

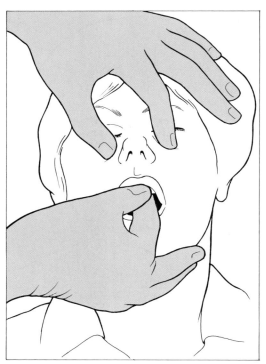

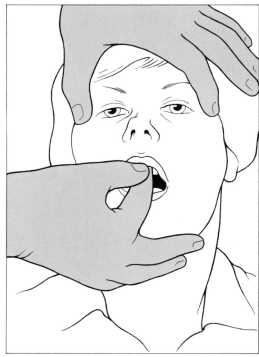

Abb. 6.**12** Palpation Le Fort II: rechte Hand am Oberkieferalveolarfortsatz (Rechtshänder), die linke Hand am Infraorbitalrand und der Nasenwurzel

Abb. 6.**13** Palpation Le Fort III: rechte Hand am Oberkieferalveolarfortsatz, linke Hand seitlicher Orbitarand (Sutura zygomaticofrontalis) und Nasenwurzel

des Hauptknochenmassivs haben die Zähne lediglich im hinteren Molarenbereich Kontakt, es bildet sich ein frontal offener Biß (Abb. 6.**14a–c**). Die oberen Frontzähne stehen in einer sagittalen Stufe hinter der unteren Zahnreihe, der normale Überbiß ist verlorengegangen (Pseudoprogenie). Mit der Beurteilung von Okklusion und Artikulation scheint es, auch aus forensischen Gründen, vielfach sinnvoll, einen zahnärztlichen Abdruck und eine Bißschablone nehmen zu lassen (s. Bissanalyse, S. 207). Die Verlagerungen sind dokumentiert und im Modellstudium ist das Ausmaß einer notwendigen Reposition nachvollziehbar. Dabei muß eine Unterkieferfraktur ausgeschlossen sein, bzw. in die Betrachtung einbezogen werden. Alveolarfortsatzfrakturen sind stets direkte Brüche. Zumeist werden mehrere Zähne in Verbindung mit alveolären Knochen vom Corpus mandibulae oder vom Oberkiefermassiv getrennt und sind häufig disloziert (Okklusionsstörung). In vielen Fällen bestehen Riß-Platzwunden von Wange, Lip-

pen und Gingiva. Wichtig zu beachten ist, daß die betroffenen Zähne nahezu regelmäßig einer Behandlung bedürfen: Kronenfrakturen, punktförmige oder breitflächige Pulpaeröffnung, Zahnluxationen.

### Okklusions- und Artikulationsprüfung

Diese Untersuchung ist eine Teiluntersuchung und eine klinische Funktionsprüfung des stomatognathen Systems. Der Patient wird aufgefordert, die Kiefer in eine ungezwungenen und ihm eigenen Weise kräftig zu schließen (habituelle Okklusion).Im Seitenzahnbereich wird für die Beurteilung des exakten Zahnreihenschlusses die Spiegeluntersuchung notwendig. Danach wird der Unterkiefer durch leichten Druck mit Daumen und Zeigefinger gegen das Kinn sowie nach Anlegen der Zunge gegen den harten Gaumen nach rückwärts bewegt. Im allgemeinen läßt sich der Unterkiefer um ca. 2 mm nach dorsal führen. Man erkennt Frühkontakte, fehlende Kauflächenberührung

Abb. 6.**14a−c** Frontal offener Biß (**a**): Berührungskontakte haben lediglich die hinteren Molaren; stellt sich ein bei (**b**) frakturiertem und rückgelagertem Oberkiefer (Ursache ist zumeist die direkte Schlagwirkung) und (**c**) beidseitiger Kiefergelenksfraktur (Ursache ist die Verlagerung durch direkt auf die Fragmente einwirkende Muskelzüge)

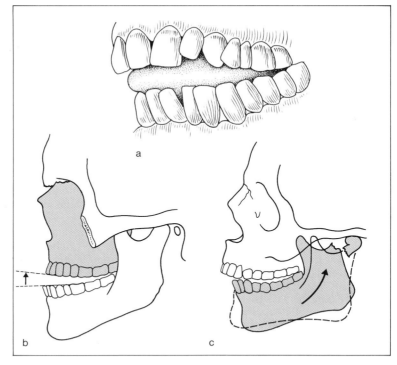

und offenen Biss. Als grobe Orientierung gilt, daß der obere Eckzahn in die Lücke zwischen unterem Eckzahn und 1. Prämolaren beißen soll während der mesiobukkale Höcker des 1. oberen Molaren mit der Inzisur des 1. unteren Molaren okkludiert (Normokklusion). Häufig geben die Patienten von sich aus an, daß sie „falsch beißen", „anders als früher" (s. S. 202).

Die klinische Funktionsprüfung der Artikulation bedeutet eine Analyse der Zahnkontakte im Ablauf der Vorschub- und Seitwärtsbewegung nach rechts wie links. Es wird überprüft, welche Zahnflächen diese Seitwärtsbewegung begleiten. Bei weiterer Seitwärtsbewegung geben zumeist nur die Eckzähne die Führung und den Zahnkontakt.

Für die anatomische Einstellung des Mittelgesichtes und die Erhaltung des individuellen Profils ist die Fixierung der Okklusion nicht allein maßgebend. Gerade eine Verkürzung des Mittelgesichtes in seiner vertikalen Dimension verändert die Stellung von Ober- und Unterkiefer in einer sagittalen Ebene. Das Unterkieferprofil rotiert nach anterior

(Höltje u. Scheurer 1991). Der Vorgang wird als Prinzip der „Autorotation" bezeichnet. Das optimale Verhältnis von Mittelgesicht: Untergesicht beträgt 4:5. Der „vertikale Gesichtsindex" läßt sich anhand von zephalometrischen Fernröntgenbildern im seitlichen Strahlengang aus der Höhe des Alveolarfortsatzes von Ober- und Unterkiefer sowie des frontalen Überbisses bestimmen.

**Perkussion**

Beim Beklopfen eines gesunden, nicht frakturierten Oberkiefers (axial mit kräftigem metallischem Instrument) ist ein charakteristischer klingender Ton zu erzeugen. Dagegen ist der Ton über den Zähnen des abgebrochenen Oberkiefers hohl und verkürzt („Schachtelton").

Der Perkussionsschall ist auch ein markantes Zeichen der beidseitigen kompletten Oberkieferaussprengung (Le Fort II/III, Enbloc-Fraktur). Beim Beklopfen der Oberkieferzähne ist über allen Zähnen ein gedämpfter Klopfschall zu hören (Reichenbach 1964).

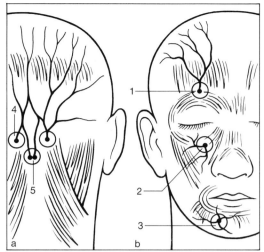

Abb. 6.**15 a** u. **b**   Nervenaustrittspunkte 1 = N. frontalis, supraorbitalis (aus V,1 N. ophthalmicus), 2 = N.
infraorbitalis (aus V,2 N. maxillaris), 3 = N. mentalis
(aus V,3 N. mandibularis über N. alveolaris inferior im
Mandibularkanal), 4 = N. occipitalis minor, 5 = N. occipitalis major (s. „Verletzungen der HWS", „Schleudertrauma")

## Augensymptome (s. a. „Orbita")

Vielfältig sind die Augensymptome. Es sind in
erster Linie Motilitätsstörungen und Verlagerungen der Augäpfel nach kaudal mit nachfolgender Diplopie. Bei einer Kaudalverlagerung
des Augapfels kommt es erst bei stärkerer
Ausprägung zu Doppelbildern, weil keine direkte Beeinflussung von Ursprung, Verlauf
und Ansatz der geraden äußeren Augenmuskeln gegeben ist. Durch den Ursprung des unteren schrägen Augenmuskels am medial- unteren Orbitarand und die Führung des oberen
schrägen Augenmuskels über die Trochlea am
nasal oberen Orbitarand wirken sich Verlagerungen dieser Knochenregion insbesondere
auf den Funktionsbereich der schrägen Augenmuskeln aus (Verrollung beim Blick nach temporal, Einschränkungen beim Blick nach innen oben, bzw. innen unten, s. Orbitafrakturen).

Eine Verletzung der abführenden Tränenwege kommt nur im Zusammenhang mit
einer nasoethmoidalen Zertrümmerung vor (s.
S. 188). Spätfolgen sind chronisch entzündliche Reizungen oder zystische Ausweitungen
des Tränensackes sowie die verschiedenen For-

men der Stenosierung. Subkonjunktivale Blutungen und Chemosis sind bei Frakturen der
Orbitawände (vor allem Orbitadach) sowie bei
den Brüchen aller randbildenden Knochen
(Oberkiefer/Nasenbein/Jochbein- und Stirnbein) zu beobachten.

### Sensibilitätsstörung

Die Oberflächensensibilität vermittelt die
Empfindung für Druck und Berührung (Tast-
sinn), Temperatur und Schmerz. Sensibilitätsstörungen treten im Ausbreitungsgebiet des N.
infraorbitalis auf. Empfindungsstörungen zeigen sich in verschiedenen Schweregraden: Hypästhesie, Anästhesie, Parästhesie (Kribbeln,
Ameisenlaufen, Eingeschlafensein). Neuralgiforme Schmerzzustände, als Spätschaden,
komplizieren das Krankheitsbild. Als Folge
eine kompletten Neurotmesis eines Nerven erklären sie sich aus der Ausbildung von Ampu-
tationsneuromen, bei einer Teilschädigung aus
peri- epineuralen Vernarbungen (s. „allgemeine Verletzungslehre"). Ursächlich sind
kleine, eingekeilte Knochensplitter. Vielfach
kehrt die Sensibilität bis zu einer Frist von 1
Jahr völlig zurück.

Die Untersuchung des sensiblen Anteiles des N. trigeminus umfaßt das Vorhandensein bzw. die graduelle Minderung der Oberflächensensibilität nach Bestreichen der zugehörigen Hautareale sowie die Palpation der
Nervenaustrittspunkte (über dem Foramen
supraorbitale, infraorbitale und mentale) bezüglich einer möglichen Druckempfindlichkeit
(Abb. 6.**15**). Die supraorbitalen Austrittsstel-
len befinden sich ca. 1−2 cm lateral der Me-
dian-/Sagittallinie, infraorbitale Austrittsstelle
ca. 1 cm median der Pupillenmitte (s. auch Orbita Anatomie, S. 136). Das Foramen mentale
liegt näherungsweise zwischen 1. und 2. Prämolaren. Die Versorgungsgebiete der einzelnen Abschnitte sind:
N. ophtalmicus/N. frontalis/N. supratrochlearis: Stirn und Stirnhöhle, Nasenrücken und
Nasenschleimhaut, Augenlider, Kornea und
Konjunktiva.
N. maxillaris/N. infraorbitalis: Nasenflügel,
Schleimhaut des Naseninneren, Kieferhöhle,
Wange, Oberlippe, Gaumen und Oberkieferzähne.
N. mandibularis/N. mentalis: Haut von Kinn
und Unterlippe, Wangenschleimhaut, Zähne,

Gingiva des Unterkiefers, vordere 2/3 der Zunge, Unterlippe, untere Anteile der Wange.

Bei der praktischen Durchführung der Untersuchung gleitet ein abgerundeter Metallstab oder ein Watteträger von der Peripherie des Versorgungsgebietes nach zentral bis zum Hautareal über dem jeweiligen Foramen. Dabei ist das analgetische Areal meist kleiner als der hypästhetische Bezirk.

Bei der Prüfung der Sensibilität des 1. Trigeminusastes wird zusätzlich der Kornealreflex, als empfindlichster Parameter dieser Prüfung, ausgelöst. Die Berührung der Hornhaut mit Watte löst diesen trigemino-facialen Reflex und die Kontraktion des M. orbicularis oculi aus (Blinzelreflex mit verstärktem Tränenfluß (s. S. 86).

Die Aufzeichnung von Reizantwortpotentialen nach Trigeminusstimulation erfolgt im Rahmen der Untersuchung somatosensorisch evozierter Potentiale (Trigeminus-SEP). Die Untersuchung gibt Auskunft über den Funktionszustand der Leitungsbahnen des 5. Hirnnervs bei chronischen Schmerzzuständen wie auch bei traumatisch verursachten Läsionen des N. infraorbitalis. Pathologische Befunde zeigen sich vornehmlich in einer Zunahme der Latenzen. Reizort für den 2. Trigeminusast ist die Oberlippe, benutzt werden bipolare Oberflächenelektroden, die Rechteckimpulse von 0,2 ms Dauer erzeugen. Die Ableiteelektroden befinden sich jeweils kontralateral zur Stimulationsseite nach einem internationalen System (Bremerich u. Krischek-Bremerich 1991).

## Radiologische Diagnostik

Bei Patienten mit fraglichen oder sicheren Mittelgesichtsfrakturen beginnt die radiologische Diagnostik mit konventionellen Schädelübersichtsaufnahmen (p.-a., seitlich, axial) und okzipitomentalen bzw. okzipitofrontalen Nasennebenhöhlenaufnahmen. In Abhängigkeit vom Ergebnis dieser Aufnahmen und dem klinischen Befund sind Spezialaufnahmen anzufertigen: Bei Le-Fort-I-Frakturen kommen zur Beurteilung der kaudalen und medialen Kieferhöhlenwände bzw. zur Abgrenzung von Frakturen des Angulus und des R. mandibulae Schrägaufnahmen des Unterkiefers bzw. Panoramaaufnahmen in Frage. Zur Beurteilung der Orbitawände, der Orbitaspitze, des Nasenbeins und der Mandibula bei Le-Fort-II-Frakturen erfolgen Aufnahmen der Orbita posterior-anterior und nach Rhese sowie Aufnahmen der Nase seitlich und des Unterkiefers in Schrägprojektion. Bei der zentralen und lateralen Mittelgesichtsfraktur (Le-Fort III) sind die p.-a. Orbitaaufnahme, die Aufnahme nach Rhese und die sog. „Henkeltopfaufnahme" (überkippte axiale Aufnahme nach Welin) geeignet, um die Orbitawände und die Jochbögen darzustellen. In der weiterführenden radiologischen Diagnostik ist die Computertomographie die Methode der Wahl, da sie gegenüber der konventionellen Tomographie insbesondere beim Frakturnachweis an der medialen und lateralen Orbitawand, der ventralen und dorsolateralen Kieferhöhlenwand und bei Einstauchfrakturen mit Rückverlagerung der Maxilla überlegen ist. Zudem bietet die CT die Möglichkeit einer hervorragenden Weichteildiagnostik mit dem Nachweis von Hämatomen, Luft- und Fremdkörpereinschlüssen, intraorbitalen und intrakraniellen Verletzungen.

Zusammenfassend sind bei Mittelgesichtsfrakturen folgende Röntgenuntersuchungen durchzuführen:
- Schädel (p.-a., seitlich, axial),
- NNH (okzipitomental, okzipitofrontal)
- Le Fort I: Unterkieferschrägaufnahme, Panoramaaufnahme
- Le Fort II: Orbita p.-a., Aufnahme nach Rhese, Nase seitlich, Unterkieferschrägaufnahme
- Le Fort III: Orbita p.-a., Aufnahme nach Rhese, axiale Schädelaufnahme nach Welin („Henkeltopf")

# Komplexe des zentralen und lateralen Mittelgesichtes

### Frakturen des nasoethmoidalen Komplexes (Interorbitalfrakturen, nasoethmoidale Frakturen)

Die Knochen des zentralen Mittelgesichtes (Stirnfortsatz des Oberkiefers, Nasenbeine und Nasenfortsatz des Stirnbeines) stehen über die tieferliegenden, leicht zerbrechlichen Knochen (Siebbein mit Lamina cribrosa, Stirnhöhlenhinterwand, Tränenbein, Lamina papyracea des Ethmoids) in enger Beziehung zum Boden der vorderen Schädelgrube und den Weichteilen der Orbita. Die Region „Interorbitalraum" umfaßt eine Zone, die unterhalb des Bodens der vorderen Schädelgrube und zwischen beiden Augenhöhlen liegt (Abb. 6.**16**). Der Interorbitalraum birgt in sich beide Siebbeinlabyrinthe (lateral), das Riechfeld und obere Anteile der Nasenhaupthöhle (median). Er erstreckt sich nach kaudal bis in Höhe des mittleren Nasenganges, dem Niveau der Fissura orbitalis inferior entsprechend. Dies erklärt, daß nasoethmoidale Zertrümmerungen sich auch auf den Orbitaboden ausdehnen können.

Die Entwicklung intrakranieller Komplikationen: Epiduralhämatom, chronisches subdurales Hämatom, Pneumozephalus sowie der Austritt von Hirnmasse nach extrakraniell verlangen die kontinuierliche neurologische Überwachung. Die Frühmeningitis nimmt dann zumeist ihren Ausgang von vorbestehenden (subklinischen), chronischen Schleimhauterkrankungen des Ethmoids (Richter 1987).

Die intraorbitale Raumforderung wird unterhalten von Blutungen aus den Ethmoidalgefäßen (s. S. 153 u. S. 187). Geben die frakturierten Wände der Orbita dem Druck des Hämatoms nicht ausreichend nach (fehlende traumatische Dekompression der Orbita), haben derartige Blutungen ein retrobulbäres, hämorrhagisches Kompressionssyndrom (zunehmender Visusverlust) zur Folge. In solchen Fällen muß die unverzügliche Drainage des Hämatoms über einen extrakraniellen, frontoorbitalen Zugangsweg erfolgen.

Bei einer ersten orientierenden anteriorposterioren Röntgenaufnahme kann eine Luftsichel unter dem Orbitadach der einzige Hinweis auf eine Siebbeinfraktur sein (s. S. 150 u.

188). Im übrigen versagen aber konventionelle Aufnahmen beim Nachweis weniger ausgedehnter nasoethmoidaler Frakturen. Mit Hilfe der CT sind bis ca. 2 mm kleine Frakturspalten darzustellen, jedoch ist auf die Verwechslungsmöglichkeit mit den natürlichen Lücken der Lamina cribrosa hinzuweisen. Der Nachweis von Weichteilkomplikationen ist eine Domäne der CT, Emphyseme der Orbita werden problemlos nachgewiesen. Sie sind ebenso wie die Emphyseme der Lider, die palpatorisch durch das Emphysemknistern diagnostiziert werden, harmlos und werden resorbiert.

Sensorische Komplikationen ergeben sich zusätzlich aus den Verletzungen des Riechfeldes. In diesem Falle weniger durch ein „Abscheren" der Riechfasern, wie es für den Sturz auf den Hinterkopf typisch ist, sondern durch grobe mechanische Zerstörung und Splitterung der Knochen um das Riechfeld.

### Pathomechanismus

Bei heftiger, umschriebener Krafteinwirkung auf Weichteile und Knochen des interorbitalen Raumes wird dessen ventraler Block nach dorsal eingeschlagen. Nasenbeine, Stirnfortsatz des Oberkiefers und Nasenfortsatz des Stirnbeines werden isoliert und teleskopartig nach dorsal getrieben. Die dünneren, tieferen Strukturen, einschließlich der Wand zur vorderen Schädelgrube und zur Orbita können dieser Bewegung keinen Widerstand entgegensetzen. Sie splittern regellos und verletzen Weichteile von Orbita (einschließlich Lider und Tränenwege) sowie des Schädelinneren.

Als Folge der Zerstörung bildet sich der äußerlich sichtbare traumatische Telekanthus aus.

### Traumatischer Telekanthus

Diese Entstellung des zentralen Mittelgesichtes ist definiert als eine Zunahme der horizontalen Distanz zwischen beiden medianen Lidwinkeln. Die Strecke wird als Interkanthaldistanz (ICD) bezeichnet. Als Normwerte gelten 33−34 mm beim Mann und 32−33 mm bei der Frau. Die Zahlen entsprechen etwa der Länge

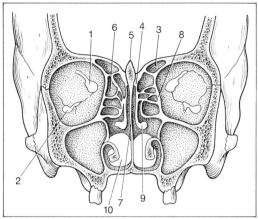

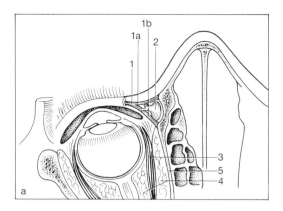

Abb. 6.**16** Interorbitalraum (Frontalschnitt in Höhe der Crista galli) 1 = Fissura orbitalis superior, 2 = Fissura orbitalis inferior, 3 = Rezessus der Stirnhöhle, 4 = Lamina cribrosa, 5 = Crista galli, 6 = Siebbeinlabyrinth, 7 = Lamina perpendicularis, 8 = Lamina papyracea, 9 = mittlere Muschel, 10 = unterer Nasengang

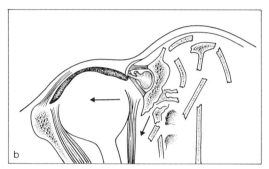

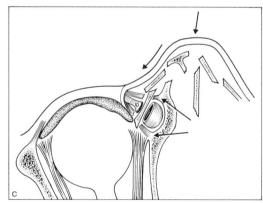

einer normalen Lidspalte. Die Veränderung kann den äußeren Aspekt eines orbitalen Hypertelorismus erwecken (Richter u. Mitarb. 1983).

Für die Entstehung des Telekanthus kommen 2 Mechanismen in Betracht (Converse u. Mitarb. 1977):

*Typ I:* mit der Rücklagerung des ventralen Knochenblockes splittern die Knochenflächen um das mediane Lidband in größere Fragmente. Die Fragmente weichen nach lateral, d. h. orbitawärts, aus. Die Lidbänder verbleiben in Verbindung mit dem anhaftenden Knochen. Der ventrale Knochenblock schlägt sich tief in die Siebbeinzellen ein. Dadurch wird der mediane Lidwinkel nach lateral verlagert und verliert seine natürliche Form. Die Lateralverlagerung kann durch Muskelzug des M. orbicularis oculi verstärkt werden (Abb. 6.**17a–c**, Abb. 6.**19**).

*Anmerkung Hypertelorismus:* Orbitaler Hypertelorismus ist eine angeborene kraniofaziale Skelettanomalie, die bei einer Reihe von Syndromen und orbitalen Spaltbildungen auftreten kann. Hypertelorismus ist somit kein eigenständiges Krankheitsbild. Pathomorphologisch beruht die Anomalie auf einer Auswei-

Abb. 6.**17a–c** Pathomechanismus des traumatischen Telekanthus (nach Converse u. Mitarb. 1977) **a** Anatomie um die Fossa lacrimalis 1 = medianes Lidband, 1 a = vorderer Schenkel, 1 b = hinterer Schenkel, 2 = Tränensack, 3 = M. rectus medialis, 4 = Fettgewebe, 5 = Lamina papyracea **b** Typ I des traumatischen Telekanthus: Trümmerfraktur des zentralen Mittelgesichtes, Lateralisation (Outfracturing) des Knochenblockes um den Tränensack **c** Typ II des traumatischen Telekanthus: scharfe Durchtrennung der abführenden Tränenwege und des medianen Lidbandes

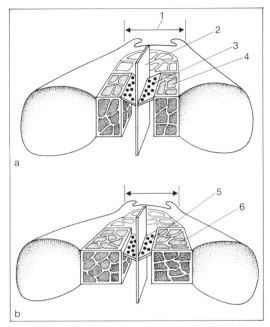

Abb. 6.**18 a** u. **b** Orbitaler Hypertelorismus (nach Converse u. Mitarb. 1970) **a** Schema der regulären Größenverhältnisse von Foramina optici, Siebbein, Lamina cribrosa und Orbita 1 = Abstand der Foramina optici, 2 = Crista galli, 3 = Lamina cribrosa, 4 = Siebbeindach **b** Die Grundlage des orbitalen, angeborenen Hypertelorismus ist die Ausweitung des vorderen Siebbeinlabyrinthes im horizontalen Durchmesser mit Lateralisation der Orbita und tiefstehender Lamina cribrosa. Die hinteren Siebbeinzellen und der Abstand zwischen den Foramina optici sind nicht verändert. Converse beschreibt den Fall eines traumatischen Hypertelorismus: sein Patient erlitt in der frühen Kindheit eine Verletzung der genannten Region. Mit dem Wachstum kam es zu einer Fehlbildung, dem echten angeborenen Hypertelorismus vergleichbar. 5 = Tiefstehende Lamina cribrosa, 6 = verbreitertes vorderes und mittleres Siebbein

tung des vorderen und mittleren Siebbeines in dessen horizontaler Dimension (Abb. 6.**18 a** u. **b**). Die Keilbeinhöhle und der Abstand der Foramina optici dagegen sind regelrecht. Das Dach des Siebbeines ist verlängert und verbreitet, die Riechplatte steht bis zu 20 mm tiefer. Die Ausweitung der interorbitalen Distanz (IOD) zeigt sich in der Zunahme des Winkels zwischen Median-Sagittal-Ebene und Orbitaachse von 25 Grad auf 60 Grad bei einem Klasse-III-Hypertelorismus. Die laterale

Orbitawand ist verkürzt, in schweren Fällen wird das binokulare Sehen unmöglich. Äußerlich bestehen Veränderungen der Glabella und des Stirnbeines. Die Glabella ist häufig die Defektstelle einer Meningoenzephalozele (Tessier 1974).

*Typ II:* Bei diesem Verletzungstyp gleitet der ventrale Knochenblock weiter lateral in die Tiefe. Er durchtrennt medianes Lidband, verletzt Tränensack und Kanalikuli. Der Aspekt des Telekanthus entsteht in diesem Falle durch den orbitawärts sich überlagernden Stirnfortsatz des Oberkiefers (Abb. 6.**17**).

### Klinische Symptome und Untersuchung

Die Veränderungen im äußeren Erscheinungsbild sind schwerwiegend, unverkennbar und werden ohne operative Korrektur als entstellend empfunden. Die wesentlichen klinischen Symptome, die sich nach dem Trauma vollziehen, sind die Ausbildung des Telekanthus, die verstrichene und nach ventral verlagerte Nasoorbitalfalte sowie der gerundete innere Lidwinkel (Abb. 6.**19 a** u. **b**). In einem späteren Stadium kann sich zusätzlich eine epikanthale Falte formieren.

Der Telekanthus wird gemessen (Normwerte 33–34 mm beim Mann, 32–33 mm bei der Frau). Es hat sich bewährt, die Maße mit einem Zirkel abzugreifen, in ein Schema einzutragen oder einen Gesichtsraster aufzulegen (Abb. 6.**20 a** u. **b**, 6.**21**). Beim Vermessen des Mittelgesichts können folgende Abstände ermittelt werden:
Horizontale Abstände:
1. Interkanthaldistanz: Abstand beider innerer Lidwinkel (ICD): 30–32 mm.
2. Mittellinienkanthaldistanz (s. Abb. 6.**20**): Abstand eines Lidwinkels zur Mitte.
3. Interorbitaldistanz: Strecke zwischen der Pupillenmitte beider Augäpfel (IOD).
4. Mittellinienorbitaldistanz: Abstand einer Pupille zur Mitte.
5. Laterale Interkanthaldistanz: Abstand beider äußerer Lidwinkel.
6. Lidspaltenlänge (LSL): Strecke vom inneren zum äußeren Lidwinkel.
7. Jochbeindistanz: Abstand der Jochbeinprominenz von der Mitte (s. a. Legende zu Abb. 6.**24**).
8. Nasenbreite: Breite der Nasenbasis an der Apertura piriformis.

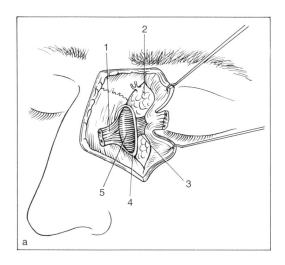

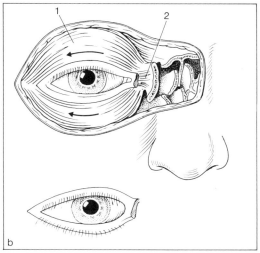

Abb. 6.**19 a** u. **b**  Mediane Orbita  **a** Einblick in die mediane Orbita 1 = medianes Lidband (durchtrennt), 2 = orbitales Fett, 3 = hinterer Schenkel des medianen Lidbandes, 4 = Periorbita, 5 = Saccus lacrimalis **b** Veränderung des medianen Lidwinkels bei traumatischem Telekanthus (nach Converse u. Smith

1966). Die Knochen um das mediane Lidband dislozieren nach lateral. Knochenfragmente füllen die mediane Orbita. Unter Zug des M. orbicularis oculi rundet sich der innere Lidwinkel. Die Lidspaltenlänge ist verkürzt
1 = M. orbicularis oculi, 2 = medianes Lidband

Abb. 6.**20 a**  u.  **b**  Vermessen des Mittelgesichtes (Zirkel): die rechte Gesichtshälfte zeigt Normwerte für die Interkanthaldistanz (ICD) und die Lidspaltenlänge (LSL). Linke Gesichtshälfte: Telekanthus mit vergrößerter ICD und verkleinerter LSL. **a** Telekanthus Typ I; **b** Maße von ICD und LSL

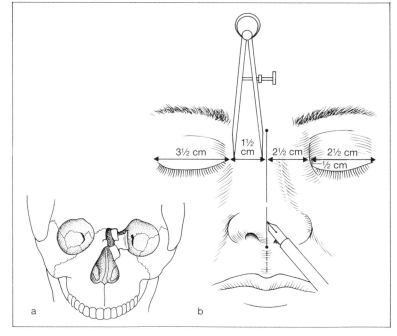

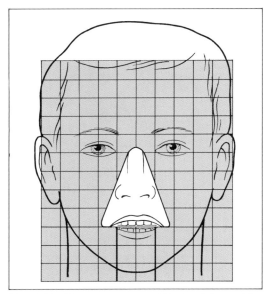

Abb. 6.**21** Vermessen des Mittelgesichtes (Gesichtsraster): das genaue Vermessen des Mittelgesichtes ist neben der Primärversorgung vor allem für die Planung einer Sekundärkorrektur von Bedeutung. Der Raster (Millimetermaße zur Verdeutlichung nicht eingezeichnet) weist eine Aussparung für die Nasenpyramide auf und liegt den Oberkieferzähnen an

Vertikale Abstände:
9. Oberlidhöhe: Abstand der Oberlidfurche zur Lidkante.
10. Unterlidhöhe: Abstand unterer Orbitarand zur Lidkante.
11. Lidspaltenhöhe (größte vertikale Distanz der Lidspalte).
12. Nasenlänge: Abstand von der Mitte der Interkanthallinie zur Nasenspitze.
13. Pupillendistanz (Abstand einer tiefstehenden Pupille zur Pupillenmitte der Gegenseite).

In gleicher Weise können Asymmetrien der Weichteile festgehalten werden: Verziehungen des Amorbogens, der Nasenspitze, der Mundwinkel, etc.

Die nasoorbitale Furche ist verstrichen und abgedrängt, da sich der nicht fixierte innere Lidwinkel durch Weichteilschwellung und Fragmentverlagerung nach lateral und vorn verlagert. Das Lidband ist die Ansatzsehne des M. orbicularis oculi. Nur eine tiefe Portion

des prätarsalen Anteiles (Tensor tarsi) zieht zur Crista lacrimalis posterior. Die Insertion im medianen Lidspaltenbereich geht verloren, der innere Lidwinkel rundet sich ab. Sinkt das Fragment mit anhaftendem Lidband nach kaudal, entsteht das Bild des Canthus inversus.

*Eyelash-traction-Test*

Dieser Test dient der Beurteilung des medianen Lidbandes. Die rechte Hand faßt Wimpern und Lidkante des Oberlides und zieht diese nach vorn und seitlich. Mit dem linken Zeigefinger tastet man das intakte, unter der dünnen, deckenden Haut vorspringende Band (Abb. 6.**22**). Bei einem Abriß fehlt der sich anspannende Strang des Bandes (Typ II). Ist es in Kontakt mit einem Fragment verblieben (Typ I), palpiert man die abnorme Beweglichkeit des Stückbruches.

Zu einem späteren Zeitpunkt ist das Tränenpünktchen oft nicht mehr sichtbar, da es von einer epikanthalen Falte aus Haut und Subkutangewebe überdeckt wird. Dies führt ebenso zu einer Verkürzung der horizontalen Lidspalte sowie zu einer Erschlaffung des Augenlides. Das Lid hat die Tendenz zu ektropionieren, das Punctum lacrimale verliert seinen Kontakt zum Augapfel, es kommt zur Epiphora. (Das Abpumpen der Tränenflüssigkeit ist weitestgehend abhängig von einer ungehinderten Kontraktion der Faserbündel des M. orbicularis oculi um den Tränensack).

Die Nasenwurzel ist tief abgeflacht, eingesunken und erscheint zwischen den Augenhöhlen „eingekeilt". Die Augenlider sind geschwollen und blutdrucktränkt. Subkonjunktivale Blutungen zeigen sich als ein nasales Hyposphagma.

Rhinoskopisch läßt sich die hohe Septumfraktur zumeist an Schleimhauteinrissen erkennen (auch Nasenendoskopie: Hopkins-Optik 30 Grad/70 Grad, flexibles Nasopharyngoskop (s. S. 147).

*Orbitale Symptome (s. a. „Orbita")*

Vielfältig sind die orbitalen Komplikationen. Sie entsprechen den Veränderungen wie sie unter den Verletzungen der medianen Orbitawand und des Orbitabodens (s. S. 148 u. S. 138) sich ausbilden können. Anfänglich besteht häufig ein Exophthalmus durch intraorbitale Blutungen, nur selten mit Kompressionssymptomatik. Liegen ausgedehnte Wandverlagerungen, zumeist in die Nasennebenhöhlen vor, bildet sich das Symptom der erweiterten Orbita. Die Weichteile sinken in die Tiefe der Orbita, es entsteht der Enophthalmus. Die Supratarsalfalte ist durch Rücklagerung und Schwinden des Lidfettkörpers vertieft.

Eine persistierende Diplopie hat ihre Ursache zumeist in einem Ungleichgewicht der okulomotorischen Funktionen, auch in der Verlagerung und Fixierung orbitaler Strukturen an den Bereich der Frakturzonen. Die sehr quälende Diplopie tritt auf, da es dem Patienten nicht möglich ist, das betroffene Auge in normalem Ausmaß in die verschiedenen Blickrichtungen zu bewegen. Das Ausmaß der subjektiven Diplopie entspricht der Schwere des pathologischen Befundes. Der Patient kann gelegentlich einen Ausgleich durch die Einnahme bestimmter Kopfhaltungen, zumeist ein Rückwärtsneigen des Kopfes, erreichen („Kopfzwangshaltung").

Binokulares Doppelsehen wird hervorgerufen durch die Abbildung auf nicht korrespondierenden Retinapunkten in beiden Augen. Auch bei gesunden Personen besteht eine „physiologische Diplopie", jedoch nicht für Objekte im Fixierpunkt. Die physiologische Diplopie läßt sich sehr einfach darstellen: ein Bleistift wird ca. 30 cm vor Kopfmitte gehalten und man fokusiert einen entfernten Punkt. Der Bleistift wird doppelt gesehen (s. auch Orbita, S. 139 Doppelbilder).

Bei vielen Randfrakturen der Orbita ist das pathologische Doppelsehen vorübergehend und hat seine Ursache in intramuskulären Einblutungen, die wiederum zu einem Ungleichgewicht der okulomotorischen Funktionen führen. Nach einer Phase vorübergehender Diplopie stellt sich häufig ein Anpassungsmechanismus der extraokulären Muskulatur ein. Darüber hinaus weisen die Augen bei Verlagerung der Bulbi eine beträchtliche Fähigkeit zur binokularen Fusion auf. Zahlreiche dieser Patienten beklagen lediglich eine Diplopie bei Überanstrengung und Müdigkeit (s. S. 158 „Fusion").

Die schweren Depressionsbrüche der Orbitawände, insbesondere der Orbitadaches, lassen oftmals den Verdacht auf eine zusätzliche Verletzung des M. rectus superior auf-

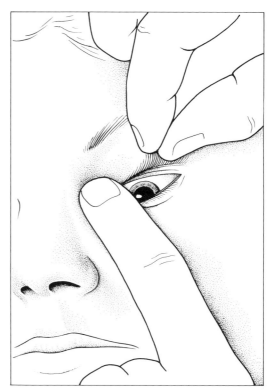

Abb. 6.22  Eyelash-traction-Test: Test bei Verdacht auf abgetrenntes medianes Lidband

kommen. Eine direkte Schädigung des genannten Muskels ist jedoch selten. Eher kommt es in der Spätphase des Traumas zu zunehmender fibrotischer Umwandlung des M. rectus inferior und M. obliquus inferior. Die unmittelbare anatomische Nachbarschaft des M. rectus inferior und M. obliquus inferior zu den häufigsten Frakturlinien ist der Grund für ihre hohe Verletzungsanfälligkeit.

Operationen im frühen Verletzungsstadium orbitaler Frakturen zeigen in vielen Fällen beide Muskeln im Frakturbereich fixiert. Dabei sind allein die bindegewebigen Hüllen verletzt. Bei späten Revisionen legt man dann ein Muskelgewebe frei, welches von narbigen Strängen umhüllt ist, fixiert und in seiner Beweglichkeit eingeschränkt erscheint. Auch bei diesen Spätschäden kann das Auge nicht nach kranial rotiert werden. Die Differentialdiagnose zu einer neurogenen Schädigung (M. rectus superior) liefert der Forced-duction-Test (s. Orbitafrakturen; S. 146).

Die monokulare Diplopie trifft ein Auge und ist ein visuelles und kein okulomotorisches Krankheitsbild. Veränderungen der Kornea, Linsenverlagerungen sowie Krankheitsbilder der Retina und der Chorioidea, etc. können zu einer organischen monokularen Diplopie führen. Sie ist aufgrund dessen ein rein ophthalmologisches Krankheitsbild. Eine funktionelle monokulare Diplopie ist am ehesten in den Bereich der psychosomatischen Erkrankungen einzuordnen. Die Differenzierung gegenüber binokularen Doppelbildern erfolgt mit dem Okklusionstest.

Es wird wechselseitig jeweils ein Auge bedeckt. Der Patient beurteilt das Verschwinden, bzw. das Bestehenbleiben von Doppelbildern. Bleiben die Doppelbilder bei Bedeckung eines Auges, ist dies eine monokulare Diplopie. Verschwinden die Doppelbilder, weist dieser Befund auf eine binokulare Diplopie hin.

Die genaue Beweglichkeitsprüfung der Augen mit der Zuordnung von Bewegungsstörungen zu Beeinträchtigungen einzelner Augenmuskeln ist im Kapitel „Orbita" (S. 140—143) beschrieben, ebenso die Messung des Ausmaßes der Bulbusbewegungen mit der Kestenbaum-Brille. Man kann mit Prismengläsern bestimmen, welcher Ausgleich zur Beseitigung der Doppelbilder bei Geradeausblick erforderlich ist. Bei Funktionseinschränkungen eines oder mehrerer Augenmuskeln ergibt sich in jeder Blickrichtung ein anderer Schielwinkel und dadurch ein anderer Doppelbildabstand. Daher ist eine Korrektur mit Prismen unbefriedigend.

*Tränenwegsverletzungen (s. S. 160)*

Tränenwegsverletzungen, zumeist durch scharfe, schneidende Gegenstände, geschehen in allen Abschnitten der abführenden Tränenwege: Canaliculi, Canaliculus communis, Saccus lacrimalis und Ductus nasolacrimalis. Die Tränenwege werden bei Verletzungsverdacht vorsichtig gespült. Karunkula und Plica semilunaris sind im Akutzustand stark ödematös (s. S. 104).

Um zusätzliche Verletzungen zu vermeiden, erfolgt die Spülung zunächst über das nicht verletzte Tränenröhrchen; oder man führt die Spülkanüle in das verletzungsverdächtige Tränenröhrchen nur soweit ein, daß die vermutete Verletzungsstelle nicht erreicht wird. Kochsalzlösung, die mit Natriumfluorescein angefärbt wurde, oder noch besser Luft, wird dann vorsichtig durch die Spülkanüle appliziert und tritt gegebenenfalls an der Verletzungsstelle aus. Insbesondere mit Luft gelingt es gut, die in der Tiefe der Wunde liegenden, retrahierten Enden durchgerissener Tränenröhrchen aufzufinden. Eine mikrochirurgische End-zu-End-Anastomose mit schichtweiser Naht (feinstes Nahtmaterial) ist erforderlich; anschließend muß sofort ein dünner Silikonschlauch oder ein Silikonzapfen für 1-2 Wochen eingelegt werden, um eine narbige Striktur möglichst zu vermeiden.

Erlaubt es der Zustand der inneren Nase, kann endoskopiert werden.

*Tränenwegs-/Nasenendoskopie:* nach Sondieren des Canaliculus inferior wird Natriumfluoresceinlösung instilliert. Endoskopisch sieht man im unteren Nasengang die gelbliche Fluoresceinstraße. Unter Blaulichtendoskopie (s. auch „Rhinoliquorrhoe") ergießt sich bei scharfen Verletzungen und Eröffnung des Tränensackes das Natriumfluorescein diffus über die seitliche Nasenwand in die Nasenhaupthöhle. Bei partieller oder kompletter Obliteration der Tränenwege durch narbige Striktur des Ductus oder Saccus lacrimalis ist in der Spätphase der Flüssigkeitsaustritt gemindert oder fehlt vollständig. Klinisch verbleibt die Epiphora.

Rhinoskopisch zeigt sich eine begleitende Septumfraktur an der Hämatomverfärbung über dem Tuberculum septi, bzw. einem ausgedehnten Septumhämatom. Bei Verdacht auf Rhinoliquorrhoe werden saugfähige Schwämmchen gelegt (s. S. 115 „Immunologischer Liquornachweis"). Zum Abschluß der Untersuchung wird zumindest eine orientierende Riechprüfung vorgenommen.

**Isolierte Siebbeinfraktur**

Als Hauptsymptom der isolierten Siebbeinfraktur, ohne Verletzung, der ventralen Knochenstrukturen, gilt das Orbita- bzw. Lidemphysem. Durch Überdruck (Schneuzen, Pressen) tritt Luft in die Orbita ein. Unter der regelmäßigen Anwendung der Computertomographie wird intraorbitale Luft vielfach als Neben-und Zufallsbefund gesehen. Palpatorisch läßt sich die Luftansammlung der Augenlider bei bimanuellem Abtasten als Emphysemknistern erkennen.

Eine erste orientierende Röntgenaufnahme beim Frischverletzten zeigt sehr häufig eine Luftansammlung unterhalb des Orbitadaches (orbitale Luftsichel, s. S. 149).

Die isolierte Siebbeinfraktur bedarf im allgemeinen keiner spezifischen Therapie. Unter Schneuzverbot, antibiotischer Abdeckung und abschwellenden Maßnahmen klingen die Symptome ab.

## Frakturen des zygomatikoorbitalen Komplexes (laterale Mittelgesichtsfrakturen)

### Jochbeinimpressionsfrakturen

Der Jochbeinkörper bildet mit seiner äußeren konvexen Fläche die median-laterale Wangenkontur. Weite Anteile formen die laterale Orbitawand und den seitlichen Orbitaboden.Die exponierte Lage des Jochbeines erklärt die hohe Verletzungshäufigkeit. Sie liegt bei 30 bis 35% aller Mittelgesichtsfrakturen.

*Anatomie, Pathomechanismus, Klassifizierung*

Anatomisch teilt sich das Jochbein in einen zentralen, kompakten Körper sowie in die Fortsätze zu Stirnbein, Schläfenbein und großem Keilbeinflügel. Der Jochbeinkörper hat breitflächig Kontakt zum Oberkiefermassiv. Der Körper kann teilweise pneumatisiert sein und grenzt seitlich oben an die Kieferhöhle.

Die Toleranzwerte absorbierbarer Kräfte sind bei vertikaler Krafteinwirkung (Richtung des Kaudrucks) sehr hoch, dank der Abstützung gegen Stirnbein und Keilbein. Wesentlich geringer sind die Toleranzwerte bei Schlägen von der Seite und von vorn. Es kommt zur Impression des Jochbeines. Zunächst brechen die Fortsätze, meist an oder nahe der Suturen.

Die Frakturlinie läuft vom knöchernen Infraorbitalrand durch den Orbitaboden zur Fissura orbitalis inferior. Entlang der Fissur steigt sie auf zum großen Keilbeinflügel und sprengt die Fortsätze meist in Höhe der Sutura zygomaticofrontalis. Fazial durchzieht sie die Kieferhöhlenvorderwand, erreicht die Crista zygomaticoalveolaris und zieht über die dorso-

laterale Kieferhöhlenwand sowie zur Fissura orbitalis inferior. In diesem Bereich grenzt sie an die Fossa infratemporalis. Zusätzlich bricht der Jochbogen im Bereich des wenig widerstandsfähigen Fortsatzes zum Schläfenbein (Rowe u. Killey 1968).

Bei sagittal gerichtetem Kraftvektor disloziert das Jochbein nach hinten und unten. Die Dislokationen nach kaudal sind zumeist gering. Dem kaudal gerichteten Zug des M. masseter wirkt die starke Faszia temporalis entgegen.

Die Klassifizierung der Frakturen berücksichtigt die Verschiebung am seitlichen Orbitarand sowie die Rotation des Jochbeinkörpers um eine horizontale Achse. Die Richtung der Rotation bezieht sich auf eine Drehung des Processus frontalis (Medianrotation/Lateralrotation). Dreht der Processus frontalis nach median (orbitawärts) bewegt sich der Körper, bzw. die faziale Kante des Körpers, zwangsläufig nach außen. Dreht der Processus frontalis nach außen, bewegt sich die faziale Kante nach innen.

Die genaue Analyse der Dislokationsformen hat therapeutische Konsequenzen. Ausmaß und Richtung der Repositionsmaßnahmen ergeben sich aus einer präzisen Festlegung des Dislokationsgrades (Abb. 6.23a–e).

*Klassifizierung* (Spiessl u. Schroll 1972; Becker und Austermann 1981):
1. Isolierte Jochbogenfrakturen (s. u. Abb. 6.**25a u. b**)
2. Nichtdislozierte Jochbeinfrakturen
3. Dislozierte Jochbeinfrakturen ohne Diastase am lateralen Orbitarand:
   - *mit Medianrotation:* Jochbeinkörper nach außen rotiert; am Infraorbitalrand und an der Crista zygomaticoalveolaris tastbare Stufen und Diastasen (Abb. 6.**23a**).
   - *mit Lateralrotation:* Jochbeinkörper ist in die Kieferhöhle eingestaucht, Knochenstufe am Infraorbitalrand und an der Crista zygomaticoalveolaris (Abb. 6.**23b**).
4. Dislozierte Jochbeinfraktur mit Diastase am lateralen Orbitarand:
   - *mit Medianrotation:* Stufen und Diastasen am lateralen Orbitarand. Am Infraorbitalrand und an der Crista zygomaticoalveolaris (Abb. 6.**23c**).
   - *mit Lateralrotation:* der Jochbeinkörper

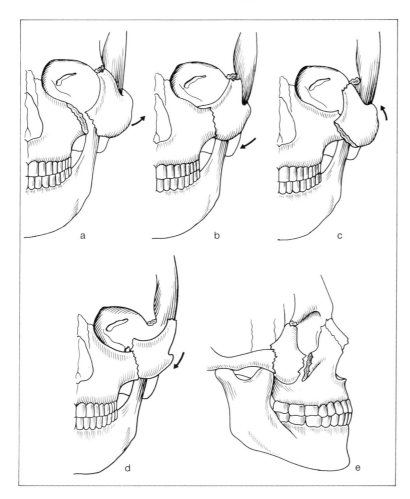

a  b  c

d  e

Abb. 6.**23 a−e** Dislokationen isolierter Jochbeinfrakturen: eine exakte Analyse der Dislokationsformen ist von Bedeutung, da sich daran die Technik der Reposition orientiert
1. Rotationsachse sagittal durch Sutura zygomatico frontalis gelegt (**a** u. **b**) : **a** Jochbeinkörper nach außen rotiert: Diastase am Infraorbitalrand **b** Jochbeinkörper nach innen gestaucht: Stirnfortsatz steht nicht oder nur wenig lateral
2. Rotationsachse sagittal durch den Jochbeinkörper gelegt (**c** u. **d**): **c** Jochbeinkörper nach innen rotiert: Stirnfortsatz steht median **d** Jochbeinkörper nach außen rotiert: Stirnfortsatz steht lateral
3. Ohne Rotation (**e**): Jochbeinkörper in toto nach dorsal, kaudal und median disloziert: typische Jochbeinimpressionsfraktur

ist zur Kieferhöhle und in Richtung Orbitaboden eingekeilt, der Stirnfortsatz nach außen disloziert. Dislokationen lassen sich an allen Palpationspunkten nachweisen (Abb. 6.**23d**);
— *mit dorsokaudaler Abscherung:* Verlagerung nach dorsokaudal und median, in allen Pfeilerpunkten bestehen Diastasen (Abb. 6.**23e**).
5. Jochbeintrümmerfraktur: Mehrere Bruchlinien durchziehen den Jochbeinkörper.
6. Frakturen vom Typ 2−5 mit Einbruch des Orbitabodens: entsprechende okuläre Symptome (s. Orbitafrakturen).

*Sonderformen*

*Zygomaticomaxilläre Fraktur:* die Frakturlinie strahlt vom ventralen Jochbeinbereich in den Alveolarfortsatz des seitlichen Oberkiefers ein, so daß bei Dislokation eine Malokklusion im Prämolaren-/Molarenabschnitt festgestellt werden kann.

*Zygomatico-mandibuläre Fraktur:* Jochbein und Processus muscularis des Unterkiefers und (oder) Processus articularis sind gebrochen. Symptome und Dislokationen entsprechen dann den isolierten Brüchen (Kieferklemme, Kiefersperre, seitlich offener Biß; s. Unterkieferfrakturen, S. 206).

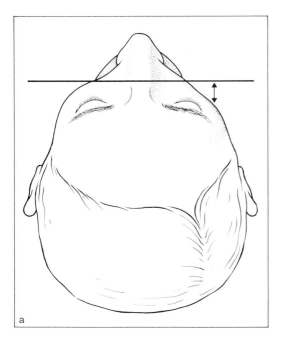

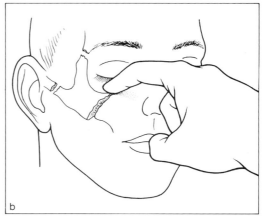

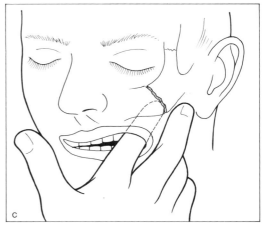

*Klinische Zeichen und Symptome*

Die Symptome der Jochbeinimpressionsfrakturen sind geprägt vom Ausmaß und von der Richtung der Dislokation sowie von den Funktionsstörungen benachbarter Organe:

– Orbita: Bulbusmotilität, Bulbusverlagerung, temporales Hyposphagma;
– Lider: Lidhämatom, Lidschwellung;
– N. trigeminus: Hyp-/Anästhesie im Gebiet V2 sowie Nn. zygomaticotemporalis und zygomaticofacialis;
– Unterkiefer: Kieferklemme (reflektorisch und mechanisch)
– Mundhöhle/Kieferhöhle: Wangenhämatom, Hämatosinus.

Die Inspektion zeigt häufig den für die Impression typischen Befund einer Mittelgesichtsasymmetrie, hervorgerufen durch die Abflachung der Wangenprominenz. Asymmetrien der Jochbeine bzw. deren regelrechte Prominenz lassen sich darstellen und optisch vermessen: Moiré-Topographie. Eine optische Reliefvermessung erfolgt auf der Grundlage einer Rasterphotographie. Dabei wird ein sichtbarer Raster auf das Gesicht projiziert. Als Maß für

Abb. 6.**24 a–c** Klinische Untersuchung und Palpationspunkte lateraler Mittelgesichtsfrakturen **a** Mittelgesichtsasymmetrie durch imprimiertes Jochbein (s. Abb. 6.**21**). Der visuelle Eindruck läßt sich erhärten durch die Untersuchung mit einem „Zygometer". Dabei handelt es um einen Transferbogen mit Meßstiften in der sagittalen und transversalen Ebene, die unter Kompression der Weichteile intraoperativ aufgesetzt werden (Koch 1991) **b** Palpation des Infraorbitalrandes und der lateralen Orbita: Knochenstufen, Knochendiastase, Druckschmerz **c** Palpation der Crista zygomaticoalveolaris: Knochenlücke, Hämatom, Druckschmerz

eine Jochbeinabflachung gilt die „Rasterringbreite" (Fritzemeier 1981).

Typische Palpationspunkte (bimanuell, seitenvergleichend) sind (Abb. 6.**24a–c**);

- seitlicher und unterer Orbitarahmen,
- Jochbogen,
- Crista zygomaticoalveolaris und faziale Kieferhöhlenwand (intraoral/vestibulär).
- Getastet werden Knochenstufen und Knochenlücken (s. o.).

Der Bulbustiefstand resultiert aus der Verlagerung des Jochbeines wie auch des Orbitabodens nach kaudal. Mit der Verlagerung des Jochbeines gleitet das laterale Lidband ebenso nach kaudal, die Lidachse kippt seitlich ab. Es bildet sich eine antimongoloide Lidachsenstellung, begleitet von Pseudoptosis des Oberlides. Die scheinbare Verkürzung des Unterlides mit sichtbarer Sklera unterhalb des Limbus bei Geradeausblick („scleral-show oder „white eye -syndrom") ist die Folge einer Verlagerung des Infraorbitalrandes nach kaudal und dorsal. Das Septum orbitale ist aus seiner Verankerung am Knochen gelöst und nach innen „abgerutscht". Vor allem in Verbindung mit der Verlagerung des Augapfels und der Ausbildung eines Enophthalmus bildet sich eine Unterlidverkürzung sowie Pseudoptosis des Oberlides mit Absinken der Supratarsalfalte. Die echte Ptosis dagegen ist die Folge einer Funktionsbeeinträchtigung des M. levator palpebrae. Diese ergibt sich bei einer Durchtrennung der Levatoraponeurose, bei intramuskulären Blutungen mit anschließender Fibrosierung oder bei einer nervalen Schädigung der äußeren Äste des N. oculomotorius (s. S. 152 „Orbita").

Defekte des Septum orbitale können zum Übertritt von orbitalem Fettgewebe in die Lider führen, so daß Lidschwellungen auch dadurch und nicht durch Ödem und Blutungen hervorgerufen sein können. Eine solche Verlagerung orbitalen Fettgewebes verstärkt den Enophthalmus. Reposition des Fettgewebes und Naht des Septumdefektes sind erforderlich.

Zumeist ist die Kieferklemme (Einschränkung der Mundöffnung, verkleinerte SKD) reflektorisch und beruht auf einer Einblutung in die Mm. temporalis und masseter. Seltener gerät das rückwärtig dislozierte Jochbein in Kontakt zum Muskelfortsatz und engt dessen Bewegungsausmaß ein. Ist im Augenblick des Traumas der Mund geöffnet ,kann über den gleichen Mechanismus eine Kiefersperre auftreten, der Unterkiefer kann nicht vollständig geschlossen werden (s. o. S. 202–204).

## Isolierte Jochbogenfrakturen

Der Jochbogen bricht bei umschriebener, seitlich einwirkender Kraft. Meist frakturiert er in Form zweier Stückbrüche, die sich V-förmig nach innen gegen den M. temporalis und den Muskelfortsatz des Unterkiefers verlagern. Die Faszienverspannung der Mm. temporalis und masseter läßt eine andere Dislokationsrichtung nicht zu (Abb. **6.25 a**).

Die Artikulation des Unterkiefers ist durch Störung der Vorwärts-Abwärtsbewegung des Muskelfortsatzes gehemmt. Dringen die Fragmente in den M. temporalis ein, kann sich durch mangelhafte Hämatomresorption und nachfolgende Vernarbung eine fibroossäre Ankylisierung als Spätschaden einstellen. Die Mundöffnung ist gehemmt (Kieferklemme, eingeschränkte SKD s. S. 203 „Unterkieferfrakturen").

## Röntgendiagnostik

Frakturen des Jochbogens werden konventionell-röntgenologisch mit Hilfe der axialen Schädelaufnahme in „Henkeltopfprojektion" (der Jochbogenvergleichsaufnahme nach Pannewitz, Abb. 6.**25 b**), mit Hilfe der okzipitomentalen Nasennebenhöhlenaufnahme sowie der Einzeldarstellung des Jochbogens nach Zimmer diagnostiziert. Liegen Mehrfragmentfrakturen des Jochbeins und eine Kieferklemme durch verlagerte Knochenfragmente vor, so sind anterior-posteriore und seitliche Tomographien (Schichtdicke 3 mm) oder axiale und koronare Computertomogramme zur röntgenologischen Darstellung geeignet. Vor allem die axiale CT ermöglicht es, bei vermeintlich isolierten Jochbogenfrakturen zusätzliche Frakturierungen der Kieferhöhlenvorder- und -hinterwand nachzuweisen (Rettinger und Kalender 1981).

Für die Jochbeinimpressionsfraktur ist die NNH-Aufnahme im okzipitomentalen Strahlengang die Standardaufnahme. Knochenstufen stellen sich am Processus frontalis, am Infraorbitalrand sowie im Verlauf der Crista zygomaticoalveolaris dar.

Zusammenfassend empfehlen sich bei Verdacht auf Jochbeinfrakturen folgende Röntgenaufnahmen:

- axiale Schädelaufnahme nach Welin („Henkeltopf"): Jochbogen

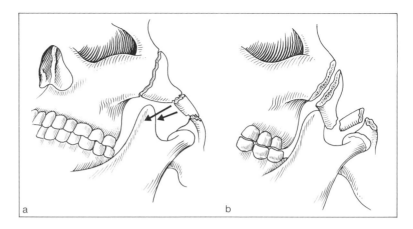

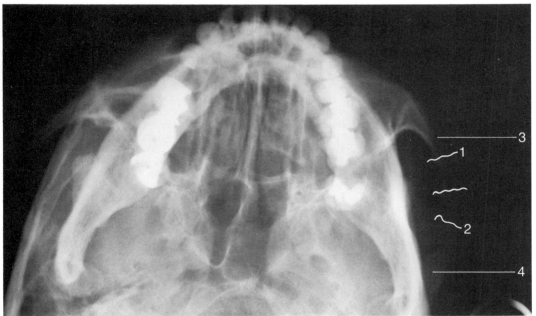

Abb. 6.**25 a–c**    Isolierte Fraktur des Jochbogens. Der Stückbruch kommt in Kontakt mit dem Processus coronoideus des Unterkiefers und hemmt die Artikulationsbewegungen des Unterkiefers **a** Stückbruch **b** Dislokation nach medial **c** Darstellung des Jochbogens nach Pannewitz. Diese Aufnahme ermöglicht die eindeutige Diagnose von Frakturen des Jochbogens 1, 2).
3 = Os zygomaticum, 4 = Os temporale

– NNH okzipitomental: Jochbeinimpression,
– Jochbogenvergleichsaufnahme nach Pannewitz,
– Jochbogen nach Zimmer,
– Tomographie (a.-p., seitlich),
– CT.

## Frakturen des nasomaxillären Komplexes (Nasenbeinfrakturen, Septumfrakturen)

Isolierte Brüche sind häufig die Folge von Berufsunfällen (Gerüst- und Bauarbeiter) oder von Sportverletzungen. In vielen Fällen liegen offene Brüche vor, die am äußeren Integument zumeist nur kleine Riß- Platzwunden zeigen.

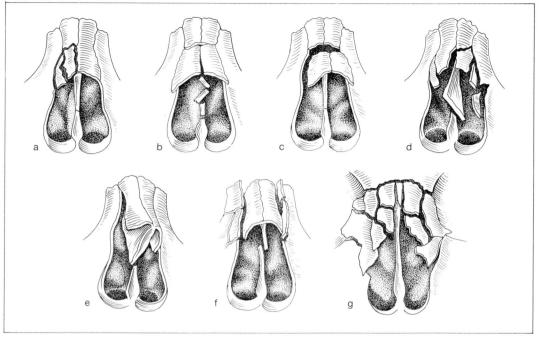

Abb. 6.**26a–g**   Typen der Nasenbein-Septum-Fraktur (nach Kazanjian u. Converse 1974)   **a** Isolierter lateraler Stückbruch ohne Verlust der Statik   **b** Beidseitiger Stückbruch (Depressionsbruch) mit Sprengung der Pyramide und Septumtrümmerfraktur („open-book-type" im Kindesalter, nach Converse 1977)   **c** Stückbruch an der Grenzzone zu den kranial dickeren Anteilen der Nasenbeine   **d** Trümmerbruch ohne Verbreiterung der Nasenbasis   **e** Lateraldislokation (traumatische Schiefnase)   **f** Lateral- und Kaudaldislokation (traumatische Schief-Breitnase)   **g** Ausgedehnter Trümmerbruch des zentralen Mittelgesichtes mit beidseitigem Telekanthus (Übergang zur Nasoethmoidalfraktur, Typ Converse I)

## Nasenbeinfrakturen

Die Ossa nasalia formen das knöcherne Dach der Nasenpyramide. Über eine Sutur grenzen die Nasenbeine seitlich-dorsal an den Processus frontalis des Oberkiefers und kranial-medial an die Spina nasalis des Stirnbeines. In der letzteren (kranialen) Grenzzone sind die Nasenbeine wesentlich stärker und widerstandsfähiger. Spitzenwärts zur Apertura piriformis geben die Nasenknorpel (Dreiecksknorpel, Spitzenknorpel, Septumknorpel) eine begrenzte Flexibilität gegen den allseits umgrenzenden Knochen. Die deckende Haut ist gerade im Spitzenbereich drüsenreich und verfügt über eine besonders starke Durchblutung; auch ist sie fester mit dem Perichondrium fixiert.

Nasenbeine brechen selten in der Nähe zum Stirnbein, eher an der dünneren Grenzzone zum Knorpel (Abb. 6.**26a–g**). Dies trifft vor allem für den frontalen Aufschlag zu. Häufigste Bruchform ist der Querbruch. Bei schweren Brüchen können beide Ossa nasalia in der frontalen Sutur gesprengt und als komplettes Fragment in die Nasenhöhle eingeschlagen sein. Dies führt zur Verlegung der Atemwege, äußerlich zur Abplattung des Nasenrückens. Brechen zusätzlich die Processus frontales der Oberkiefer, gibt es letztlich alle Übergänge zu den Frakturen des nasoethmoidalen Komplexe, vor allem mit deren orbitalen Komplikationen bis hin zum schweren traumatischen Telekanthus.

Abb. 6.**27a−g  a** Fraktur, Hämatom und Fibrosierung des Nasenseptums (nach Kazanjian u. Converse 1974) **b** Die Fraktur ist Folge einer direkten Biegelast 1 = Mukoperichondrium, 2 = Cartilago lateralis, 3 = Cartilago quadrangularis, 4 = Prämaxilla (Septumtisch) **c** Ausgedehntes rechtes Septumhämatom mit breitflächiger Ablösung des Mukoperichondriums **d** Einseitige Verdickung des Septums als Folge der Fibrosierung eines organisierten Hämatoms bei versäumter operativer Entlastung **e** Fraktur der Lamina quadrangularis des Nasenseptums mit Zerstörung des Mukoperichondriums **f** Fraktur der Lamina quadrangularis und ausgedehntes beidseitiges Septumhämatom **g** Fraktur und beidseitige Fibrosierung

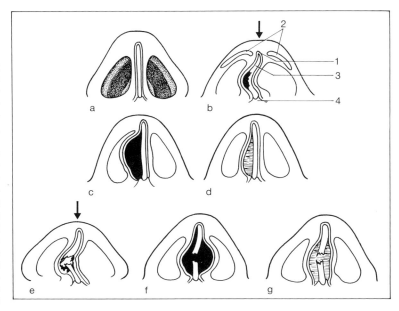

Der seitliche Aufprall dagegen zeigt vielfach einen ganz unterschiedlichen Dislokationsgrad, etwa den ausgeprägten knöchern-knorpeligen Schiefstand mit kompletter Obturation einer Nasenhaupthöhle. In diesen Fällen ist die Nasenscheidewand aus ihrer Verankerung an der Prämaxilla luxiert. Bei jüngeren Patienten stellen sich eher größere Fragmentkomplexe ein, während ältere Patienten gehäuft Zersplitterungen in mehrere kleinere Fragmente zeigen.

**Septumfrakturen**

Brüche der Nasenscheidewand ereignen sich isoliert oder in Verbindung mit den Frakturen des äußeren Gerüstes. Alle Formen von Fissuren bis zu Luxationen und Zertrümmerungen kommen auch bei intakter äußerer Nase vor. Die Septumfrakturen sind dann oftmals knöchern-knorpelige Verletzungen. Der Septumknorpel grenzt dorsal an die knöchernen Anteile der Nasenscheidewand: Lamina perpendicularis (zum Ethmoid gehörend) und Vomer.

Die Septumfraktur weist 2 Besonderheiten auf: Infraktur und das Septumhäma-

tom. Die Infraktur führt zur Veränderung des Gleichgewichtes der Knorpelbinnenstrukturen (s. S. 8). Diese Verletzung kann als Spätkomplikation eine langsam sich verschlechternde Nasenatmung zur Folge haben. Dieser Ablauf beruht auf einer zunehmenden Verbiegung des Knorpels.

Das Hämatom (häufig doppelseitig) bildet sich zwischen Mukoperichondrium und äußerer Knorpelschicht (Abb. 6.**27a−g**) aus. Es sind 2 Entwicklungen möglich:

1. Fibrosierung: das Hämatom wird bindegewebig durchbaut, es resultiert eine Verdickung des Septums auf der Basis der subperichondralen Fibrose.
2. Knorpelnekrose: auch ohne Infektion oder Übergang des Hämatoms in einen Septumabszeß dünnt sich der Knorpel in 2−3 Tagen zu einer wenig stabilen Platte aus oder wird völlig resorbiert. Um die Knorpelnekrose und die sich daran anschließende Einsattelung der äußeren Nase abzuwenden, muß eine frühzeitige Operation erfolgen (Septoplastik).

Schwere Knorpelbrüche entstehen immer unter der Einwirkung einer exzessiven indirekten Biegelast. Dabei sind häufig die

Schleimhäute verletzt. Es bilden sich Synechien vom Os turbinale zum knöchernen oder knorpeligen Nasenscheidewand. Im Bereich der Nasenklappe können Haut- und Schleimhauteinrisse, die nicht plastisch-chirurgisch versorgt wurden zu Narbenbildung und Atembehinderung führen, deren Sekundärkorrektur schwierig und problematisch ist.

### Klinische Symptome und Untersuchungsgang

Sehr schnell bilden sich über dem Nasenrücken Schwellungen und Blutergüsse, die an die Hämatome bei frontobasaler Fraktur erinnern. Es bestehen Blutungen aus dem Naseninneren. Die Patienten beklagen eine erschwerte oder aufgehobene Nasenatmung sowie einen Geruchsverlust (respiratorische Anosmie). Bei der Inspektion und Palpation werden der Nasenrücken und der Nasenabhang getastet und vorsichtig, wiederum bimanuell, die abnorme Beweglichkeit geprüft. In einzelnen Fällen, bei Mitbeteiligung der Siebbeine, findet sich das Emphysemknistern.

Das Naseninnere ist zumeist von Blutgerinnsel verlegt. Die Untersuchung ist die anteriore Rhinoskopie, evtl. ergänzt durch die Endoskopie der Nasenhaupthöhle und des Nasopharynx. Über einen Sprayansatz werden gleich zu Beginn der Untersuchung schleimhautabschwellende (Privin®) und topischanästhesierende (Novesine®) Substanzen eingebracht. Die Reinigung der Nase von Koagel erfolgt mit Saugern und Bayonettpinzetten. Sobald bessere Übersicht gegeben ist, sind mit Privin und Novesine getränkte Spitztupfer einzulegen. Geringe Blutungen kommen nun zur Ruhe und die Anästhesie der Schleimhäute ist vertieft. Stärkere Blutungen verlangen eine vordere Nasentamponade.

Unabhängig davon erkennt man Schleimhauteinrisse- oder defekte, vorspringende, die Schleimhaut perforierende Knorpelfragmente und das ein- oder beidseitige Septumhämatom. Diese Befunde sind eine absolute Operationsindikation.

Die Endoskopie kann mit starren Winkeloptiken oder (vor allem bei Kindern) mit flexiblem Nasopharyngoskop erfolgen. Wird mit starren Optiken endoskopiert, gibt die 25-Grad-Winkel-Optik einen ausreichenden Überblick vor allem über die tiefen, der Lamina perpendicularis entsprechenden Bereiche, die bei der anterioren Rhinoskopie nicht ausreichend einsehbar sind.

## Frakturen des Unterkiefers

### Einleitung

Nach multizentrischen Studien liegt die Frakturquote des Unterkiefers hoch. Sie wird mit annähernd 75% aller Gesichtsschädelfrakturen angegeben (Müller 1963).

Unterkieferfrakturen ereignen sich als Einfach-, Doppel- oder als Mehrfachbrüche. Sie gliedern sich in 3 Gruppen:
– Frakturen im bezahnten Kiefer,
– Frakturen im zahnlosen oder zahnarmen Kiefer,
– Frakturen in Milch- und Wechselgebiß.

### Anatomie

Beide Unterkiefer setzen sich zusammen aus einem horizontalen Ast mit dem zahntragenden Alveolarfortsatz sowie einem aufsteigendem Ast mit Processus muscularis und Processus articularis. Der Gelenkfortsatz stützt den Unterkiefer in der Fossa articularis des Os temporale ab. An der medianen Innenfläche des aufsteigenden Astes zweigt der N.alveolaris inferior aus dem N.mandibularis ab. In unmittelbarer Nähe des N. lingualis verlaufend, tritt er in einen langstreckigen Knochenkanal

Abb. 6.**29a–e** Hintere Gruppe der Unterkiefermuskeln (eigentliche Kaumuskeln): bei beidseitiger Innerva- ▶
tion wird der Unterkiefer nach aufwärts und vorn bewegt, bei einseitiger Innervation nach median **a** M. masseter (1) **b** Dislokation eines nicht abgestützten zentralen Fragments unter Einwirkung des M. masseter nach kranial **c** M. pterygoideus medialis (2) und lateralis (3) **d** Dislokation eines zentralen Fragmentes nach median **e** Zugrichtung des M. temporalis (4)

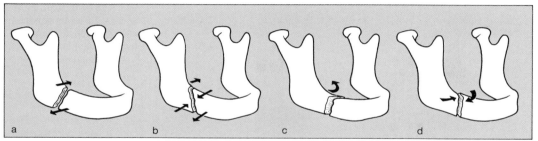

Abb. 6.**28 a–d**    Frakturen des horizontalen Unterkieferastes und die Dislokationen der Fragmente durch ein-
wirkende Muskelkräfte (nach Fry u. Mitarb. 1942)    **a** Schrägbruch nach dorsokaudal verlaufend: das zentrale
Fragment disloziert unter Zug der Mm. masseter und pterygoideus medialis nach kranial, das periphere unter
Zug der suprahyoidalen Muskulatur nach kaudal: starke Dislokationstendenz    **b** Schrägbruch nach ventrokaudal verlaufend: gleiche Muskelkräfte halten die Fragmente gegeneinander und verhindern eine wesentliche
Dislokation    **c** Querbruch nach ventrolingual verlaufend: Medianverlagerung des zentralen Fragmentes: stär-
kere Dislokationsform    **d** Querbruch nach dorsolingual verlaufend: geringe Dislokationsneigung

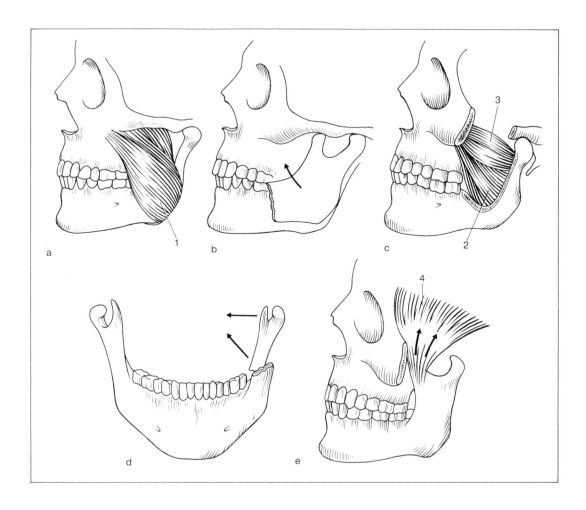

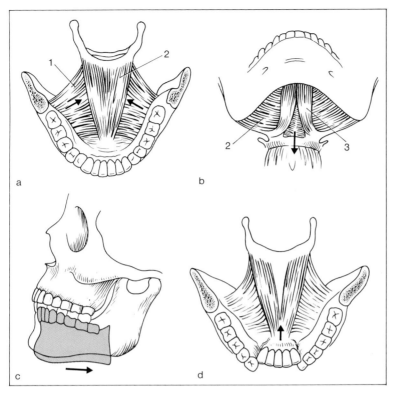

Abb. 6.**30 a−d** Vordere Gruppe der Unterkiefermuskeln (Kieferöffner, suprahyoidale Muskelgruppe) **a, b** Zugrichtung der Muskeln 1 = M. mylohyoideus, 2 = M. geniohyoideus, 3 = M. digastricus (ventraler Bauch) **c** Dislokation eines großen ventralen Fragmentes nach dorsal: Absinken des Zungengrundes und Verlegung der oberen Atemwege! **d** Dislokation eines kleinen Fragmentes nach dorsal

ein und verläßt diesen am Foramen mentale zum gleichnamigen Nerven.

Die Muskelfunktionen (Kieferöffner und Kieferschließer) sind von besonderer Bedeutung für Ausmaß, Richtung und Schweregrad der Dislokationen frakturierter Unterkieferanteile. Aus den Dislokationen lassen sich wichtige diagnostische Schlüsse ableiten, welche klinische Hinweise zur Lokalisation der Fraktur zulassen (Abb. **6.28**). Die Dislokationen führen zu Störungen der Okklusion und der Artikulation. Okklusion ist die zwanglose, regelrechte, der Form und Größe der Zähne entsprechende „Interkuspidation" beider Zahnreihen (s. auch Oberkieferfrakturen, S. 178). Artikulation ist die Bewegung des Unterkiefers im temporomandibulären Gelenk: Öffnung und Schließung, Seitwärts- und Vorschubbewegung.

Störungen und Ungleichgewicht dieser Funktionen beruhen im Falle einer Fraktur auf Muskelkontraktionen. Es werden 2 *Gruppen*

*der mandibulären Muskeln* unterschieden: eine hintere und eine vordere Gruppe.

*Hintere Gruppe der Unterkiefermuskeln:* sie umfaßt die eigentlichen „Kaumuskeln". Kurze, dicke Muskeln können äußerst hohe Kräfte entwickeln (Abb. 6.**29 a−e**). M. masseter: er spannt sich zwischen innerer Fläche des Jochbogens und Kieferwinkel. Er ist ein Kieferschließer und bewegt den Unterkiefer nach vorn. M. temporalis: er zieht von den Ränder der Fossa temporalis zum Muskelfortsatz des Unterkiefers. Vordere Faseranteile schließen den Unterkiefer, hintere ziehen diesen nach dorsal. M. pterygoideus medialis: dieser Muskel entspringt hauptsächlich an der medialen Fläche des äußeren Flügelfortsatzes und zieht zur Unterkieferinnenfläche in Höhe des Kieferwinkels. Er spannt sich in einer nach hinten, unten und lateral ziehenden Richtung. Er bewegt die gelenkseitige Unterkieferhälfte nach oben (Kieferschluß) nach median (Seitwärtsbewegung) und vorn (Vorschub).

M. pterygoideus lateralis:dieser Muskel entspringt in 2 Portionen: infratemporale Fläche des großen Keilbeinflügels sowie lateraler Flügelfortsatz. Er findet seine Insertion sowohl an der Gelenkkapsel, am Discus articularis wie auch am Collum mandibulae. Bei Muskelkontraktion einer Seite bewegt sich der Unterkiefer zur Gegenseite, bei gleichzeitiger Kontraktion beider Muskeln nach vorn.

*Vordere Gruppe der Unterkiefermuskeln* (Abb. 6.**30a–d**) Mm. geniohyoideus, genioglossus, mylohyoideus und digastricus sind Kieferöffner. Sie ziehen von der Innenfläche des horizontalen Unterkieferastes zum Zungenbein, zur Schädelbasis oder bilden einen Hauptteil der Zungenmuskulatur.

Das temporomandibuläre Gelenk ist ein kombiniertes Gelenk; es erlaubt Dreh- und Gleitbewegungen. Es setzt sich zusammen aus dem Gelenkkopf, der Unterkieferkondyle und der Fossa glenoidalis des Os temporale. Die Gelenkflächen sind bedeckt von einer dünnen Knorpelschicht und einer zarten Synovia. Ein Diskus teilt den Gelenkinnenraum in 2 getrennte Kammern. (Abb. 6.**30b**)

## Pathomechanismus und Klassifizierung

Brüche des Unterkiefers treten als Folge direkter oder indirekter Gewalteinwirkung an umschriebenen Schwachstellen auf. Direkte Frakturen sind diejenigen des Unterkieferkörpers, indirekte Frakturen diejenigen des Kiefergelenkfortsatzes (s. S. 205). Sie sind von ihrem Mechanismus her Biegungsfrakturen. Weitere Prädilektionsstellen der Frakturentstehung sind Orte mit retinierten Zähnen oder Zähnen mit langen Wurzeln.

Kontusionen (Stauchungen) und Distorsionen (Überdehnungen) der Gelenke sind Folge von direkt über dem Gelenk einwirkender Gewalt oder bilden sich nach Schlag auf den Unterkieferkörper, wenn bei geöffneter Zahnreihe die Abstützung gegen den Oberkiefer fehlt. Die Luxation des Unterkiefers nach ventral ist die häufigste Form der bleibenden Verschiebung zwischen Gelenkkopf und Gelenkpfanne. Der Gelenkkopf liegt vor dem Tuberculum articulare und vor dem Discus articularis (Therapie: Handgriff nach Hippokrates).

Kapitulumfrakturen werden beschrieben als eine teilweise oder vollständige Absprengung der Gelenkwalze oder als deren Zertrümmerung innerhalb der Kapsel. Es kommt zu Knorpelverletzungen und bleibenden Veränderungen durch Störung der Vaskularisation. Nach Abriß des gefäßführenden M. pterygoideus lateralis ist die Nekrose des Gelenkkopfes schicksalshaft.

Frakturen des Muskelfortsatzes sind selten und verlangen keine Therapie. Es muß jedoch eine begleitende Jochbein-/Jochbogenfraktur erfaßt werden, da sich zu dem imprimierten Mittelgesichtsanteil eine Ankylose als Spätschaden einstellen kann. In solchen Fällen ist das Ausmaß der Kieferöffnung eingeschränkt. Der Jochbogen muß dann operativ eingerichtet werden.

Richtung und Ausmaß der Fragmentdislokation werden beeinflußt:
- vom Ort der Fraktur,
- vom Verlauf der Frakturlinie (Quer, Schräg, etc.),
- von Kraft und Zugrichtung angreifender Muskelgruppen,
- von dem Vorhandensein oder Fehlen von Zähnen,
- von Stärke und Richtung der Gewalteinwirkung.

Grundsätzlich verlagern sich die Fragmente in die Richtung des stärksten Muskelzuges. Je nach Verlauf der Frakturlinie können die Fragmente somit auseinandergeschoben oder angenähert werden. Letzteres trifft zu, wenn etwa eine Fraktur des horizontalen Astes nach unten und vorn verläuft. Die hintere Muskelgruppe (Schließer) drängen das hintere Fragment nach kranial, die vordere Gruppe (Öffner) das vordere Fragment nach kaudal (Abb. 6.**28a–d**). Zumindest bei glatten Bruchflächen stellen sich die Fragmentenden heilungsgünstig. Ist die Abstützung durch fehlende Zähne oder Zahngruppen verlorengegangen, kann auch diese Verletzung eine stärkere Dislokationsneigung ungünstig beeinflussen.

Frakturen des Kieferwinkels neigen nur wenig zur Dislokation, da die Fragmente fest in die Muskelschlinge des M. masseter und M. pterygoideus medialis eingebettet sind.

Unterschiedliche therapeutische Gesichtspunkte, vor allem aber die Auswahl geeigneter Schienenverbände legen eine Einteilung entsprechend der Lokalisation nahe (Becker und Austermann 1981):

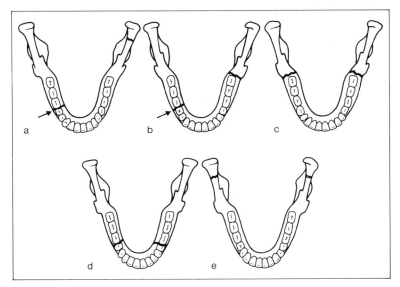

Abb. 6.**31 a−e** Bevorzugte Lokalisationen beidseitiger Unterkieferfrakturen (Coup- und Contre-coup-Verletzungen) **a** Krafteinwirkung von rechts: direkter Bruch im rechten Molaren-/Prämolarenabschnitt, indirekter Bruch am Gelenkhals der Gegenseite **b** Indirekter Bruch am Kieferwinkel **c** Beidseitige Kieferwinkelfraktur **d** Beidseitige Fraktur im Molaren-/Prämolarenbereich **e** Beidseitige Gelenkhalsfraktur

─ Frakturen innerhalb der Zahnreihe
─ Frakturen außerhalb der Zahnreihe
─ Frakturen des aufsteigenden Astes (mit Ausnahme des Gelenkfortsatzes),
─ Frakturen des nicht oder schlecht bezahnten Kiefers,
─ Mehrfachbrüche,
─ ─ Trümmer- und Defektfrakturen,
─ ─ Brüche des Gelenkfortsatzes.

Geradezu typisch für den Unterkiefer ist das regelmäßige Auftreten von Bruchkombinationen, so daß bei sichtbarem und leicht diagnostizierbarem Bruch nach einer versteckten „Vasallenfraktur" zu fahnden ist.

Eine direkte, seitliche Kraft gegen die Eckzahn- oder Prämolarenregion führt zu einem direkten Bruch dieser Zone, kann aber desweiteren einen indirekten Bruch des Gelenkfortsatzes der Gegenseite zur Folge haben. Gewalteinwirkung in sagittaler Richtung gegen die vorderen Partien des Kiefers führt zu einem beiderseitigen indirekten Bruch des Eckzahn-/Prämolarengebietes mit Ausbildung eines Stückbruches, der unter Einfluß der vorderen Muskelgruppe zungenwärts disloziert werden kann. Schläge gegen die Symphyse können zu einseitiger oder doppelseitiger Kondylenfraktur führen, auch mit Luxation des Kieferköpfchens in den äußeren Gehör-

gang oder gegen die Basis der mittleren Schädelgrube.

Als häufige Bruchkombinationen sind zu nennen (Abb. 6.**31 a−e**):

─ Kinnregion und Gelenkfortsätze,
─ Doppelseitiger Kinnbruch,
─ Eckzahnregion und Kieferwinkelbereich der Gegenseite,
─ Eckzahnregion und Gelenkfortsatz der Gegenseite,
─ Beide Gelenkfortsätze.

Der indirekte Bruch tritt an Praedilektionsstellen stets dann allein auf, wenn die inneren Gegenkräfte am Ort der Krafteinwirkung größer sind und somit einer Frakturentstehung widerstehen können.

Vor allem therapeutische Richtlinien bestimmen die Einteilung der Gelenkverletzungen (Reichenbach 1969):

─ Kontusion und Distorsion des Kiefergelenkes;
─ Luxation des Kiefergelenkes;
─ Kapitulumfraktur (intrakapsuläre Fraktur);
─ Kollum- und Basisfrakturen (extrakapsuläre Brüche):
 ─ ohne Dislokation,
 ─ mit Dislokation,
 ─ mit Luxation.

## Klinische Zeichen und Untersuchungsgang (Unterkieferkörper)

### Unsichere Frakturzeichen

Die meisten Unterkieferbrüche lassen sich bei Kenntnis der Pathophysiologie allein durch die klinische Untersuchung ausreichend diagnostizieren und einordnen.

Unsichere Frakturzeichen sind Schwellung, subkutane oder submuköse Hämatome, Zahnlockerungen, Zahnfleischeinrisse, Empfindungsstörungen des N. mentalis (V 3) und Druck- und Stauchungsschmerz. Der freie Unterkieferrand ist bei einer die Knochenkonturen überlagernden Schwellung nicht zu tasten. Bei Brüchen im Zwischenraum von Foramen mandibulare (Eintritt des N.alveolaris inferior) und Foramen mentale (Austritt des N. mentalis) kann der N. alveolaris inferior gedehnt oder durchtrennt werden.

### Sichere Frakturzeichen

Sichere Frakturzeichen sind die Dislokation und die abnorme Beweglichkeit. Die Dislokation ist innerhalb der Zahnreihe der Inspektion direkt zugänglich. Für die Prüfung der abnormen Beweglichkeit wird bimanuell untersucht. Man legt den Zeigefinger beidseits der Bruchspalten auf die Kauflächen benachbarter Zähne, faßt mit dem Daumen den Unterkieferrand und führt vorsichtige gegenläufige Bewegungen aus. Es ist sinnvoll, einen stets gleichen Untersuchungsgang einzuhalten.

1. Bimanuelles Abtasten des freien Unterkieferrandes (Abb. 6.**32**)
2. Extra- intraorale Palpation in Höhe der Frontzähne und des Eckzahnes (s. o.)
3. Extra- intraorale Palpation in Höhe des Prämolaren-/Molaren bereichs (Abb. 6.**33**)
4. Extra- intraorale Palpation des gesamten horizontalen Astes bis Kieferwinkel.Die Gegenhand tastet den aufsteigenden Ast sowie das Kiefergelenk. Durch Druck auf die Zahnreihe kann eine abnorme Beweglichkeit im Bereich des Kieferwinkels festgestellt werden (Schuchardscher Handgriff, Abb. 6.**34**).
5. Intraorale Palpation der Crista zygomaticoalveolaris (s. Abb. 6.**24**).
6. Druck auf die Kinnspitze und Registrie-

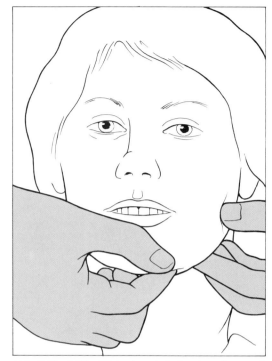

Abb. 6.**32**−6.**37** Klinische Lokalisationsdiagnostik der Frakturen des Unterkiefers

Abb. 6.**32** Bimanuelle Palpation der Basis des Unterkiefers: Knochenstufen, Knochenlücken

rung von Stauchungsschmerz über den Gelenken (Abb. 6.**35**)
7. Palpation der Kiefergelenksregion unter Artikulationsbewegung (Abb. 6.**36**).
8. Einlegen beider 5.Finger in den Gehörgang, Untersuchung der Kieferköpfchenbewegung bei Öffnung und Kieferschluß (Abb. 6.**37**).

Von besonderer diagnostischer Bedeutung sind die Funktionsstörungen Okklusion, Artikulation, Kiefersperre und Kieferklemme.

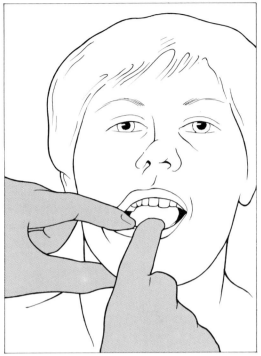 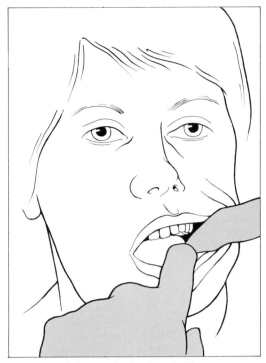

Abb. 6.**33**  Bimanuelle exta-/intraorale Palpation des Unterkieferkörpers: abnorme Beweglichkeit

Abb. 6.**34**  Schuchardtscher Handgriff

### Funktionsstörungen

*Okklusion (Verzahnung in Kieferschlußposition)*

Die Kauflächen der Ober- und Unterkieferzähne treffen in allen Zahngruppen bei Kieferschluß gleichmäßig aufeinander, so daß keine vertikalen Lücken auftreten und die Höcker der Oberkieferzähne diejenigen des Unterkiefers seitlich übergreifen. Bedingt durch die unterschiedliche Zahngröße beißt der obere Eckzahn in die Lücke zwischen unterem Eckzahn und erstem Prämolaren und der mesiobukkale Höcker des ersten oberen Molaren trifft in die Inzisur des ersten unteren Molaren (Normokklusion (Abb. 6.**38a u. b**). Alle Abweichungen von diesem Zustand werden als Malokklusion bezeichnet. Bei der Beurteilung posttraumatischer Okklusionsstörungen müssen stets vorbestehende Bissanomalien erfaßt und ana-

lysiert werden. Die Reposition zielt dahin, den jeweiligen individuellen Biss wieder herzustellen.

1. Frakturen innerhalb der Zahnreihe: die Okklusionsstörung zeigt sich an interdentalen Stufen und Lücken der Unterkieferzahnreihe und am Fehlen der Kauflächenkontakte zu den Zähnen des Oberkiefers. Bei einem doppelseitigen Kinnbruch wird ein Mittelsegment zungenwärts eingetrieben. Die Zahnreihen haben lediglich im Seitenzahnbereich Kontakt.
2. Frakturen außerhalb der Zahnreihe: liegt die Fraktur innerhalb der Masseter-Pterygoideus-Schlinge kann die Dislokation ausbleiben (s. o.). Liegt die Fraktur kurz vor der Schlinge, verlagert sich das proximale (gelenknahe) Fragment durch den Zug der Kieferschließer nach kranial und lateral (s. Abb. 6.**29b**).

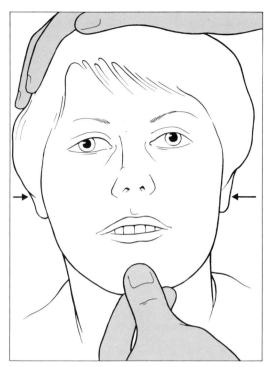

Abb. 6.**35**  Stauchungsschmerz bei Druck auf die Kinnregion präaurikulär empfunden: Kiefergelenksverletzung

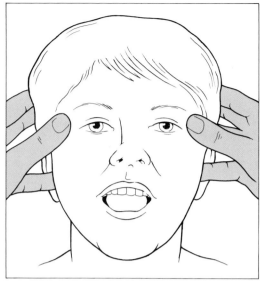

Abb. 6.**37**  Palpation des Kiefergelenkes vom Gehörgang aus: fehlende Mitbewegung des Gelenkkopfes bei Luxationsfraktur (Symptom der leeren Pfanne)

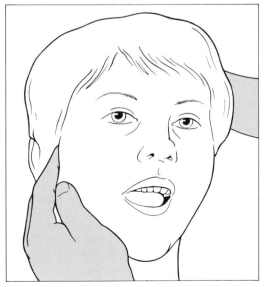

Abb. 6.**36**  Palpation des Kiefergelenkes unter Artikulationsbewegung: fehlende Mitbewegung des Gelenkkopfes bei dislozierter Fraktur

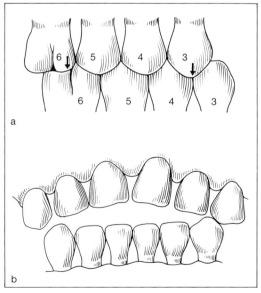

Abb. 6.**38 a** u. **b**  Normokklusion und Malokklusion **a** Normokklusion: der obere Eckzahn beißt in den Raum zwischen unterem Eckzahn und 1. Prämolaren, der mesiobukkale Höcker des ersten oberen Molaren okkludiert mit der Inzisur des ersten unteren Molaren. **b** Frontal offener Biß

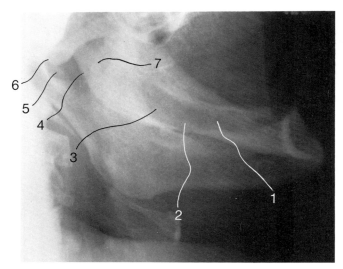

Abb. 6.**39** Unterkiefer schräg: Unterkieferfrakturen können im Bereich der Pars horizontalis mandibulae (1, 2), der Pars ascendens mandibulae (3), der Basis des Kollum (4), der Kollummitte (5) und des Kondylus des Gelenkfortsatzes (6) sowie im Processus coronoideus (7) lokalisiert werden

*Artikulation (Bewegungsablauf des Unterkiefers bei Vorschub- und Seitwärtsbewegung)*

Die Kieferöffnung wird in ihrem Ausmaß festgehalten als Distanz der Schneidekanten der Oberkieferfrontzähne zu denen des Unterkiefers (SKD). Der Wert wird als maximale aktive und passive Mundöffnung gemessen und beträgt beim Erwachsenen im Mindestwert 40 mm. Die maximale Vorschub- und Seitbewegung des Unterkiefers liegt im Normfall bei ca. 10 mm. Dabei haben nur einzelne Zähne oder Zahngruppen Kontakt. Bei extremer Seitenbewegung führen lediglich die Eckzähne. Im Falle der Fraktur sind die Abläufe schmerzhaft und in ihrem Ausmaß eingeschränkt.

*Kiefersperre*

Der Kieferschluß ist behindert. Diese Störung ist typisch für die Luxation der Kieferköpfchen vor das Tuberculum articulare (s. S. 207).

*Kieferklemme*

Die Kieferöffnung ist behindert, die SKD ist kleiner als 40 mm, im Frakturfall zumeist nur 20 mm oder weniger. Ursächlich ist einerseits eine mechanische Blockierung durch Fragmentdislokation bei Mittelgesichts- und Unterkieferfrakturen, andererseits eine reflektorische, funktionelle Ruhigstellung bei Prellungen mit Hämatomen der Weichteile.

**Radiologische Diagnostik**

Konventionelle Aufnahmen des Corpus mandibulae umfassen die schräge Unterkieferaufnahme, die enorale oder Panoramaaufnahme sowie die axiale Aufnahme des Kinns. Für den Frakturnachweis im aufsteigenden Unterkieferast und im Kieferwinkel eignen sich die Einstellungen des Unterkiefers schräg (Abb. 6.**39**), die enorale oder Panoramaaufnahme, die seitliche Gesichtsschädelaufnahme und die okzipitofrontale Schrägaufnahme (25 Grad dorsokaudal nach ventrokranial). Die letztgenannte Aufnahme ermöglicht einen exzellenten Seitenvergleich beider Unterkieferäste. Eine weiterführende Diagnostik (anterior-posteriore und seitliche Tomographie sowie Computertomographie) ist bei den klinisch und konventionell-radiologisch in der Regel einfach zu diagnostizierenden Frakturen meist entbehrlich. Das NMR stellt Risse, Frakturen, etc. des Diskus dar.

Zusammenfassend tragen bei Verdacht auf Unterkieferfraktur folgende Röntgenuntersuchungen zur Diagnostik bei:

–  Corpus mandibulae,
–  Kieferwinkel, aufsteigender Unterkieferast,

- Unterkieferschrägaufnahme,
- Pantomographie: Corpus mandibulae; Panoramavergrößerungsaufnahme: Frontzahnbereich; Zahnfilme in Halbwinkeltechnik: Alveolarfortsatzfraktur, Zahnfraktur,
- Geschichtsschädel seitlich und okzipitofrontal,
- axiale Unterkieferaufnahme,
- Tomographie (a.-p., seitlich)

## Verletzungen der Kiefergelenke (Abb. 6.40)

### Kontusionen und Distorsionen

Die Artikulation ist in allen Richtungen schmerzhaft behindert.Die prätragale Region ist druckempfindlich, bei Ergußbildung geschwollen. Der Unterkiefer wird in einer Schonhaltung gehalten, die einer „Ruheschwebelage" gleichkommt. Liegt ein einseitiger Gelenkserguß vor, drängt die intrakapsuläre Raumforderung das Köpfchen nach kaudal, die Unterkiefermitte ist zur gesunden Seite hin gedrängt (Bonnet-Position). Sowohl Kieferöffnung (Kieferklemme, eingeschränkte SKD), wie Kieferschluß (Kiefersperre) sind behindert.

### Luxationen

Bei einseitiger Luxation nach ventral steht das Köpfchen vor dem Tuberculum articulare „federnd fixiert", d. h. sowohl Kieferöffnung wie Kieferschluß sind eingeschränkt oder behindert. Die Gelenkpfanne ist leer, die deckende Haut erscheint eingezogen, die Unterkiefermitte ist zur Gegenseite abgedrängt, im äußeren Erscheinungsbild entsteht ein pseudoprogener Aspekt.

### Kollum- oder Basisfrakturen

Beim Gelenkfortsatzbasisbruch erstreckt sich die Frakturlinie von der Incisura semilunaris zum dorsalen Rand des aufsteigenden Astes. Das zentrale (kleine Fragment) steht in einer Lateraldislokation zum peripheren (großen) Fragment. Es wird jedoch durch Muskelzug (M. pterygoideus lateralis) nach ventral, kranial und gelegentlich auch nach medial verlagert (Abb. 6.41a u. b). Bei der Kollumfraktur

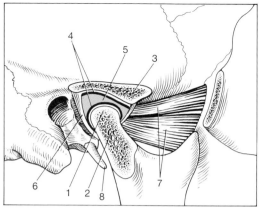

Abb. 6.40 Anatomie des Kiefergelenkes (Articulatio temporomandibularis). Das Kiefergelenk ist als kombiniertes Gelenk ein Dreh-Gleit-Gelenk und vermittelt eine Öffnungs- (Abduktions-) und Schließungs- oder Adduktionsbewegung, eine Vorschub- und Rückbewegung sowie eine Rotations- und Mahlbewegung. 1 = Kieferköpfchen (Caput mandibulae), 2 = Spongiosa des Processus condylaris mandibulae, 3 = Fossa mandibularis des Schläfenbeines (Tuberculum articulare, abgetragen für Einblick auf M. pterygoideus lateralis), 4 = Knorpeldecke, 5 = Discus articularis, 6 = Gelenkkapsel mit Lig. laterale, 7 = M. pterygoideus lateralis

verläuft die Frakturlinie unterhalb des Ansatzes des M. pterygoideus lateralis. Das zentrale Fragment bleibt ausreichend vaskularisiert. Die häufigste Bruchformation ist der Schrägbruch, mit nach kaudal und lateral abfallendem Verlauf. Er entsteht durch gleichzeitige Biegung und Abscherung.

### Kapitulum- (Kondylus-)frakturen

Es ereignet sich eine Abrißfraktur der Gelenkwalze kranial des Ansatzes des M. pterygoideus lateralis. Damit geht die Vaskularistaion verloren, das kleine Fragment kann devital werden.

Die Symptome dieser Frakturen treten in unterschiedlichem Schweregrad zu Tage. Alle Bewegungsabläufe können bei den Kapitulumfrakturen grundsätzlich vorhanden sein, da die Funktionen bezüglich Ansatz und Ursprung einwirkender Muskeln erhalten sind. Bewegungsstörungen sind dann bei diesen Brüchen reflektorisch ausgelöst.

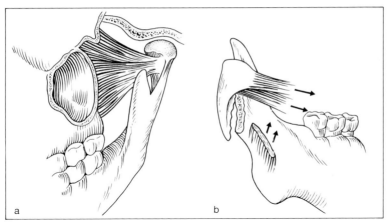

Abb. 6.**41a** u. **b**   Kollumfraktur   **a** Ansatz des M. pterygoideus lateralis am Gelenkkopf (Fovea pterygoidea mandibulae, Kapsel und Discus articularis des Kiefergelenkes)   **b** Blick auf einen links aufsteigenden Unterkieferast von median und Dislokation des zentralen Fragmentes nach median und ventral (Pfeile: Zugrichtung des M. pterygoideus lateralis und M. pterygoideus media is). Am Kieferwinkel Ansatz des M. pterygoideus medialis

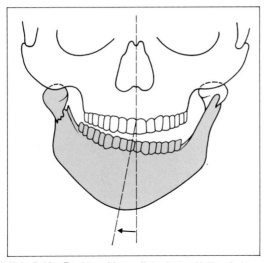

Abb. 6.**42**   Rechtsseitige dislozierte Kollumfraktur. Unter Einwirkung der rechten Kieferschließer wird das periphere Fragment auf dieser Seite nach kranial verlagert, der Unterkiefer kippt aus seiner stabilen Abstützung. Die Folge ist ein seitlich offener Biß der Gegenseite. Bei Öffnungsbewegung wirken lediglich die Pterygoidmuskeln der linken Seite auf den Unterkiefer ein und schieben die Unterkiefermitte zur kranken Seite (Pfeil)

Alle Patienten mit Gelenkfrakturen müssen frühzeitig behandelt und über längere Zeit überwacht werden. Dies trifft besonders für die schwersten Fälle der Luxationsfrakturen zu. Zusätzlich zum Knochenbruch des Gelenkkopfes zerreißen Kapsel und anhaftende Bänder. Die umfangreiche Gelenkzerstörung neigt am häufigsten zu einer Ankylosierung mit hochgradigen Bewegungseinschränkungen. Vor allem im Kindesalter müssen Wachstumsstörungen des Untergesichtes in Betracht gezogen werden.

### Klinische Zeichen (Gelenke)

Die klinischen Symptome sind wiederum eine schmerzhafte Beeinträchtigung der Artikulationsbewegung. Es bestehen Druck- und Stauchungsschmerz über den betroffenen Gelenken sowie Kieferklemme. Ein in den äußeren Gehörgang eingestauchtes Kieferköpfchen kann zur Fraktur der Gehörgangsvorderwand mit nachfolgender Gehörgangsblutung führen. Besondere Beachtung müssen Prellmarken an der Kinnregion finden (s. S. 201).

Bei einer einseitigen Fraktur kommt es auf der betroffenen Seite zu einer Kontraktion des großen und kleinen Fragmentes gegeneinander mit Verkürzung des aufsteigenden Astes. Dadurch entsteht ein Abkippen des Unterkiefers aus seiner stabilen Mittellage mit Verschiebung der Unterkiefermitte zur kranken Seite und fehlender Okklusion auf der gesunden Seite (Abb. 6.**42**).

Die Symptome sind:
- Seitabweichung der Unterkiefermitte zur kranken Seite,
- Offener Biß der gesunden Seite.

Hinzu kommt Verstärkung der Seitabweichung bei Kieferöffnung: frakturiert der Gelenkfortsatz unterhalb des Ansatzes des M. pterygoideus lateralis wird die Kraft dieses Muskels nicht mehr auf den Gesamtunterkiefer übertragen. In diesem Fall überwiegt die Muskelkontraktion der Gegenseite. Die Unterkiefermitte weicht dann bei weiterer Öffnung zur kranken Seite deutlich ab, der Unterkiefer kann nicht willkürlich zur gesunden Seite bewegt werden.

Bei beidseitigen Frakturen geht links wie rechts die stabile Abstützung des großen distalen Fragmentes zur Schädelbasis verloren. Muskelzüge lassen den Unterkiefer deutlich nach dorsal abgleiten. Die Symptome sind: beiderseits und frontal offener Biß. Die Vorschubbewegung ist ausgefallen. Der Unterkiefer ist „federnd fixiert": die Zahnreihen können nicht völlig geschlossen werden (s. S. 204). Kann bei festem Kieferschluß der offene Biß einseitig geschlossen werden, liegt auf der Gegenseite wohl lediglich eine schwere Kontusion vor, eine Fraktur ist unwahrscheinlich.

Luxationen des Kiefergelenkes können sich bei einer schlaffen Gelenkkapsel und extrem weiter Mundöffnung ausbilden. Am häufigsten tritt das Kieferköpfchen nach ventral über das Tuberculum articulare; zumeist auch teilweise oder vollständig der Discus articularis. Vor dem Tragus zeigt sich eine Eindellung der Haut; es besteht Kiefersperre. Artikulations- und Schluckstörungen, Schmerzen und vermehrter Speichelfluß gesellen sich hinzu.

Die Luxationen nach dorsal, medial und lateral ereignen sich nur bei gleichzeitiger Fraktur. Gleitet das Kieferköpfchen nach hinten, steht es unterhalb des äußeren Gehörgangs in Höhe der Fissura tympanomastoidea: Verlust der Okklusion, Kieferklemme. Disloziert der Processus condylaris nach lateral, ist er unmittelbar unter der Haut zu tasten. Die zentrale Luxation in die mittlere Schädelgrube zeigt den offenen Biß auf der gesunden Seite, die Okklusionsstörung und die Verschiebung der Unterkiefermitte zur kranken Seite.

## Radiologische Diagnostik

Die radiologische Basisdiagnostik von Kiefergelenk und Gelenkfortsatz umfaßt Aufnahmen nach Schüller, enorale Aufnahmen (Panoramaaufnahme), die Unterkieferschrägaufnahme und Funktionsaufnahmen mit geöffnetem und geschlossenem Mund. Die letztgenannte Funktionsaufnahme wird bei der Frage einer Diskusschädigung durchgeführt. Aufnahmen, die das Gelenk im a.-p. Strahlengang darstellen, werden in den Projektionen nach Zimmer oder Clementschitsch angefertigt. Zur weiterführenden Diagnostik zählen Arthrographie und Computertomographie; beide Verfahren werden zunehmend durch die Kernspintomographie mit ihrer hervorragenden Möglichkeit der Weichteildiagnostik (Discus) ersetzt. Die NMR hat zudem den Vorteil der fehlenden Strahlenbelastung.

Zusammenfassend werden Läsionen von Kiefergelenk und Gelenkfortsatz durch folgende Röntgenuntersuchungen erfaßt:
- Aufnahme nach Schüller, Zimmer, Clementschitsch;
- Panoramaaufnahme;
- Unterkieferschrägaufnahme;
- Funktionsaufnahmen (mit geöffnetem bzw. geschlossenem Mund);
- Arthrographie;
- CT;
- NMR (Diskus).

## Funktionelle Registrierung (Bißnahme und Bißregistrierung)

Nicht allein aus therapeutischen, sondern auch aus Gründen der Dokumentation ist es in vielen Fällen unumgänglich, eine Bißregistrierung und/oder Bißanalyse vorzunehmen. Dies trifft vor allem auf die funktionsbeeinträchtigenden Mehrfachverletzungen zu.

Nach Abdrucknahme werden Modelle hergestellt. Die Modelle werden nach den Regeln der Artikulationslehre in Artikulatoren eingebracht. Durch Bestimmung der Schanierachsenpunkte wie auch der Rotationspunkte und der Mittelwertübertragung auf die Artikulatoren kann eine mittlere Kondylenbahn eingestellt werden. Damit läßt sich die für die Bißnahme erforderliche Vorschub- und Seitwärtsbewegung analysieren. Dieser Konstruktionsbiß erlaubt genaue Einblicke in die individuellen und vor dem Unfall bestandenen Bewegungsabläufe des Unterkiefers. Die genannten Maßnahmen liefern exakte therapeutische Kriterien und sind informativer als die reine Beobachtung der Okklusions- und Artikulationsverhältnisse am Patienten selbst.

Ebenso ist es in zahlreichen Fällen sinnvoll,an Kiefermodellen die therapeutische Reposition präoperativ zu „simulieren". Auf derartig korrigierten Modellen können entsprechend vorgefertigte Schienungsverbände, wie Prothesenschienen, Kappenschienen, Gunning-Splint, Drahtbogen- und Kunstoffschienen mit Gaumenplatte oder extraoralem Bügel hergestellt werden.

### Zahnfrakturen und Zahnluxiationen

Vor allem Kinder und Jugendliche ziehen sich isolierte Verletzungen der Zähne zu. Stürze bei Spiel und Sport sind die häufigsten Ursachen (Andreasen 1981).

Kronenfrakturen (extraalveoläre Frakturen) können sich als glatte Schmelzabrisse oder als Schmelz-Dentin-Brüche mit Eröffnung der Zahnpulpa ereignen.

Wurzelfrakturen (intraalveoläre Brüche) zeigen sich im Röntgenbild als Längsfrakturen oder als Querbrüche. Querbrüche durchsetzen die Wurzel in einem apikalen, mittleren oder koronaren Wurzeldrittel.

Die Zahnluxation ist die durch ein Trauma hervorgerufene partielle oder komplette Lösung des Zahnes aus seinem Halterapparat, dem Desmodont. Man unterscheidet die Zahnkontusion, die Zahnlockerung ,die vollständige oder unvollständige periphere sowie die zentrale Luxation. Bei der zentralen Luxation (Intrusion) ist der Zahn in den Kieferknochen eingetrieben.

Eine Versorgung, vor allem bei eröffneter Pulpa muß unverzüglich eingeleitet werden, um die bedrohte Vitalität des Zahnes zu erhalten. Gelockerte Zähne können mit einer direkten Draht-Kunsttoff-Schiene oder einer Miniplastschiene stabilisiert werden. Entscheidend für den Versuch der Replantation eines vollständig peripher luxierten Zahnes ist der Zeitraum zwischen Trauma und Behandlung (Krüger 1988). Gute Aussichten bestehen, wenn Maßnahmen innerhalb der ersten 40 Minuten vorgenommen werden können; danach trocknet die Wurzelhaut zunehmend aus. Zwi-

schenzeitlich, bis zur fachgerechten Versorgung, kann das Replantat in eine nebacetinhaltige Ringerlösung eingelegt werden (s. S. 8 „Allgemeine Verletzungslehre").

### Klinische Symptome und Diagnostik

Die Beweglichkeit des Zahnes wird vorsichtig geprüft. Blutpunkte in der Dentinwunde verweisen auf die eröffnete Pulpa. Man registriert die Perkussionsempfindlichkeit und Begleitverletzungen der Gingiva wie auch der alveolären Knochen.

Die gebräuchlichste, klinische Einteilung der posttraumatischen (wie auch nicht traumatischen) erhöhten Zahnbeweglichkeit ist:

0 = physiologische Zahnbeweglichkeit (0,2 mm)
I = fühlbar (1 mm)
II = sichtbar (2 mm)
III = beweglich auf Lippen- und Zungendruck oder in axialer Richtung (mehr als 2 mm).

Zusammengefaßt umschließt die Untersuchung folgende Maßnahmen (Krüger 1988):

– Erkennen der extraoralen Wunden und Palpation des Gesichtsschädels;
– Erkennung von Verletzungen des Zahnfleisches und der Mundhöhlenschleimhaut;
– Beurteilung aller Zahnkronen bezüglich Verletzung und vor allem Pulpaeröffnung;
– Diagnostik von Zahnverlagerung (Intrusion, Extrusion, etc);
– Okklusionsstörungen;
– Beurteilung des Lockerungsgrades (s. o.);
– Perkussionsempfindlichkeit der Zähne;
– Reaktion der Zähne auf Vitalität.

### Vitalitätsprüfung

Die Prüfung der Vitalität der Zähne kann durch thermischen wie auch elektrischen Reiz vorgenommen werden. Ein Trauma kann die Vaskularisation der Zähne zerstören: dieser Zahn ist devital. Die Vaskularisation kann erhalten sein, es liegt eine nervale Schädigung vor: der Zahn ist desensibel. In beiden Fällen fehlt die Schmerzreaktion.Somit ist eine ausbleibende Reizantwort kein Beweis für die Pulpanekrose. Vor allem können primär desensible Zähne 4−6 Wochen nach dem Trauma wieder positiv reagieren.

*Thermische Tests:* Unter Einsatz von Dichlor- Difluormetan (Provotest®, Frigen®) wird ein Aerosol von −28 Grad C. auf die Schmelzoberfläche gebracht. Dabei wird ein Wattebausch mit dem Aerosol bestäubt und gegen die labiale Oberfläche des zu testenden Zahnes gedrückt.

Das Ziel der Sensibilitätsprüfung ist darin zu sehen, einen auf die Pulpa beschränkten Schmerzreiz auszulösen. Die subjektive Schmerzangabe (Latenz 1−3 s) fehlt bei desensiblen oder devitalen Zähnen.

*Elektrische Sensibilitätsprüfung:* Die Geräte verwenden zur Reizung der Pulpa einen niederfequenten Wechselstrom, zumeist als Rechteckreiz oder nadelförmig. Vor der elektrischen Prüfung müssen die Zahnflächen durch Watterollen trocken gelegt werden.

# Literatur

Andreasen, I. O.: Traumatic injuries of the teeth. Munksgaard, Copenhagen 1981

Becker, R., K. H. Austermann: Frakturen des Gesichtsschädels. In Schwenzer, N., G. Grimm: Zahn-Mund- Kiefer-Heilkunde, Bd. 2. Thieme, Stuttgart 1981

Bremerich, A., P. Krischek-Bremerich: Somatosensorisch evozierte Potentiale in der Diagnostik und gutachterlichen Beurteilung traumatisch bedingter Läsionen des Nervus infraorbitalis. In Schwenzer, N., G. Pfeifer: Fortschritte der Kiefer- und Gesichtschirurgie, Bd. 36. Thieme, Stuttgart 1991

Converse, J. M., B. Smith, D. Wood-Smith: Malunited fractures of the orbit. In Converse, J. M.: Reconstructive Plastic Surgery. Saunders, Philadelphia 1977

Converse J. M., J. Ransohoff, E. S. Mathews, B. Smith, A. Molenaar: Ocular hypertelorism and pseudohypertelorism. Advances in surgical treatment. Plast. reconstr. Surg. 45 (1970) 1−27

Converse, J. M. , B. Smith: Nasoorbital fractures and traumatic deformities of the medial canthal region. Plast. reconstr. Surg. 38 (1966) 147

Converse, J. M.: Two plastic operations for the repair of orbit following severe trauma and extensive comminuted fracture. Arch. Ophthalmol. 31 (1944) 323

Fritzemeier, C. U.: Optische Gesichtsreliefvermessung. In Schwenzer, N., G. Pfeifer: Fortschritte der Kiefer- und Gesichtschirurgie, Bd. 26, Thieme, Stuttgart 1981

Fry, W. K., P. R. Shepherd, A. C. McLeod, G. J. Parfitt: The Dental Treatment of Maxillofacial Injuries. Blackwell, Oxford 1942

Höltje, W. J., H. Scheurer: Profilstörungen nach Mittelgesichtsfrakturen. In Schwenzer, N., G. Pfeifer: Fortschritte der Kiefer- und Gesichtschirurgie, Bd. 36. Thieme, Stuttgart 1991

Jend, H. H.: Mittelgesichtsverletzungen. In M. Hella, H. H. Jend: Computertomographie in der Traumatologie. Thieme, Stuttgart 1984 (S. 31−42)

Kazanijan, V. H., J. M. Converse: The Surgical Treatment of Facial Injuries, 3rd. ed. William and Wilkins, Baltimore 1974

Koch, A.: Intraoperative Bestimmung der Jochbeinreposition bei der operativen Behandlung von Mittelgesichtsfrakturen. In Schwenzer, N., G. Pfeifer: Fortschritte der Kiefer- und Gesichtschirurgie; Bd. 36. Thieme, Stuttgart 1991

Krüger, E.: Lehrbuch der chirurgischen Zahn- Mundund Kiefer-Heilkunde, Bd. 2. Quintessenz, Berlin 1988

Krüger, E., W. Schilli: Oral and maxillofacial traumatology. Quintessenz, Chicago Bd. 1, 1982, Bd. 2, 1985

Le Fort, R.: Etude Experimentale sur les Fractures de la Machoire Supérieure. Rev. Chir. 9 (1900)

Müller, W.: Die Frakturen des Gesichtsschädels (Ein statistischer Bericht von 1303 Fällen) Dtsch. Zahn-, Mund- u. Kieferheilk. 39 (1963), 14

Rettinger, G. W. Kalender: Computertomographie bei Erkrankungen des HNO-Bereiches. HNO 29 (1981) 364−369

Reichenbach, E.: Traumatologie im Kiefer- Gesichts-Bereich. Barth, München 1969

Richter, W. Ch.: Zugangswege bei Osteosynthesen des Mittel- und Obergesichtes mit extrakranieller Frontobasisrevision. Laryngol. Rhinol. Otol. 66 1987 260−265

Richter, W. Ch., W. Georgi, N. Collins: Das Trauma des interorbitalen Raumes: Pathologie und Therapie des traumatischen Telekanthus. HNO 31 (1983) 145−152

Rowe, N. L., H. C. Killey: Fractures of the facial skeleton. Livingstone, Edinburgh 1968

Scheunemann H.: Die Versorgung des Schädeltraumas im Kindesalter Laryngol. Rhinol. Otol. 63 (1984) 109−112

Schwenzer, N.: Grundlagen der Kieferbruchbehandlung. Deutscher Ärzte-Verlag, Köln 1977

Swearingen, J. J.: Tolerance of the Human Face of Crash Impact. Federal Aviation Agency, Oklahoma City 1965

Spiessl, B., K. Schroll: Jochbeinfrakturen. In Nigst, H.: Spezielle Frakturen- und Luxationslehre Bd. I/1: Thieme, Stuttgart 1972

Tessier, P.: Experiences in the treatment of orbital hypertelorism. Plast. reconstr. Surg. 53 (1974b) 1

Zanella, F. E., U. Mödder, B. Kirchhof F. Antonucci: Computertomographie der Orbita. Fortschr. Röntgenstr. 142 (1985) 670−674

# 7 Kehlkopf, Rachen, zervikale Trachea

# Checkliste

## Instrumentarium

- Atraumatische Wundhaken, Pinzetten, Gefäßklemmen, Kompressen, steriles Verbandmaterial, Wundsauger
- Stirnlampe mit tragbaren und aufladbarem Akku.
- Instrumentarium zur Notfallintubation, Notfallbronchoskop (Batteriehandgriff und Narkoseführung), Instrumentarium zur Notkoniotomie/Nottracheotomie.
- Kehlkopfspiegel, Zungenspatel (Türk), Reichertscher Haken, langer gebogener Watteträger zur lokalen Anästhesie, Sprühspritze mit abgebogenem Rohr (Sprühnebel), Nasenspekulum (Offenhalten einer Tracheotomieöffnung), Trachealkanülen.
- Flexibles Nasopharyngolaryngoskop, Kaltlichtquelle Lupenlaryngoskop (v. Stuckrad), 400-mm-Objektiv für Untersuchungsmikroskop, Stützlaryngoskop mit Instrumentarium für endolaryngeale Mikrochirurgie.

## Anamnese

Unfallanamnese: Unfallhergang, Unfallursache, Stärke und Richtung der Gewalteinwirkung, Schmerzen (Schluckschmerz), subjektive Bescherden (Atemnot, Stimmverlust, Schluckunfähigkeit, Hustenreiz). Alkoholeinfluß, Medikamente, vor dem Unfall durchgeführte Operationen am Hals (Strumaoperation), thoraxchirurgische Operationen.

## Erstuntersuchung/Erstbefunde

Inspektion und Palpation: offene Wunden, Blutungen, inspiratorischer Stridor (tiefe juguläre Einziehung, interkostale Einziehung)

Beurteilung erster Röntgenbilder: Thorax, Halsweichteile (Mediastinal-/Halsemphysem, Pneumothorax, Atelaktase). Entscheidung über primäre Tracheotomie (nur in Ausnahme erforderlich, da Intubation in der Regel vorrangig gelingt), kollare Mediastinotomie, Thoraxdrainage, primäre operative Wundversorgung. Thoraxchirurgisches und anästhesiologisch-intensivmedizinisches Konsil.

Weitere Befunde: Schwellungen, Hämatome, Schmerzpunkte, dislozierte Knorpelfragmente, Krepitation, Emphysemknistern: sofort Messen des Halsumfanges, Meßebene am Hals einzeichnen und stündlich kontrollieren (!), bei offenen Wunden Austritt von Speichel beachten (fadenziehendes Sekret).

Funktionsprüfungen: orientierend werden Stimme (Heiserkeit, Aphonie) und Schluckfähigkeit geprüft.

Endoskopien: transnasale Pharyngolaryngoskopie (flexibles Endoskop: topische Anästhesie von Nase und Oropharynx ausreichend: bei tiefer Anästhesie des Kehlkopfes Aspirationsgefahr): Schleimhautzerreißung, freiliegende Knorpelspangen, Arydislokation, Stimmlippenstillstand. Bei unzureichender Übersicht: Stützlaryngoskopie, Tracheobronchoskopie.

Beurteilung weiterer Röntgenbilder: CT; Entscheidung über offene Exploration und Rekonstruktion von Kehlkopf, Trachea, Pharynx und zervikalem Ösophagus.

## Intervalluntersuchung/Intervallbefunde

Inspektion und Palpation: Heilungsverlauf, Komplikationen, Infektionen (vor allem Perichondritis), Rückbildung subkutaner Emphyseme

Endoskopien: Heilungsverlauf, Stenosebildung .

Funktionsprüfung: Stroboskopie: Randkantenverschiebung, Durchschlagsbewegung Aerodynamische Registrierung: Stimmbildung. Stimmfeldmessung: Tonhöhen- und Lautstärkenumfang.

Elektrodiagnostik: Differentialdiagnose Lähmung/Ankylose, Prognose der neuralen Funktionsstörungen.

Röntgen: Thorax, CT, Pharyngoösophagographie: Strikturen, Narbenbildung.

## Spätuntersuchung

Klinische Kontrolle des Heilungsverlaufes: vor allem die Entwicklung von Strik turen und Stenosen (Endoskopien, Röntgen: bei Trachea auch konventionelle Tomogramme a.-p. 2 mm Abstand), phoniatrische Untersuchungen (vor allem bei Patienten im Sprechberuf) zur Vorbereitung einer konservativen Stimmtherapie oder eines rekonstruierenden mikrolaryngochirurgischen Eingriffes.

# Einleitung

Am Hals sind unterschiedliche anatomische Strukturen auf engstem Raum vereint. Jedes stumpfe Halstrauma oder jede scharfe Halswunde kann wesentliche Teile der Gefäßnervenstränge, des Atmungs- und Verdauungstraktes oder des Skelettsystems schädigen. Verletzungen, die durch äußere Gewalteinwirkung hervorgerufen werden, nehmen bezüglich ihrer Häufigkeit bei Polytraumen eine nachgeordnete Rolle ein. Der anatomische Aufbau wie auch die Topographie der Halseingeweide erklären diese Beobachtung (s. u.). Gerade bei Erstuntersuchungen dürfen stumpfe Halsläsionen in ihrem Schweregrad und mit ihren möglichen Folgen und Komplikationen jedoch nicht unterschätzt werden. Im Gegensatz zu vielen Verletzungen , etwa des knöchernen Gesichtsschädels, kann am Hals jede zeitliche Verzögerung der genauen Diagnose einen akut lebensbedrohenden Zustand nach sich ziehen.

Die elastische Aufhängung des Kehlkopfgerüstes, die „Resilienz" von Knorpel, Faszien und Bändern dämpfen die primär einwirkende Kraft. Zwischen Unterkiefer, Schulter und Thorax verbirgt sich das Kehlkopfgerüst in einer geschützen Lage. Bei Überextension der Halswirbelsäule kann der Larynx jedoch einer unmittelbaren Krafteinwirkung ausgesetzt sein (s. u.).

Hiervon abzugrenzen sind die seltenen aber teils schweren Zerstörungen, welche als Folge krimineller Handlungen oder in suizidaler Absicht (Stich und Schnitt, Schuss, Strangulation) entstehen. Die Beteiligung der größeren Halsgefäße (zumeist diejenigen der Schilddrüse) bedeutet eine zusätzliche Bedrohung. Wegen der Blutungsgefahr in die offenen Atemwege liegt dann die Mortalität penetrierender Halswunden über 40%. Sind die Atmungsorgane geschlossen, können sich rasch entwickelnde Hämatome zur Kompression führen und eine bedrohliche Atemnot hervorrufen.

Von den „äußeren Gewalteinwirkungen" sind die „inneren Verletzungen" abzugrenzen, die unter dem Einfluß ätzender Chemikalien oder durch Einspießen aspirierter Fremdkörper zu Schleimhautulzerationen, Penetrationen und Perforationen führen. Da in ihrem Pathomechanismus anders gelagert als die traumatischen Veränderungen sind sie ebenso wie die iatrogen bedingten Läsionen (instrumentelle Verletzungen nach Endoskopien, Langzeitintubationen oder Tracheotomien) sowie die „chron. Verletzungen der Schleimhäute" (Rauchen, etc.) in diesem Abschnitt nicht berücksichtigt.

*Klinische Klassifikation*

Stumpfe äußere: Aufprall, Schlag, Strangulation, Einklemmung plötzlicher Längszug durch Dorsalreflexion des Kopfes.
Stumpfe innere: Langzeitintubation, Endoskopien, heftige Hustenstöße, stumpfe Fremdkörper
Scharfe äußere: Stich, Schnitt, Schuss, rotierende Gegenstände
Scharfe innere: Scharfe aspirierte Fremdkörper
Scharfe perforierende: Schuss, Stich, Schnitt Endolaryngeale Schleimhautläsionen: Verätzung, Verbrühung, Verbrennung (Kittel 1980).

Die Funktionsprüfungen des Kehlkopfes (Stroboskopie, elektrophysiologische Untersuchungen) sowie die funktionellen Untersuchungen von Stimme und Sprache sind Standardmethoden der Laryngologie und der Phoniatrie und zeigen in ihrer Durchführung beim verunfallten Patienten gewisse Besonderheiten.

## Anatomie

Vor allem die Mandibula schirmt bei Anteflexion des Kopfes den Kehlkopf und die zervikale Trachea wirkunsvoll gegen Gewalteinwirkungen ab. Verletzungen treten dann auf, wenn dieser Schutzreflex nicht funktioniert und der Kopf beim Aufprall auf ein Hindernis nicht nach vorn gebeugt werden kann („protektives Anziehen des Kinnes"). Die geringe Häufigkeit von Kehlkopffrakturen im Kindesalter hat ihre Erklärung in der Schutzwirkung des Unterkiefers für den noch hochstehenden Kehlkopf. Der Unterrand des Ringknorpels steht etwa in Höhe des 4. HWK. In höherem Lebensalter sinkt er bis in das Niveau des 7. HWK. Eine weitere Erklärung für die Seltenheit kindlicher und jugendlicher Frakturen ist die nicht vor dem 20.Lebensjahr einsetzende Ossifikation des Knorpelgerüstes.

Das Gerüst des Kehlkopfes wird von 4 Knorpeln gestützt (Abb. 7.**1a** und **b**): Schildknorpel (Cartilago thyreoidea), Kehldeckel (Cartilago epiglottica), Stellknorpel (Cartilago arytenoidea) und kaudal der Ringknorpel (Cartilago cricoidea).

Der Schildknorpel wird von 2 Platten gebildet, die beim Mann in einem annähernd rechten Winkel, bei der Frau in einem stumpfen Winkel von ca. 120° stehen. Der Kehldekkel ist am Petiolus an die Innenseite des Schildknorpels geheftet. Die dorsale, mehrere cm hohe Platte des Ringknorpels schiebt sich in das Innere des Schildknorpelgerüstes vor und artikuliert mit diesem sowie mit den Stellknorpeln. Am Processus vocalis des Stellknorpels sind das Lig. vocale und der M. vocalis befestigt.

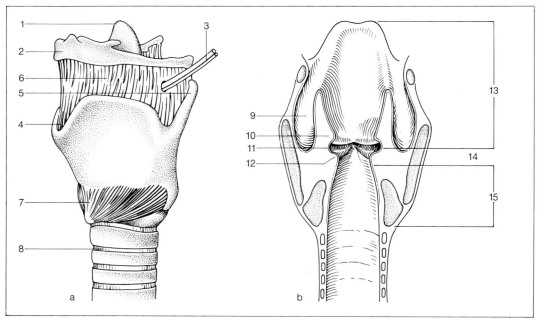

Abb. 7.**1a** u. **b**  Anatomie des äußeren und inneren Kehlkopfes
1 = Epiglottis, 2 = Hyoid, 3 = N. laryngeus superior, 4 = Incisura thyreoidea superior, 5 = Cornu superius des Schildknorpels, 6 = Membrana hyothyreoidea, 7 = M. cricothyreoideus, 8 = Lig. anulare, 9 = Sinus piriformis, 10 = Plica vestibularis (ventricularis, Taschenband), 11 = Sinus ventricularis laryngis (Morganii), 12 = Plica vocalis (Stimmband), 13 = supraglottischer Raum, 14 = glottischer Raum, 15 = subglottischer Raum, (als „transglottischer Raum" wird eine Etage beschrieben, die Taschenband, Morganischen Ventrikel und Stimmband umfaßt)

Abb. 7.**2a** u. **b** Trachea, Bronchialbaum und Segmente **a** Abstände: obere Zahnreihe — Glottis: 14 cm, Glottis — Bifurkation: 12—13 cm, Bifurkation — Abgang Oberlappensegmente links: 4,5—5 cm, Bifurkation — Oberlappensegmente rechts: 1—2,5 cm. Das Routinebronchoskop für die Diagnostik im Erwachsenenalter mißt im Durchmesser 7 oder 8 mm bei einer Länge von 40 cm. Es kann problemlos bis zu den basalen Segmenten des Unterlappens vorgeschoben werden. Im Neugeborenenalter werden 3 mm Bronchoskope (Länge 20 cm) im Alter von 1—3 Jahren 4 mm Bronchoskope, im Jugendalter 6 mm Rohre verwandt. Grundsätzlich richtet sich jedoch die Auswahl des Bronchoskoprohres nach der Weite des subglottischen Raumes. Zusätzlich werden 4 starre Winkeloptiken (0 Grad, 30 Grad, 90 Grad, 120 Grad) benötigt, um alle Segmente einzusehen. Bezeichnung der Bronchialsegmente: Rechter Oberlappen: 1 apikal, 2 posterior, 3 anterior; Rechter Mittellappen: 4 lateral, 5 median; Rechter Unterlappen: 6 apikal, 7 kranial, 8 anterobasal, 9 laterobasal, 10 posterobasal; Linker Oberlappen: 1 apikal, 2 posterior, 3 anterior, 4 superior, 5 inferior (4 u. 5 Lingulasegmente); Linker Unterlappen: 6 apikal, 8 anterobasal, 9 laterobasal, 10 posterobasal **b** Querschnitt der Trachea (Weite 13—20 mm): 1 = Paries membranaceus, 2 = Knorpelspange

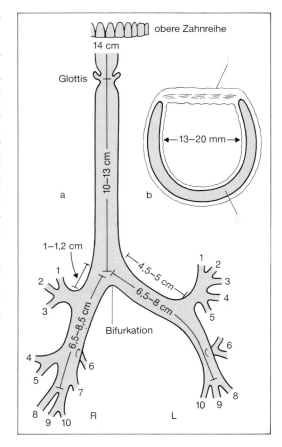

Die Muskeln des Kehlkopfes teilen sich in Glottisöffner und Glottisschließer. Einziger Glottisöffner ist der M. cricoarytenoideus posterior („Posticus"). Bei Lähmung dieses Muskels (N. recurrens, s. u.) steht das Stimmband in Paramedianstellung still. Die beidseitige Lähmung hat dann einen unterschiedlich stark ausgeprägten inspiratorischen Stridor zur Folge. Glottisschließer sind der M. cricoarytenoideus lateralis („Lateralis"), M. interarytenoideus („Transversus") und der M. thyreoarytenoideus (Pars lateralis). Ein Ausfall führt zu mangelhaftem Schluß der Glottis. Das Symptom ist eine Stimmschwäche in unterschiedlichem Ausmaß.

Der M. cricothyreoideus spannt sich an der Ventralseite des Knorpelgerüstes und wird als einziger Kehlkopfmuskel vom N. laryngeus superior innerviert. Alle übrigen Muskeln sind mit dem N. laryngeus inferior (recurrens) verbunden, der dem N. vagus zugehört und nach seiner Thoraxschleife zwischen Trachea und Ösophagus nach kranial zieht.

Der Gyrus praecentralis der Großhirnrinde steuert, wie die gesamte Körpermuskulatur, auch die willkürliche Stimmlippenbewegung. Nervenfasern ziehen durch die innere Kapsel zum N. ambiguus in der Medulla oblongata, dem Kerngebiet der motorischen Portion des N. vagus. Es lassen sich periphere und zentrale Störungen unterscheiden (Kuypers 1958).

Die Trachea erstreckt sich vom Ringknorpel bis zur Bifurkation, über eine Länge von 10—13 cm (Abb. 7.**2a** u. **b**). Auf die Topographie der Wirbelsäule übertragen ist dies eine Strecke vom 6. HWK bis 4. BWK. Ihr Gerüst sind 15—18 hufeisenförmige Knorpelringe, die dorsal vom Paries membranaceus abgeschlossen sind.

## Pathomechanismus und Klassifizierung

Bei Kompressionsversuchen am Larynx schließt sich das Lumen des Kehlkopfes bei einer maximalen Kompressionseinwirkung von 15 bis 20 Kp. Dabei ist der Kraftvektor in sagittaler Richtung auf den Adamsapfel gerichtet. Der Winkel beider Schildknorpelplatten liegt dann zwischen 145 und 165°. Das vollständige „Rückfedern" des Gerüstes in die Normposition ist zumindest am jugendlichen Kehlkopf die Regel (Kotarba 1973). Zentriert man jedoch die Richtung der Gewalteinwirkung auf die Mitte der Schildknorpelplatte können bei gleicher Kraft Frakturen auftreten.

Ein anderer Ablauf liegt den Rupturen zu Grunde. Die Gewebe werden „gesprengt". Die geschieht bei starker Dorsalbewegung der Wirbelsäule und unmittelbar frontal einwirkender Kraft. Die Glottis schließt sich reflektorisch.

Eine topographische Zuordnung der Verletzungen ergibt sich im erwachsenen Alter auch aus der Form des Halses. Ein langer und schlanker (weiblicher) Hals weist gewöhnlich supraglottische Verletzungen auf während der normale Hals und auch der Kurzhals häufiger subglottische Zerstörungen zeigt.

### Kehlkopffrakturen

Die Dynamik der Kehlkopffrakturen ist nicht einheitlich. Sicherlich bestimmen Schlagrichtung und Schlagstärke in erster Linie das Biegungsmaximum, bzw. das Bruchverhalten des Knorpels. Es werden jedoch diese physikalischen Größen von biologischen Werten, wie dem Ossifikationsgrad des Knorpels, überlagert (Chüden u. Kornmesser 1973). Bei völlig fehlender Verknöcherung können Dank der hohen Elastizität und Biegsamkeit des Knorpels extreme Kräfte neutralisiert werden.

1. Gewalteinwirkung in antero-posteriorer Richtung (Pennington 1972) Der Schildknorpel wird gegen die Halswirbelsäule gepresst und die Stellknorpel dislozieren nach dorsal. Durch die „elastische Kraft" des Knorpelgerüstes (s. o). schnellt der Schildknorpel nach ventral zurück („rebound") und es kommt zu typischen inneren Verletzungen:

   - Abriss des M. thyreoarytenoideus (Stimmband) am Processus vocalis des Stellknorpels. Dieser kippt lumenwärts ab.
   - Abriss des M. thyreoarytenoideus (Stimmband) an der vorderen Kommissur, im Bereich der Macula flava.
   - Breite Ablösung des inneren Perichondriums des Schildknorpels mit Verkürzung des Kehlkopflumens in seiner antero-posterioren Achse. Dies führt zur vollkommenen Aphonie.
   - Dislokation und Überlappen beider Schildknorpelplatten mit Einspießen des Knorpels in die innere Muskulatur. Das Stimmband dieser (der einspießenden) Seite ist unbeweglich. Die häufigste Schildknorpelfraktur ist die vertikale Mittellinienfraktur (Abb. 7.**3**).

   Ebenso kann das Krikothyreoidgelenk gesprengt sein. Die Schildknorpelplatte verlagert sich in diesem Fall kranialwärts in den Zungengrund. Ein häufiges Ereignis ist der Abriss des thyreoepiglottischen Bandes. Das Fettgewebe des präepiglottischen Raumes prolabiert in das Kehlkopflumen. Der Petiolus disloziert dabei nach dorsal. Schwere innere Schleimhautzerreissungen neigen zu Granulationen und reifen zu narbigen Stenosen aus, dies vor allem dann, wenn die frühzeitige operative Versorgung aufgeschoben werden muß.

2. *Gewalteinwirkung in seitlicher Richtung* Dabei bricht der Knorpel typischerweise an 2 Stellen. Es entstehen Stückbrüche der Schildknorpelplatte, die in ventralen Knorpelzonen liegen. Die dorsalen Anteile können eher „ausfedern" und bleiben intakt (Bryce 1972). Zumeist disloziert der Aryknorpel oder wird sogar mit frakturiert. Die Folge kann eine ein- oder beidseitige Ankylose des Cricoarytenoidgelenkes sein.

Neben der Richtung der Gewalteinwirkung ist die Höhe der Verletzung ein wesentlicher Punkt für die Untersuchung. Man unterscheidet zwischen den unten aufgeführten Verletzungstypen.

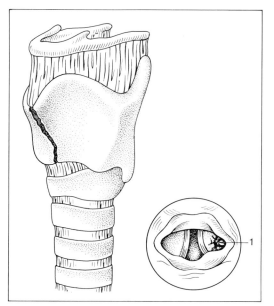

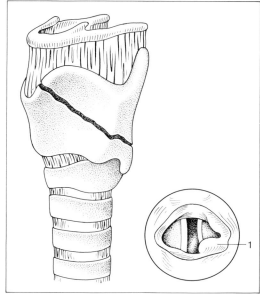

Abb. 7.**3** Lineare vertikale Kehlkopffraktur: häufige Frakturform beim nichtkalzifizierten Knorpelgerüst; dann verbunden mit Verletzungen der Binnenstrukturen, die unter der elastischen Verformung der Ein- und Auswärtsbewegung der Knorpelplatten zerstört werden 1 = Zerstörung der Weichteile einer Seite

Abb. 7.**4** Linearer Schrägbruch des Kehlkopfes. Die Frakturlinie liegt oberhalb der Glottisebene (supraglottische Fraktur). Das kraniale Schildknorpelfragment kann sich erheblich in Richtung Zungenbein verlagern, so daß eine deutliche Diastase entsteht. Im Inneren zeigt sich diese Diastase mit Trennung und Schleimhauteinrissen im Morgani-Ventrikel. Die Aryregion ist ödematös und hämorrhagisch. Der Aryhökker kann luxiert sein. 1 = Aryödem

### Supraglottische Verletzungen

Zur Supraglottis zählen das Zungenbein, die Membrana hyothyreoidea und der supraglottische Kehlkopf. Der Grund für das häufige Auftreten supraglottischer Verletzungen ist eine „area of weakness", die Bryce am Schildknorpel zwischen den Ansätzen von Stimmband und Taschenband angibt. An dieser Stelle ist der Kehlkopf besonders schwach und damit für einwirkende Kräfte empfindlich (Bryce 1972).

Der Schildknorpel ist dann in horizontaler Verlaufslinie gesprengt (Abb. 7.**4**). Die Epiglottis und das Taschenband sind von der vorderen Kommissur abgerissen. Gewöhnlich findet man auch eine Verletzung der hinteren Pharynxwand.

### Transglottische Verletzungen (Abb. 7.5)

Zum transglottischen Raum zählen der Schildknorpelbereich im Niveau des Stimmbandansatzes (s. o.). Diese Verletzungen ereignen sich zumeist, wenn ein stumpfer oder flacher Gegenstand im rechten Winkel auf den Schildknorpel aufschlägt. Die Zerstörung der Schildknorpelplatte ist dann schwerwiegender als bei supraglottischem Aufschlag (s. o.).

### Subglottische Verletzungen (oder Cricoidfrakturen, Abb. 7.6)

Zu dieser Region zählen die Membrana cricothyreoidea, der Ringknorpel selbst und der 1. Trachealring. Der Ringknorpel hat als einziger Kehlkopfknorpel eine geschlossene Form. Eine isolierte Fraktur ist selten, ebenso wie der isolierte Bruch der Aryknorpel. Die Stell-

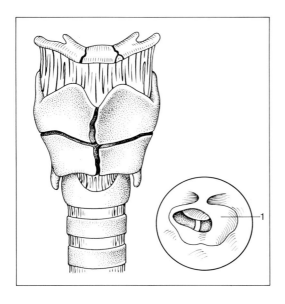

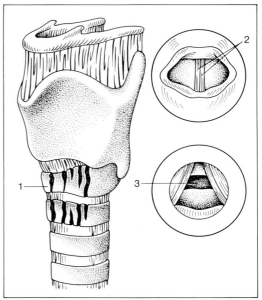

Abb. 7.**5**  Multiple Stückbrüche, bzw. Trümmerbruch des Kehlkopfes. Diese Bruchformation ereignet sich am ehesten am kalzifizierten Knorpel. Der härtere Knorpel schützt dann besser die Weichteile des transglottischen Raumes. Jedoch ist häufig die Epiglottis am Petiolus gelöst und überdeckt den Aditus ad laryngis. Der Einblick in das Kehlkopfinnere kann dann nur mit einem transnasal eingeführten Pharyngolaryngoskop gelingen 1 = supraglottische Einengung

Abb. 7.**6**  Krikoidfraktur. Bedingt durch die Nähe der Nn. recurrentes kommt es zur Stimmbandlähmung mit ein- oder beidseitiger Medianstellung der Stimmbänder (s. Abb. 7.**10 d**). Die Schleimhaut des subglottischen Raumes ist verletzt. Sie heilt unter Bildung von Granulationen, die zur subglottischen Stenose ausreifen können 1 = Krikoidfraktur und Fraktur der ersten Trachealspange, 2 = Stimmbandebene bei vollständigem Stimmlippenschluß (Medianstellung): hochgradige Atemnot, Stimme gut, 3 = subglottische Granulation

knorpel finden sich jedoch bei direkter Schlageinwirkung (gleich welcher Richtung) stets in einer exponierten Position. Die Folge sind Distorsionen (Kapselzerrung), Kontusionen (Verdrehungen in den Gelenken), Subluxationen (Verrenkungen mit teilweiser Verschiebung der Gelenkflächen) und Luxation (Verrenkung mit kompletter Dislokation einer Gelenkfläche).

**Tracheale Verletzungen**

Hierzu zählt man Frakturen der Korpelspangen vom 1. Trachealring bis zur Bifurkation

Der direkte frontale Schlag ist am gefährlichsten und führt meist zu Frakturen (Hammer-Amboß-Effekt zwischen auftreffenden Gegenstand und HWS). Dagegen bedin-

gen seitliche Krafteinwirkungen vermehrt eine Überdehnung der Halseingeweide. Ihre Folge ist dann (aufgrund des fehlenden Widerlagers) die Ruptur des Weichgewebes (s. u.). Einen ebensolchen Effekt kann aber auch der Aufprall des Unterkiefers beim überstreckten Hals haben. Vor allem bei den „Überdehnungsverletzungen" muß stets eine Mitbeteiligung der Halswirbelsäule ausgeschlossen werden. In gleicher Weise kann das „Peitschenschlagtrauma", zu Rupturen von Kehlkopf oder Trachea führen. Durch den Schlag in den Rücken wird der Kopf gewaltsam nach dorsal in den Nacken gepreßt.

Seit der Einführung der Dreipunktsicherheitsgurte ist auch das „Durchrutschen" des Körpers, welches beim Anlegen eines Diagonalgurtes noch auftreten konnte, vermeid-

Abb. 7.**7a−c** Kehlkopfrupturen. Rupturen sind ausgedehnte, dreischichtige Zerstörungen aller wandbildenden Anteile des Kehlkopfes
**a** Supraglottische Ruptur,
**b** subglottische Ruptur,
**c** laryngotracheale Ruptur

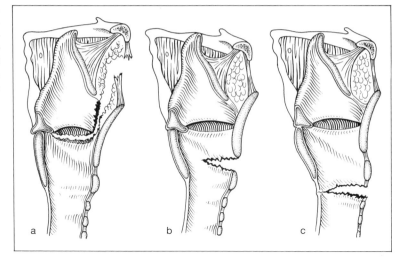

bar. Im Diagonalgurt konnte das schlecht fixierte Becken durchrutschen und der Hals blieb im Gurt hängen.

Ein weiterer Verletzungsmechanismus ist der plötzliche endotracheale Druckanstieg mit gleichzeitigem, reflektorischem Glottisschluß. Man beobachtet dies bei Verkehrsunfällen mit schwerer Thoraxprellung. Begrenzte Einrisse der Trachealröhre oder auch der vollständige Luftröhrenabriß können sich ereignen (Rupturen, s. u.).

Die Kenntnis der Mechanismen, welche zu Kehlkopf- Trachealverletzungen führen, ist bedeutsam, da Frakturen, Rupturen oder Trachealeinrisse unterschiedliche therapeutische Maßnahmen erfordern.Ebenso beeinflussen alle Verletzungsarten die funktionelle Prognose bezüglich Atmung, Stimmgebung, etc.

**Larynx- und Ösophagusrupturen**

Bei Larynxrupturen werden supraglottische von subglottischen Verletzungen und laryngotrachealen Rupturen getrennt.

Letztere umfassen auch die totale laryngotracheale Separation. Supraglottische Rupturen führen seltener zu Atemnot oder Emphysem. Die Dysphagie und die Aspirationsgefahr stehen im Vordergrund (s. u.).Eher haben Verletzungen unterhalb des Stimmbandes ein Emphysem zur Folge. Es sind jedoch einzelne Beobachtungen bekannt geworden, daß auch Schleimhauteinrisse in der Tiefe des Morgagnischen Ventrikels eine Öffnung zu den Halslogen haben können. Unter der forcierten Atmung einer zunehmenden Dyspnoe kann nun ein Emphysem entstehen (Abb. 7.**a−c**).

**Supraglottische Ruptur**

Dabei reißt die Membrana hyothyroidea. Die Ruptur liegt an der unteren Seite der Taschenfalten, tief im Morgagnischen Ventrikel. Das Zungenbein, die Zungenwurzel und die Epiglottis mit den Taschenfalten bilden das kraniale „Fragment", der Kehlkopf und die Trachea das kaudale.

Nach der Sprengung der Kehlkopfetagen fallen die Taschenfalten in das Lumen vor und die aus ihrer Aufhängung gerissene Epiglottis schiebt sich nach dorsal über den Aditus ad laryngis.

**Subglottische Ruptur**

Sie ist am seltensten. Sie läuft durch das Ligamentum cricothyroideum und den Conus elasticus der Stimmlippen. Der Defekt überbrückt sich mit Narbengewebe.

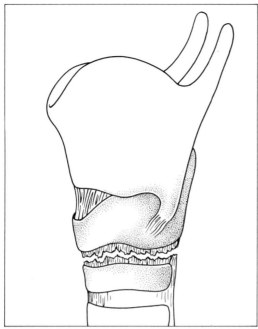

Abb. 7.**8**  Krikotracheale Separation. Die Separation ist die Extremform der laryngotrachealen Ruptur, führt zu einer erheblichen Diastase zwischen Kehlkopf und Trachea, in die die Weichteile vorfallen

## Laryngo-tracheale Ruptur

Sie ist die häufigste Ruptur. Zumeist bleibt im Bereich des Paries membranaceus eine Gewebebrücke erhalten. Die Luftröhre klafft nun ventral maximal 1¹/₂ cm auseinander und die Atemwege sind in ihrer Längsrichtung verschoben. Eine suffiziente Atmung ist wenigstens vorübergehend gesichert. Bei vehementen Intubationsversuchen jedoch bricht die Brücke auseinander und die Beatmungssituation kann sich dramatisch verschlimmern. Ist auch die Hinterwand zerrissen, retrahiert sich die Trachea thoraxwärts und es entstehen Diastasen bis zu 4 cm oder mehr (Abb. 7.**8**). Sie vergrößern sich durch den Zug der Thoraxorgane. In den Zwischenraum prolabieren Weichgewebe. Im Gegensatz zur zervikalen Trachea rupturiert deren thoracaler Abschnitt, dank seiner tieferen geschützten Lage hinter dem Sternum, sehr selten. Eher sind die Hauptbronchien verletzt.

Betrifft die Ruptur unmittelbar den Ringknorpel (Abriß der Trachea) ist die Zerrung oder Zerreißung der Nn. laryngyi recurrentes eine schwerwiegende Komplikation. Durch die Lage der Nerven in der tracheoösophagealen Furche sind sie bei der laryngotrachealen Separation fast immer beteiligt. Die Stimmbänder sind unbeweglich und stehen paramedian oder in Abduktion still.

Die isolierte Ruptur des Paries membranaceus ist ein seltener Befund, wird aber endoskopisch sehr leicht übersehen. Experimentiell rupturiert der Paries bei sehr hohen, unphysiologischen Werten von 0,3−0,68 atü. Diese müssen jedoch bei weitem nicht erreicht werden, wenn die Trachea mit hoher Schlagkraft von vorn getroffen ist (Kronenberg 1972).

## Stumpfe Ösophagusruptur

Eine plöztliche intrathorakale Druckerhöhung als Folge eines von außen einwirkenden Trauma mit Thoraxkompression kann zur Ruptur des Ösophagus führen. Diese seltenen Verletzungen ereignen sich am ehesten in Verbindung mit einer Trachealruptur. Penetrierende Verletzungen durch Stich und Schuß sind in Mitteleuropa selten und zielen dann zumeist auf die zervikale Speiseröhre. Als Hauptsymptom einer Ösophagusperforation gelten retrosternale Schmerzen, Mediastinalemphysem (s. u.) und Schock. Im Anfangsstadium weist die Bradykardie auf eine Vagusirritation hin. Mit Ausbildung einer Mediastinitis stehen Fieber, Tachycardie und Tachypnoe im Vordergrund.

Bei der Röntgendarstellung der Speiseröhre unter Gastrografin zeigt sich zumeist der Austritt des wasserlöslichen Kontrastmittels. Ist die Verletzung nicht perforierend, wird Gastrografin über submuköse Bindegewebe resorbiert und über die Niere ausgeschieden (Urinnachweis des Gastrografins). Eine Ösophaguskopie, zumal mit starrem Rohr, ist komplikationsträchtig und nur mit größter Vorsicht anzuwenden.

Bei offenen Halswunden komprimiert eine Hand den distalen Ösophagusabschnitt, über eine Magensonde wird Luft eingeblasen. Diese tritt nun über die Wunde aus (Sheely u. Mitarb. 1975).

### Gefäßverletzungen und Traumen der Halswirbelsäule

Die zirkuläre Durchtrennung der A. carotis communis, zumeist in suizidaler Absicht, führt zum schnellen Verblutungstod. Beim Wandeinriß bildet sich ein pulsierendes Hämatom, welches Kompressionswirkung auf die Halseingeweide haben kann. Der Halsumfang nimmt zu, man palpiert die Pulsation und auskultiert ein Schwirren (s. S. 226). Stumpfe Traumen haben lediglich Intimarisse zur Folge, die zu einer Thrombusapposition Anlass geben können.

Die häufigste Verletzung der HWS ist das Schleudertrauma (Hyperextensionsverletzung, whiplash injury), etwa im Zuge eines Auffahrunfalles. Im ersten Ablauf dieser Verletzung wird der Kopf zunächst überstreckt (Hyperextension oder Retroflexion) und schnellt anschließend nach vorn. Lig. flavum und Bandscheibe können zerreißen. Ein Bruch der vorderen unteren Wirbelkante kann im Röntgenbild wegweisend sein. Die Symptome sind vielgestaltig und in ihrem Schweregrad unterschiedlich ausgeprägt: Schon- und Fehlhaltung der HWS, Parästhesien, Herzrhythmusstörungen oder die Migraine cervical bei Schädigung des sympathischen Geflechtes um die A. vertebralis. Es treten kochleovestibuläre Symptome auf. Die Luxation von Fragmenten kann zur Markschädigung mit partieller oder totaler Querschnittslähmung führen.

Ebenso wie die Verletzungen der Halseingeweide sind auch Wirbelbrüche bei Kindern selten. Bei Männern sind Wirbelbrüche dagegen häufig, wobei in der Regel die unteren Abschnitte der HWS betroffen sind (Baumgartl und Mitarb. 1980). Ungeachtet einer immer notwendigen klinischen Untersuchung fordert jedes Kopftrauma die Röntgendiagnostik der HWS, zumindest in 2 Ebenen (Abb. 7.**9a–d** u. Abb. 2.**5**). Schwierig bleibt dabei stets die Darstellung des Übergangsbereiches von der Halswirbelsäule zu den Brustwirbeln. Folgende Einzelbrüche bedürfen der besonderen Erwähnung (Baumgartl u. Mitarb. 1980).

1. *Jefferson-Fraktur:* Brüche der hinteren oder vorderen Atlasbögen mit Lateraldislokation dieser Fragmente. Hierduch rückt der Dens (2. HWK) näher zum Okziput. Klinische Symptome sind Nackenschmer-

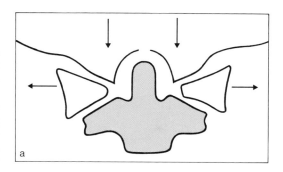

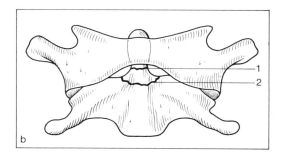

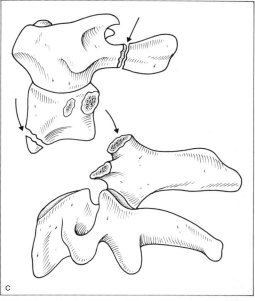

Abb. 7.**9a–d** Frakturen der Halswirbelsäule (nach Baumgartl u. Mitarb. 1980) **a** Jefferson-Fraktur **b** Densfraktur 1 = Fraktur im Halsabschnitt, 2 = Fraktur der Basis **c** Hangman's Fraktur (zusätzlich Dornfortsatzabbruch C1 und Vorderkantenabbruch C2)

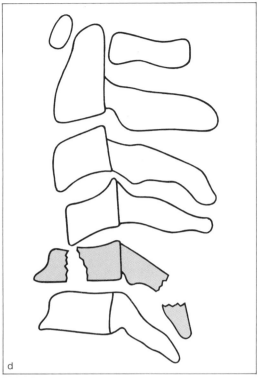

d

Abb. 7.**9d**   Tear-drop-Fraktur

zen und Einschränkung der Drehbewegung des Kopfes.

2. *Densfrakturen:* zumeist zieht die Frakturlinie durch den Hals des Densfortsatzes. Die Brüche sind die Folge einer Überbeugung und häufig symptomarm. Eine fixierte Fehlhaltung als Folge der Instabilität und triggerbare Schmerzen im Ausbreitungsgebiet des N. occipitalis geben Hinweise.

3. *Hangman's fracture:* doppelseitiger Bogenbruch von C2 mit Ventraldislokation von C2 und erhaltenem Kontakt zu C3.

4. *Tear-drop-fracture:* dies ist eine Verletzung der unteren und mittleren HWS (C3–C7). Sie entsteht durch eine Überbeugung nach vorn. Dabei dringt ein Wirbel in den darunterliegenden Wirbelkörper ein und spaltet diesen längs. Bogenanteile und Dornfortsätze können abreißen.

   Bei Überbeugung nach Rückwärts brechen Dornfortsätze, Bogen- und Gelenkfortsätze, Bandscheibe und vorderes Längsband zeigen Risse. Frakturen der HWS werden häufig übersehen, da oftmals heftig blutende Begleitverletzungen das Geschehen bestimmen.

Funktionseinschränkungen, Steif- und Zwangshaltung des Kopfes, Druck-, Klopf- und Stauchungsschmerz müssen beachtet werden. Jeder Verdacht verlangt die unverzügliche neurologische Untersuchung (Rückenmark, periphere Nerven) und die weiterführende Röntgendiagnostik (CT).

## Klinische Symptome

Die pathomorphologischen Merkmale akuter, plötzlicher Verletzungen der Atem- und Speisewege am Halse sind:

- Submuköse (z. B. obstruktive) Hämatome und Schleimhautödem
- Zerreißung der Schleimhäute und Frakturen von Zungenbein, Schild- und Ringknorpel (mit oder ohne Dislokation). Diese Veränderungen zeigen sich endoskopisch durch vorspringende Knorpelspangen.
- Subluxationen und Luxationen des Krikothyreoid- und Krikoarytenoidgelenkes.

Diese Vorgänge führen zu einer Verlagerung der Knorpel.
- Kontusionen innerer Kehlkopfmuskeln.
- Verletzung der Nn. recurrentes (Stimmlippen, Stimmband).
- Speichelfistel.

Das klinische Bild der geschlossenen Luftröhrenverletzung ist unmittelbar nach dem Unfall in vielen Fällen wenig ausgeprägt. Die Primärversorgung eines Politraumatisierten verlangt, anderen Organverletzungen vermehrte Aufmerksamkeit zu schenken.

   Am Hals sind häufig Prellmarken zu sehen. Die Kehlkopfprominenz ist verstrichen. Der Verletzte nimmt eine Schonhaltung des Kopfes ein, er klagt über Schmerzen beim Schlucken, Sprechen und bei Kopfdrehung. Hustenreize und Räusperzwang sind ebenso verdächtig wie Heiserkeit oder Aphonie. Auch kann ein schnarchendes Atemgeräusch auftreten. Kommt es zu ausgedehnten Muskelabrissen (supra- und infrahyoidale Muskulatur) kann der Kehlkopf nicht angehoben werden; der Abstand vom Zungenbein zum Kehlkopf vergrößert sich. Schluckstörungen stellen sich ein (v. Ilberg 1982).

Die klinisch wichtigsten Symptome der Kehlkopf- Luftröhrenverletzung sind:

- Atemnot
- Emphysem
- Aushusten hellroten Blutes
- Schluckstörungen
- Stimmstörungen

## Atemnot

Die Ursachen der Atemnot sind zumeist submuköse oder peritracheale Hämatome. Die Obstruktion der Luftwege kann alle Schweregrade aufweisen. Von einer geringen, wenig auffälligen inspiratorischen Insuffizienz bis hin zur schweren Dyspnoe mit hochgradiger Zyanose und akuter Erstickungsgefahr findet man alle Übergänge. Bei Verbrennungen, die durch Einatmung heißer Gase (etwa in der unmittelbaren Umgebung von Bränden) entstehen, bildet sich ein rasch progredientes Larynxödem.

Die Dyspnoe, beruhend auf einer traumatischen Obstruktion, wird durch Aspiration verschlimmert. Der Verlust der Sphinkterfunktion im Bereich des Aditus ad laryngis und im Bereich der Glottis kann zu massivem Überlaufen von Speichel und Blut in die tiefen Atemwege führen (s. auch körperliche Untersuchung S. 24−26).

Andererseits ist verblüffend, wie lange Patienten mit totalem Luftröhrenabriß atmen können, ohne zu ersticken. Auch erst Tage nach dem Unfall mag sich die Atemnot entwickeln oder verschlimmern. Das Atemwegstrauma kann zu diesem Zeitpunkt unbeachtet bleiben (Differentialdiagnose Delir, etc.). Die

Atemwegsverletzung wird auch dann übersehen, wenn (etwa bei einem Schädel-HirnTrauma) die primäre Tracheotomie vorgenommen wird. Erst das erschwerte Dekanülement gibt dann, oftmals nach Monaten, Hinweise auf Vernarbungen und Stenosierungen. Lumeneinengende Vernarbungen sind die unausweichliche Folge einer unterlassenen Primärversorgung von Kehlkopf und Trachea.

## Emphysem

### Subkutanes Emphysem

Das rein subkutane Emphysem, welches keine operative Entlastung verlangt, zeigt frühzeitig das „Emphysemknistern" (Schneeballknistern) bei bimanueller Palpation und treibt die Halskontur auf. Ein primär subkutanes Thoraxemphysem kann sich bei Rippenserienfrakturen mit Verletzung der Pleura parietalis und Lungenruptur einstellen. Die austretende Luft nimmt ihrem Weg über die Subkutis der Thoraxwand.

Es können mehrere Mechanismen unterschieden werden (GLINZ, 1979):

- Bei Pneumothorax und Defekt der Pleura parietalis gelangt Luft in das Subkutangewebe.
- Ohne Pneumothorax geschieht dies, wenn Lunge und Pleura verletzt sind und die Pleurablätter verwachsen.
- Eintritt von Luft ins Subkutangewebe über eine äußere Wunde (stets begrenzte Ausdehnung).
- Ausgehend von einem primären Mediastinalemphysem (s. u.) gelangt die Luft in Hals und Kopf).

### Hals- und Mediastinalemphysem

Das tiefe Emphysem des Halses, welches von einer Verletzung des Pharynx, des zervikalen Ösophagus und der zervikalen Trachea ausgeht, bildet sich anfänglich innerhalb der Fascia colli media aus, erreicht allmählich die Oberfläche und breitet sich schließlich über Kopf, Arme und Thorax aus (Ganzkörperemphysem). Die Ausdehnung läßt keine Rückschlüsse auf das Ausmaß der Läsion zu.

Für die Ausbildung eines Hals- und Mediastinalemphysems sind 2 Mechanismen verantwortlich: Ein supraglottischer Überdruck und ein Saugdruck aus dem Mediastinum. Es werden Druckdifferenzen zwischen Körperhöhlen und Geweben wirksam. Ventilmechanismen und Muskelkontraktionen leisten der Ausbreitung Vorschub. Das tiefe Emphysem des Halses kennt keine typischen klinischen Symptome, meist wird es nur röntgenologisch diagnostiziert (Zeichen nach Minnigerode, s. u. S. 238). Bei nicht verlegten Atemwegen und normalem Exspirium herrscht in der Luftröhre ein Überdruck von 2−3 mmHg. Dieser steigt bei gestörter Glottisöffnung, bei verstärkter Atmung und beim Husten. Bei jedem Hustenanfall und bei jedem Exspirium kann Luft über eine Perforationsstelle in die Halslogen gelangen; beim Husten schwankt der endotracheale Überdruck zwischen 62 mmHg und 162 mmHg (Kronberger 1962). Für die Sogwirkung auf eine Perforationsstelle ist die Hebung des Thoraxskeletts und die Abwärtsbewegung des Zwerchfells beim Inspirium verantwortlich Der Sog beträgt immerhin 50−60 mmHg. Über der Perforationsstelle entsteht ein Druckgefälle, welches Luft in die Halsweichteile und von dort weiter in das Mediastinum presst. Dieser Mechanismus erklärt, daß für die Emphysembildung nicht nur Larynxverletzungen in Frage kommen , sondern auch Perforationen von Hypopharynx und zervikaler Trachea.

Ein primäres Mediastinalemphysem , welches nicht vom Hals fortgeleitet ist, geht zumeist auf Rupturen im Tracheobronchialbaum oder der Speiseröhre zurück. Neben diesen Verletzungen tritt es auf bei Spannungspneumothorax, bei alveolärer Ruptur und Lungenkontusion sowie als Komplikation der Beatmung (Glinz 1979). Im Falle der Lungenruptur breitet sich die Luft über das Lungeninterstitium, über Gefäßräume und Bronchialhöhlen in das Mediastinum aus. Das primäre Mediastinalemphysem kann über die Pleura mediastinalis in die Pleurahöhle vordringen: sekundärer Pneumothorax. Über Zwerchfellöffnungen dehnt es sich in den Bauchraum und in den retroperitonealen Raum aus. Zunächst jedoch vermehrt sich die Luft im Mediastinum, wird dann zeitig in Subkutangewebe des Halses sichtbar und palpabel. Als subjektive Beschwerden bestehen Beklemmungsgefühl und retrosternaler Druck.

Intrathorakale Trachealverletzungen bilden sich ebenso unter heftiger Thoraxkompression von vorn. Sowohl die intratracheale Druckerhöhung als Folge des reflektorischen Glottisschlusses, wie auch das gleichzeitige Verdrängen der Luftröhre gegen die Wirbelsäule haben die Zerreißung des Paries membranaceus zur Folge.

Die klinischen Symptome sind unterschiedlich ausgeprägt: von Dyspnoe bis Stridor, Zyanose, Hämoptoe und Schock. Hinweise auf Komplikation bei stumpfem Halstrauma sind:

− Zunahme des äußeren Halsumfanges (Messen des Halumfanges).
− Emphyseme, Schwellungen und Hämatome leiten eine progrediente Obstruktion der oberen Atemwege und unter Umständen dramatisch einsetzende akute Atemnot ein. Es besteht Heiserkeit. Durch die Maskierung normaler anatomischer Verhältnisse am Aditus ad laryngis kann die Intubation erhebliche Schwierigkeiten bereiten.
− Husten, Hämoptoe: ein vermehrter Überlauf von Speichel und die Aspiration von Blut müssen in der Frühphase nach dem Trauma stets Beachtung finden.
− Palpationsbefunde und Auskultationsbefunde: Emphysemknistern. Über dem Herzen hört man ein rythmisches, pulssynchrones, knirschendes oder plätscherndes Geräusch (Hammannsches Zeichen).
− Eine bedrohliche Situation deutet sich an bei Behinderung des venösen Rückflusses zum Herzen: Tachypnoe, Zyanose, Kreislaufdekompensation.

Typische Röntgenbilder bei subkutanem Emphysem: diffus verteilte kleinfleckige Aufhellung und Fächerung des M. pectoralis (Luft entlang einzelner Fasergruppen), Doppellinie an der linken Herzkontur bei Mediastinalemphysem.

Als Spätkomplikationen sind die Infektionen (Perichondritis, prävertebraler Halsabszeß und/oder Mediastinitis, Aspirationspneumonie) anzuführen: die Perichondritiden bilden sich auf dem Boden einer lokalen Minderdurchblutung. Durch Zerstörung der knorpelbedeckenden Weichteile und als Folge von Verunreinigungen bei offenen Wunden und besonders bei Speichelfluß. Betroffen ist vor allem der Ringknorpel als Grenzzone der Vaskularisation von A. carotis externa und dem Truncus thyreocervicalis. Eine komplette Knorpelnekrose ist gleichbedeutend mit einem Zusammenbruch des Knorpelgerüstes.

## Tracheoösophageale Fistel

Ösophagotracheale Fisteln bilden sich unter traumatischer Kompression von Trachea und Speiseröhre gegen das Knochenlager der Wirbelsäule. Der simultane Glottisschluß ruft eine intratracheale Druckerhöhung hervor. Die Folge ist die Ruptur des Paries membranaceus der Trachea. Vor der Speiseröhrenvorderwand bildet sich an entsprechender Stelle ein Nekroseareal. Symptome sind Hustenanfälle bei der Nahrungsaufnahme, die sich ca. 3–10 Tage nach Zerfall der Nekrose einstellen.

## Äußere Speichelfistel

Bei operativen Revisionen kann die (vielfach kleine, schlitzförmige) Eröffnung des Pharynx und des zervikalen Ösophagus übersehen werden. Der Speichel tritt in die Tiefe der Halsloge über, führt zu phlegmonösen Entzündung und bei weiterer Ausbreitung zur Mediastinitis. Epithelisierte, äußere Speichelfisteln bilden sich aus, wenn die Ausbreitung begrenzt werden kann. Ihre Behandlung ist langwierig und immer komplikationsträchtig. Sie können durch Gabe von z. B. Methylenblau diagnostiziert werden.

## Stimmstörungen, Schluckstörungen

Stimmstörungen nach Kehlkopfverletzungen betreffen vor allem die Stimmreinheit und beeinträchtigen den Tonumfang im oberen Frequenzbereich. Nicht selten sind sie vergesellschaftet mit einer Stimmvertiefung oder einer Störung des Timbre (Kittel 1980). Die Stimmstörung nach Kehlkopfverletzungen beruht auf der mechanischen Behinderung und auf der Schmerzhaftigkeit bei der Stimmgebung.

Funktionelle Störungen der oberen Halswirbelsäule, auch nach Hyperextension (frontaler Aufschlag) oder Hyperflexion (occipitaler Aufschlag), können zu einer funktionellen Dysphonie (meist hyperfunktionell) führen (Hülse 1991). Diese Patienten bekla-

gen ein Globusgefühl, die Sprechstimmlage ist zumeist tiefer und das Singstimmfeld eingeschränkt (s. Abb. 7.**13**) Stroboskopisch ist die Amplitude verkürzt (s. u. S. 232), die Schwingungsabläufe zeigen Unregelmäßigkeiten und die Randkantenverschiebung erscheint eingeschränkt. Nach Manualtherapie bessert sich oftmals das Singstimmbild, nachweisbar im Phonetogramm (s. Abb. 7.**13**).

## Commotio laryngis

Etwa bei Schlägen frontal gegen den Kehlkopf können Patienten Minuten oder Tage völlig aphon sein. Gelegentlich werden diese Zustände von einer Phase des Bewußtseinsverlustes, hervorgerufen durch einen laryngoaspatischen Zustand, eingeleitet. Ohne Berührungsschmerz und Dysphagie, ohne pathologischen Inspektions- bzw. Röntgenbefund bezeichnet man diese Ereignisse als Commotio laryngis.

## Contusio laryngis

Bei der Contusio larnygis, der Kehlkopfquetschung, beherrschen intramuskuläre und submuköse Blutungen das Bild. Sie bewirken Schmerzen, vornehmlich beim Schlucken und Sprechen und bestimmen das Ausmaß der Stimmstörung. Die Schluckschmerzen beruhen auf einer Quetschung der Hypopharynxschleimhaut. Persistierenden Funktionsstörungen des Schluckaktes liegen Narbenzüge oder nicht reponierte Fragmente des Kehlkopfgerätes zugrunde. Ein traumatisch verursachter Tiefstand des Kehlkopfes muß erkannt werden. (Man operiert mit Faszienzügelung zwischen Ringknorpel und Zungenbein).

Sämtliche Formen der Heiserkeit (einschließlich der Aphonie) treten auf. Auch Bagatelltraumen können langanhaltende Dysphonien hervorrufen. Als Ursache der posttraumatischen Dysphonie (ohne Fraktur oder Aryluxationen) kommen in Betracht (Sopko u. Wey 1977):

- Hämatome (Stimmlippen, aryepiglottische Falte, Taschenfalte),
- Rekurrensparese, ein- oder doppelseitig (selten),
- psychogene Überlagerung: das auslösende Moment liegt in der Streßsituation des Unfalls.

Blutungen in den M. vocalis zeigen sich stoboskopisch als Stillstand oder sogar laryngoskopisch als Stimmlippenunbeweglichkeit. Sie können zu der Fehldiagnose „Rekurrensparese" Anlaß geben. Die Hämatome sind voll rückbildungsfähig.dennoch müssen Patienten mit intralaryngealen Hämatomen stationär beobachtet werden, da sich auch nach Stunden noch eine schwere Atemnot entwickeln kann. Schmerzen beim Schlucken, Schneuzen oder Husten oder auch bei Kopfdrehung sind uncharakteristische Zeichen.

Traumen der Hirnnervenkerne und der sich anschließenden peripheren Bahnen führen zu peripheren Lähmungen, die sich typischerweise von zentralen Läsionen (Schädelhirntrauma mit Mittelhirnkontusion) unterscheiden. Zentrale Läsionen betreffen supranukleäre Areale. Dabei sind die Hirnstammreflexe erhalten, d. h. es besteht beim Phonieren eine Bewegungseinschränkung oder eine Bewegungsunfähigkeit, während sich nach Auslösen des Würge- und Hustenreflexes stets ein bereits laryngoskopisch (s. u.) sichtbarer vollständiger Glottisschluß einstellt. Die Reflektorische Beweglichkeit der Stimmlippen ist gegeben und endoskopisch in topischer Schleimhautanästhesie zu erfassen (Morasch u. Mitarb. 1987). Bei peripheren Störungen dagegen sind die reflektorisch ausgelösten Stimmlippenbewegungen (bei Würgen und Husten wie auch beim Schluckakt) nicht vorhanden.

Lähmungen der kaudalen Hirnnerven (Nn. glossopharyngeus, vagus, accessorius, hypoglossus) haben neuromuskuläre Funktionsstörungen des Schluckaktes zur Folge. Deren schwerste Form ist die Aspiration.

Die diagnostischen Schritte bei der Untersuchung von Schluckstörungen sind:
1. Pharyngo-Ösophagogramm (s. u. S. 238): der Röntgenbreischluck mit wasserlöslichem Kontrastmittel in ap und seitlichem Strahlengang.
2. Endoskopie: sie schließt vor allem stenosierende Prozesse aus. Die Aspiration auch kleiner Mengen kann vermutet werden, wenn ein Wasser-/Methylenblaugemisch in den Larynx übertritt: flexibles Pharyngo-Laryngoskop.
3. Ösophagusmanometrie (s. a. S. 233): eine Sonde wird, vergleichbar mit einem Magenschlauch, über die Nase eingeführt. An 4 Meßpunkten wird der Druck im Ösophagus während des Schluckens registriert. Dabei gestattet die Messung Rückschlüsse auf die Funktion insbesondere des oberen Sphinktermuskels am Ösophaguseingang wie auch auf den gesamten zeitlichen Ablauf der Druckwelle bis zur Kardia.

## Untersuchungsgang

Die Untersuchung beginnt mit Inspektion und Palpation der Halsdreiecke. Gemessen wird der Halsumfang, man beurteilt die Ausbildung des Halsreliefs, beschreibt Schwellungen, Hämatome, Fisteln, etc. Zwischen Daumen und Mittelfinger wird das Kehlkopfskelett vorsichtig gegen die Umgebung bewegt. Man überprüft Druckempfindlichkeit, Nachgiebigkeit des Kehlkopfskelettes sowie die Konsistenz von Hämatomen und Schwellungen. Ein leichtes Krepitieren bei den Seitwärtsverschiebungen des Kehlkopfes ist ein Normbefund und nicht als Frakturzeichen zu werten.

### Spiegeluntersuchung und Endoskopien

Die Spiegeluntersuchung stellt die laryngologische Routinediagnostik dar.

Benutzt werden dafür:
– 120-Grad-Kehlkopfspiegel (Durchmesser 1–3 cm),
– Stirnreflektor und Stirnlampe.

Eine detailiertere Information über die Kehlkopfbefunde gibt die Untersuchung mit binokularem Operationsmikroskop und Vorschaltung eines 400-mm-Objektivs, wie es besonders für die Fremdkörperentfernung im Zungengrund und Aditus ad laryngis empfohlen wird (indirekte Mikrolaryngoskopie).

**Lupenlaryngoskopie und flexible Naso-Pharyngo-Laryngoskopie (Abb. 7.10 a—e)**

Lupenlaryngoskopie (v. Stuckrad u. Lakatos 1975) und flexible Nasopharyngolaryngoskopie werden unter topischer Schleimhautanästhesie vorgenommen. Vorteile sind der gute Einblick in den Endolarynx bei überhängender und ödematöser Epiglottis. Bildschärfe und Tiefenschärfe sind ausgezeichnet. Die Fiberglasoptiken zeigen mit ihrem grobkörnigen Raster ein weniger deutliches Bild. Sie geben bei transnasalem Zugang die Möglichkeit, den Kehlkopf länger und ohne Belastung des Patienten zu untersuchen. Bei Rekurrensschädigung wie auch bei Ankylosen des Krikoarytenoidgelenkes, welche auch posttraumatisch auftreten können, stehen die Stimmlippen paramedian. Vor allem unter Vergrößerungsbetrachtung läßt sich die Differentialdiagnose stellen. Man erkennt das „Anspringen" des nicht gelähmten M. vocalis gegen das fixierte Gelenk (Johannsen 1984). Weitere Untersuchungen, die diese Verdachtsdiagnose klären können, sind die Mikrostroboskopie und das EMG der Kehlkopfmuskulatur (s. u.).

Neben den organischen Verletzungen von Schleimhaut, Knorpel und Muskeln erkennt man die Beeinträchtigung oder den Ausfall der phonatorischen Funktion: der Beweglichkeit beider Stimmlippen. Die Unterscheidung von peripheren und zentralen laryngealen Bewegungsstörungen (s. o.) erfordert einen längeren Untersuchungszeitraum von ca. 60 Sekunden. Das günstigste Instrument ist ein transnasal eingeführtes flexibles Pharyngolaryngoskop (s. o.). Zeigt sich beim Phonationsversuch (mittlere Sprechstimmlage, maximal tiefe und hohe Töne) ein Stillstand der Stimmlippen werden die reflektorischen Reaktionen nach Auslösen des Würge- und Hustenreflexes geprüft. Zentrale Schäden zeigen eine erhaltene reflektorische Beweglichkeit. Zusätzlich kann eine Verkürzung und Verdickung der Stimmlippen oder eine Einengung des Aditus ad laryngis beobachtet werden. In diesem Zusammenhang prüft man die gestörte Feineinstellung der Stimme, die sich in einer Einschränkung des Tonhöhenumfangs und in einer eingeschränkten Belastbarkeit der Stimme zeigt (Morasch u. Mitarb. 1987).

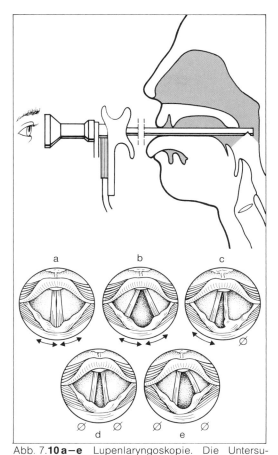

Abb. 7.**10 a—e** Lupenlaryngoskopie. Die Untersuchung kann nur am wachen und sitzenden Patienten vorgenommen werden. In der Kehlkopftraumatologie kommt sie vornehmlich bei leichteren Verletzungen (Prellungen, nicht dislozierten Frakturen) zum Einsatz und gibt Auskunft über Schädigung und Verletzungen der Kehlkopfbinnenstrukturen: Ödeme, Hämatome, eingeschränkte Stimmbandbeweglichkeit, Aryluxation. Die Untersuchung wird in topischer Anästhesie des Kehlkopfes und des Rachens vorgenommen. Dabei hält er die linke Hand die Zunge nach ventral, die rechte Hand führt das Instrument. Besteht Aspirationsgefahr soll die Anästhesie des Rachens wegen des Ausschaltens der Schluckreflexe unterbleiben. Ohne Anästhesie kann dann günstiger mit einem transnasal eingeführten Pharyngolaryngoskop endoskopiert werden **a** Phonationsstellung **b** Respirationstellung **c** Rechtsseitiger Stimmbandstillstand: Atmung gut, Stimme mäßig **d** Beidseitiger Stimmbandstillstand (paramedian): Stimmung gut oder wechselhaft, Atmung ungenügend oder Atemnot **e** Beidseitiger Stimmbandstillstand (links paramedian, rechts intermediär, Aryhöcker eingekippt): Atmung zufriedenstellend, Stimme schlecht

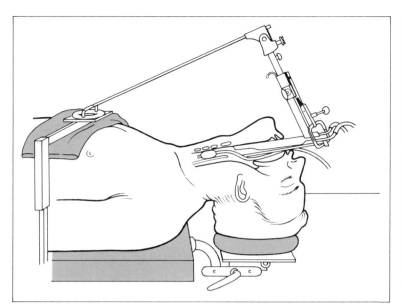

Abb. 7.**11** Stützlaryngoskopie: liegen schwere Verletzungen vor, so daß ein Patient bereits intubiert ist,
werden Kehlkopf und Ra-
chen mit dem Sützlaryngo-
skop untersucht. Dabei kann
abgesaugt und durch Medi-
kamenteneinlage abge-
schwollen werden. Man er-
kennt Defekte, die für eine
Emphysembildung verant-
wortlich sind, einspießende
Knorpelfragmente, Aryluxation. Blutungen können lokalisiert werden. Kommen Blutungen dann aus tiefen Anteilen (Trachea, Bronchien),
wird primär über dem lie-
genden Beatmungstubus
flexibel endoskopiert
(Abb. 7.**12a** u. **b**)

## Direkte Pharyngolaryngoskopie, Stützlaryngoskopie, Ösophaguskopie, Tracheobronchoskopie

Diese Untersuchungen werden in Narkose vorgenommen. Das Laryngoskoprohr kann mit einer Stüzhaltevorrichtung gegen den Thorax fixiert werden (Abb. 7.**11**). Spezielle Modelle weisen eine Spreizvorrichtung auf. Wiederum unter Einsatz des Operationsmikroskopes werden operative endolaryngeale Eingriffe vorgenommen (endolaryngeale Mikrochirurgie, Kleinsasser 1974). Das Einstellen des Laryngoskoprohres gelingt zumeist bei maximaler Dorsalfexion des Kopfes problemlos. Gelegentlich muß, besonders bei starker Brustwirbelsäulenkyphose, der Kopf in Anlehnung an die verbesserte Jackson-Position angehoben werden.

Die Intubation erfolgt mit einem kleinkalibrigen Tubus. Der endolaryngeale Einblick wird ergänzt durch die Untersuchung mit speziellen Winkeloptiken (Aufsichtendoskopie) durch Aufladen des Tubus auf das Laryngoskoprohr kann die hintere Kommissur eingesehen und beurteilt werden.

*Anwendung des Injektomaten:* Beatmung des relaxierten Patienten über eine 3 mm Kanüle, Überdruckbeatmung von 1,5–2,0 Atü darf bei Kehlkopfverletzungen (Perforationsgefahr) nicht eingesetzt werden.

*Treacheobronchoskopie* (Abb. 7.**12a** u. **b**): Die Regelbronchoskopie erfolgt mit einem starren Beatmungsbronchoskop (s. o. S. 217), da bei stärkeren Blutungen der Aspirationskanal des Fiberbronchoskopes zu klein ist. Allerdings erlauben die Fiberbronchoskope eine genauere periphere Betrachtung und sind weniger belastend. Die Rohre verfügen über eine Fiberglasleitung für die periphere Beleuchtung, haben für Erwachsene eine Weite von 6,5–8 mm, für Kinder ab 2,5 mm.

Als Notfallrohre werden starre Bronchoskope mit Batteriehandgriff empfohlen.

Für die Beobachtung sind starre Winkeloptiken geeignet, wobei ein Fensterchen oder eine Gummimanschette während der Arbeit mit Optiken und Saugern das Rohr distal abdichten.

Der Paries membranaceus der Trachea ist unterschiedlich breit und weist eine Längsstreifung auf, die sich in die Hauptbronchien fortsetzt. Die Carina stellt sich, meißt scharfkantig, etwas nach links verrückt dar, so daß der Übergang in den rechten Hauptbronchus nahezu in der Trachealachse erfolgt. Linksseitig dagegen muß das Rohr 2 Biegungen überwinden, bis der Blick auf die sich lateral abteilenden Oberlappenbronchien und medial in die Tiefe weiterführenden Unterlappenbronchien möglich ist. Der letztere Abschnitt ist bei kurzem Hals nur schwierig und unüber-

Abb. 7.**12a** u. **b** Tracheobronchoskopie: besteht zusätzlich zu den (oder anstatt
der) Verletzungen des Kehlkopfes Verdacht auf Blutungen oder Rupturen tieferer
Abschnitte (Atemnot, Em-
physem) wird der Befund mit
dem starren Beatmungs-
bronchoskop geklärt. Eine
Notfallbronchoskopie kann
bei schwersten Larynxverletzungen mit akuter Erstik-
kungsgefahr notwendig werden. Über dem liegenden
Bronchoskop wird die Tra-
cheostomie, bzw. der erste
Teil einer Laryngotracheal-
plastik vorgenommen
**a** Starres Rohr (s.o.
Abb. 7.**2**) 1 = aufgesetzter
Beatmungsschlauch, 2 =
Ansatz für Kaltlicht, 3 =
Schieber zum wahlweisen
Einführen der Winkelopti-
ken, bzw. des Saugrohres, 4
= Winkeloptiken: für den
Einblick in die Oberlappensegmente werden 90-Grad-
und 120-Grad-Optiken be-
nötigt, für Mittellappen 30
Grad und 90 Grad, für Unterlappen 0 Grad und 30 Grad,
5 = Faßzangen: sie dienen
der Abtragung von Granulationen oder der Entfernung
von Fremdkörpern **b** Flexibles Bronchoskop: liegen
schwierige Intubationsver-
hältnisse vor, oder ist ein Patient bereits tracheotomiert,
kann über den liegenden Tubus tiefer flexibel endoskopiert werden. Der Tubus
sollte dann eine Weite von
mindestes 8,5 mm haben

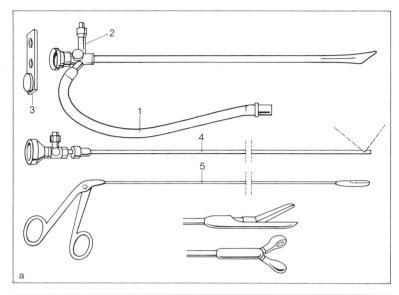

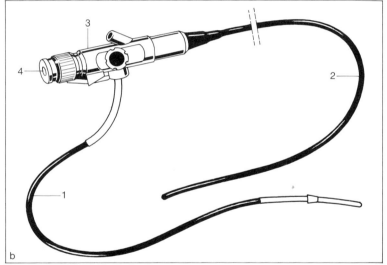

1 = Kaltlichtkabel, 2 = flexible Glasfaseroptik, 3 = Steuerungshandgriff,
4 = Okular

sichtlich einzustellen. Die lichten Weiten der
Stammbronchien sind gleichmäßig rund. Die
Knorpelspangen springen oftmals in das Lumen vor. Die Schleimhaut ist in diesem Abschnitt blasser als interkartilaginär. Im Kindesalter ist die Schleimhaut dicker und stärker
durchblutet, so daß sich dieses Relief weitgehend verstrichen darstellt.
Im Verletzungsfalle erkennt man Schleimhaut-

einrisse, vorspringende Knorpelspangen und
das Lumen verlegendes Granulationsgewebe.
Blutungen und Koagel maskieren das Bild.

### Halssonographie

Untersucht wird mit hochauflösenden B-Bild-
geräten (im Real-time Verfahren) und Schallköpfen von 5–10 MHz. Schallköpfe von mitt-

leren Frequenzen (5–7,5 MHz) bieten eine ausreichende Übersicht und gute Eindringtiefe zur Beurteilung der tiefen Halslogen.

Der Patient liegt auf dem Rücken, der Kopf ist mäßig überstreckt. Begonnen wird mit der Querschnittsbetrachtung der Trachea über dem Jugulum. Danach werden die Schilddrüse (homogen echoreich), die Muskulatur (annähernd echoarm), die A. carotis und die V. jugularis (echoleer) untersucht. In Höhe des Jugulums liegt die V. jugularis interna ventro-lateral der A. carotis communis. Letztere lagert sich der Schilddrüsenkapsel unmittelbar an. Weiter kranial schwenkt die Vene über die Arterie nach dorso-lateral. Die A. carotis zeigt deutliche Pulsationen. Die Vene läßt sich anhand der Aufweitung im Valsalva Pressversuch identifizieren (Mann, 1984). Eine traumatisch verursachte Thrombose der V. jugularis zeigt multiple Binnenechos als Zeichen der Wandanlagerung soliden Materials. Die Aufweitung beim Pressen fehlt; ein zentrales Restlumen kann vorhanden sein (Zanella u. Mitarb., 1986).

Hämatome und Abszesse weisen echoreiche Binnenreflexmuster und bei längerem Bestehen in der Umgebung echodichte Zonen auf. Im Horizontalschnittbild projiziert sich der Ringknorpel mit typischen Wiederholungsechos in das Tracheallumen. Die Glottis selbst ist bei Phonation gut erkennbar (Mann, 1984).

**Funktionsprüfungen**

**Stroboskopie**

Die Stroboskopie gibt Einblick in das Schwingungsverhalten der Stimmlippen. Sie gibt Hinweise auf eine gestörte oder intakte Funktion der Glottis. In die Beurteilung gehen Parameter wie Verformbarkeit, Struktur und Oberflächenbeschaffenheit der Gewebe ein. Nach dem Konstruktionsprinzip eines (mikrophongesteuerten) Stroboskops wird aus einem über ein Mikrophon registrierten Stimmklang der Grundton gefiltert und zu einer dessen Frequenz entsprechenden elektrischen Impulsfolge umgewandelt. Diese Impulse steuern eine Halogenleuchte, welche die Stimmlippen kurzzeitig belichtet. Erfolgt die Beleuchtung jeweils in der gleichen Schwingungsphase,

kann diese Phase als stehendes Bild betrachtet werden. Durch langsame Phasenverschiebung kommt es zu einem scheinbaren Zeitlupenbild des Schwingungsablaufes.

Bei Stimmlippenlähmungen gehen die Spannungsunterschiede zwischen Muskel und Schleimhaut verloren. Dadurch fehlt der stroboskopische Befund der Randkantenverschiebung (RKV). Im Gegensatz dazu ist die Randkantenverschiebung bei der Ankylose des Gelenkes erhalten (Miehlke u. Arold 1982).

Voraussetzungen sind (Arndt 1982):

– gewisse Spannung von M. vocalis und Lig. vocale,
– lockere Bindegewebsschicht zwischen Epithel und darunterliegendem Stimmband (Reincke Raum),
– weiches Epithel,
– nicht zu straff gespanntes Epithel.

Das binokulare Mikroskop erleichtert die Beobachtungs- und Befundmöglichkeiten durch verbesserte Detaildarstellung im räumlichen Sehen. Die Dokumentation erfolgt über Videoübertragung.

Die gelähmten Stimmlippen können eine Durchschlagsbewegung aufweisen. Hierunter versteht man die Änderung der Hauptschlagrichtung aus einer horizontalen in eine eher vertikalen Bewegung. Es zeigen sich Abweichungen der Randkantenverschiebung: Schwingungsform und Hauptschlagrichtung ändern sich (Schultz-Coulon 1980). In Einzelfällen bleibt die Schwingungsform unbeeinflußt, andererseits wird auch der stroboskopische Stimmbandstillstand (fehlende Schwingungsbewegung) angetroffen, wie er sich auch bei tumoröser Infiltration findet.

**Elektroglottographie (EGG)**

Verfahren, welche die zeitliche Folge von Öffnungs- und Schließbewegungen der Stimmlippe darstellen, werden als Glottographie bezeichnet (Fabre 1957, Lecluse u. Mitarb. 1977). Das Verfahren wurde mit der Stroboskopie kombiniert (Holm 1971).

Die Elektroglottographie mißt die Schwingungsfrequenz der Stimmlippen (Grundtonanalyse). Sie gibt Einblick in den Charakter der Öffnungsfunktion der Stimmlippen, in die Regelmäßigkeit deren Schwingungsabläufe sowie über eine vermehrte oder verminderte Stimmlippenspannung. Verfahrenstechnisch beeinflußt der wechselnde Stimmlippenabstand den Widerstand eines hochfrequenten Wechselstormes, der sich zwischen 2, der Halshaut fest anliegenden, Plattenelektroden aufbaut. Die Amplitudenmodulation wird aufgezeichnet.

### Prüfung der phonatorischen Glottisfunktion/ aerodynamische Registrierung

Glottiswiderstand, mittlere Strömungsrate (MFR = Luftverbrauch pro Zeiteinheit: Strömungsgeschwindigkeit) und subglottischer Druck sind die Stimmbildung prägende, physikalische Größen. Deren Bestimmung gibt Einblick in den Wirkungsbereich von Glottis und Atmungsorgan (Schultz-Coulon 1980). Die Messungen sind auch ein Maßstab zur Beurteilung der allgemeinen körperlichen Leistungsfähigkeit nach Stimmbandlähmungen.

### *Pneumotachographie*

Zur Beurteilung des Luftverbrauches beim Sprechen und Singen werden statische und dynamische Atmungsgrößen herangezogen: Strömungsgeschwindigkeit, beatmetes Volumen, Atemfrequenz. Benutzt wird ein in der Pulmologie üblicher Pneumotachograph.

### *Ösophagusdrucksondenmessung*

Die Messung des subglottischen Druckes (Siegert 1969) kann über indirekte Ösophagusdrucksondenmessung erfolgen: der subglottische Druckanstieg bis zum Einsetzen der Stimmlippenschwingungen wird registriert.

### *Messung von Strömungsrate (MFR: mean flow rate) und Tonhaltedauer (THD, o. MPT: maximum phonation time)*

Ein einfaches Verfahren, vor allem zur Verlaufsbeobachtung einseitiger Stimmlippenlähmung, ist die gemeinsame Bestimmung der mittleren Strömungsrate (MFR) und des Tonhaltevermögens (maximale Phonationszeit, MPT). Dies sind aerodynamische Größen.

Man benötigt ein Atemvolumeter und eine Stoppuhr. Der Patient gibt nach maximaler Inspiration einen Ton von mittlerer Laut-

stärke und Tonhöhe in den Mundansatz des Volumeters. Der Luftverbrauch liegt bei Stimmgesunden um 100 ml, das Tonhaltevermögen sollte 15 s überschreiten. Eine Erniedrigung des Glottiswiderstandes führt zur Einschränkung der Phonationszeit und Erhöhung der Strömungsrate, eine Erhöhung des Glottiswiderstandes zeigt gegenläufige Werte.

### Untersuchung vom Stimmleistung und Stimmeigenschaften

Die stimmärztliche Untersuchung erfordert vom Untersucher akustische und geistige Aufmerksamkeit, einfühlsames Beobachten und kritisch-vergleichende Erfahrung (Arndt 1982).

Die stimmliche Unversehrtheit des Kehlkopfes ist faß- und prüfbar anhand der stimmlichen Leistung und anhand klanglicher Eigenschaften. Kriterien der Leistungsfähigkeit sind: Tonhaltevermögen, Tonhöhen- und Lautstärkenumfang, mittlere Sprechstimmlage, Heiserkeitsgrad. Klangeigenschaften sind Klangfarbe und Timbre.

Das notwendige Instrumentarium zur Untersuchung der genannten phonatorischen Werte umfaßt: Klavier oder elektronische Orgel für Vergleichstöne, Frequenzzähler, Schalldruckmesser, Stoppuhr und Kassettenrekorder von höchster Qualität zur Dokumentation.

### *Tonhaltevermögen (THD)*

Nach maximaler Inspiration soll ein Summton, etwa der mittleren Sprechstimmlage entsprechend, für mindestens 15−25 s gehalten werden. Werte unter 10 s sind pathologisch.

### *Tonhöhen- und Lautstärkenumfang, Stimmfeldmessung, Abb. 7.**13a−c**)*

Obere und untere Stimmgrenze werden durch instrumentelle Vergleichstöne festgehalten und umfassen 2 Oktaven, selten 3 Oktaven. Ein bestimmter Ton wird maximal leise und laut in ein Mikrophon gesungen, der Schalldruck gemessen (Lautstärkeumfang, oder Stimmdynamik). Die Parameter (Grundfrequenz gehaltener Töne und Stimmschalldruck) gehen in eine graphische Darstellung ein und liefern ein standartisiertes „Phonetogramm", welches das „Stimmfeld" umschreibt (Damste 1970, Seldner u. Schulte 1981).

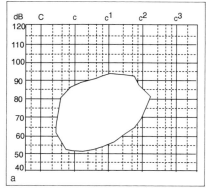

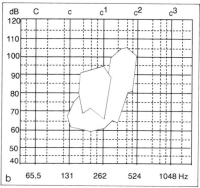

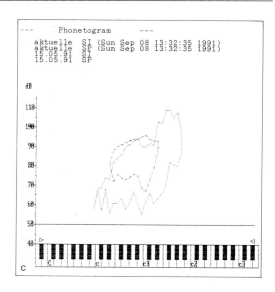

Abb. 7.**13a–c** Stimmfeldmessung. Das theoretische Sprechfeld wird bestimmt, indem der Frequenzwert der mittleren Sprechstimmlage (bestimmt mit dem Stroboskop oder im Vergleich mit Instrumentaltönen) im Stimmfeldformular bei 65 dB (normale Unterhaltungslautstärke) eingetragen und ein Kreis mit einem Radius von 5 dB um diesen Kreuzungspunkt geschlagen wird. Das so konstruierte Sprechfeld (in 7.13b und c nicht eingezeichnet) sollte dann innerhalb des tatsächlich gemessenen Sprechstimmfeldes liegen.

Die mittlere Sprechstimmlage gibt in Beziehung zum Singstimmfeld gute Auskunft über die Belastbarkeit der Stimme im täglichen Leben. Bei der Auswertung des Stimmfeldes sind besonders aussagefähig die „Piano-Kurve", d. h. die leise gesungenen Töne; wichtig aber auch die „Forte-Kurve" und die Stimmdynamik, die sich aus der Differenz beider Kurven ergibt.

Stimmfeldmeßgeräte können das Singstimmfeld (in 7.1b rechtes Feld) und das Sprechstimmfeld (in 7.1b linkes Feld) bestimmen. Falls das Sprechstimmfeld die Grenze des Singstimmfeldes erreicht oder kreuzt, ist dies ein Zeichen dafür, daß der Patient schon bei normaler Unterhaltung an die Grenze der stimmlichen Belastbarkeit gelangt.

a: Stimmfeld einer gesunden, ungeübten, männlichen Stimme (n. Schultz-Coulon).

b: Recurrensparese links:

Lupenlaryngoskopie: Restbeweglichkeit links, die rechte Stimmlippe legt sich vollständig an die linke. Stroboskopie: Randkantenverschiebung beidseits gut zu erkennen.

Stimmfeld: Untere Stimmgrenze bei 60 dB; sie ist gegenüber 7.1a angehoben. Dieser Befund bedeutet eine Einschränkung der Stimmdynamik: der Patient kann nicht so leise singen wie ein Stimmgesunder. Auch reicht der Stimmumfang gerade von $c-c_2$.

c: Postoperative organische Dysphonie durch Substanzdefekt und Vernarbung in beiden Stimmlippen: Lupenlaryngoskopie: beide Stimmlippen leicht gefäßinjiziert und leicht oval exkaviert. Stroboskopie: abgeschwächte Randkantenverschiebung beiderseitig. Substanzdefekte in beiden Stimmlippen, dadurch kein vollständiger Glottisschluß. Stimmfeld: erhebliche Einschränkung der Dynamik im gesamten Frequenzbereich. Das Sprechstimmfeld liegt teilweise außerhalb des Singstimmfeldes, dadurch erhebliche Schwierigkeiten in der normalen Umgangssprache. Die Grundfrequenz lag um 200 Hz, die Tonhaltedauer war mit 13 Sekunden deutlich verkürzt (Danksagung: Texte und Abbildung zu 7.**13a–c** wurden uns freundlicherweise von Dr. Udo Wiedemann, Bergisch-Gladbach, zur Verfügung gestellt)

In das Phonetogramm können aerodynamische Größen wie die THD aufgenommen
werden. Ebenso finden Kriterien der Stimm-
qualität, wie die Amplitude des „Sängerfor-
manten" Berücksichtigung. Als Sängerfor-
mant wird ein Energiemaximum zwischen 2,5
und 3 kHZ, welches für die Singstimme entscheidend ist, bezeichnet (Sundberg 1974).

Nicht alle Qualitäten sind für den Untersucher hörbar. Zu deren Beurteilung (z. B.
Stimmstabilität und Stimmgenauigkeit) stehen
grundtonanalytische und spektralanalytische
Meßmethoden zur Verfügung. Dabei handelt
es sich um technisch aufwendige Klanganaly-
sen.

**Zusammenfassung**

Die typischen Befunde bei einseitiger und
beidseitiger Stimmbandlähmung sind (Schultz-
Coulon 1982):

*Einseitige Lähmung* (Glottiswiderstand herab-
gesetzt, erhöhter Luftverbrauch): stark ver-
kürztes Tonhaltevermögen, verhauchter
Stimmeinsatz, Stimmumfang eingeschränkt,
Stimme wenig steigerungsfähig („Verlust des
Forte"), rauher und knarrender Beiklang
(Flatterstimme).

*Beidseitige Lähmung:* die Symptome entsprechen im wesentlichen denen der einseitigen,
der Hustenstoß ist schwach, die Hauchigkeit
dabei oft besonders deutlich, erklärbar durch
wenige Schwingungsunregelmäßigkeiten. „In-
spiratorische Töne": schlaffe, paramedian stehende Stimmlippen geraten durch den Luft-
strom bei Einatmung in Schwingung.

*Lähmung des Nervus laryngeus superior:* die
Spannung der Stimmlippen ist durch Denervierung des M. cricothyreoideus (Tonhöhe)
verloren gegangen. Dies führt zu einer starken
Einschränkung der THD mit Senkung der
Sprechstimmlage , die Stimme wird monoton,
nahezu das gesamte Kopfregister geht verloren.

**Elektrodiagnostik (Abb. 7.14)**

Die Elektrodiagnostik des Kehlkopfes erlaubt
es, eine Reihe differentialdiagnostisch wichtiger Fragen zu beantworten (Dejonckere 1976):

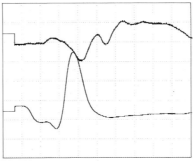

Abb. 7.**14** Läsionen des N. laryngeus superior
rechts: Messung der Latenz zur Nadelableitung aus
dem M. cricothyreoideus mit Amplitudenminderung
und Latenzverlängerung rechts (obere Kurve) und unauffälligem Befund links (Einheit vertikal 0,2 mV, horizontal 2 ms). Die 39jährige Patientin klagt nach einer
traumatischen Läsion des Nervs über ein wechseln-
des rhythmisches Zucken des Kehlkopfes mit Atemnot

– Differentialdiagnose zwischen Rekurrens-
lähmung und Ankylose des Krikoarytenoidgelenkes, Differentialdiagnose zwischen
neurogener Parese und myogener Schädigung.
– Topodiagnostik der neuralen Läsionen (N.
laryngeus superior, N. vagus, N. recurrens,
zentrale Parese).
– Beurteilung des Ausmaßes der neuralen
Funktionsstörung (partielle Lähmung,
komplette Lähmung, Typ Neurapraxie,
Axonotmesis, gemischter Typ, Neurotmesis).
– Prognostische Hinweise.
– Verlaufskontrolle zum Grad der Denervierung bzw. Registrierung von Reinnerva-
tionszeichen.

Für die Beantwortung der genannten Fragestellung stehen 3 Testmethoden zur Verfügung
(Thumfarth 1981):

1. Elektromyographie (selektives Nadel-
   EMG aller oder einzelner Kehlkopfmuskeln): diese Untersuchung wird (s. Fazialisdiagnostik) am wachen und kooperativen
   Patienten vorgenommen. Beurteilt werden
   Willküraktivität und eine mögliche pathologische Spontanaktivität.
2. Neuromyographie (NMG): Elektrostimulation von Kehlkopfnerven.
3. Reflexmyographie (RMG): Elektrostimulation von Kehlkopfreflexen.

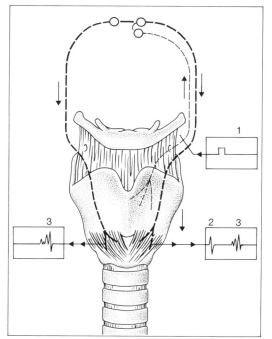

Abb. 7.**15** Schema der äußeren Kehlkopfinnervation und äußeren Elektrostimulation. Elektroreizung des N. laryngeus superior (1): Reizort: Höhe Zungenbein, Reizantwort: afferentes und efferentes Potential über motorische und sensible Faserbündel des N. laryngeus superior zum M. cricothyreoideus. Aufzeichnung (2): primäres Muskelpotential, 3 = über die Afferenz und nach Umschaltung im Vaguskerngebiet über die Efferenz geleitetes sekundäres Muskelantwortpotential zu beiden Mm. cricothyreoidei. Diese Reflexpotentiale sind mit geringer Latenz dann zusätzlich an der inneren Kehlkopfmuskulatur ableitbar; geleitet über den N. recurrens (n. Thumfart 1981)

Mit diesen Techniken sind Art und Schwere der Nervenläsion in einem Zeitraum von 1–2 Wochen beurteilbar.

Die apparative Ausrüstung verlangt eine EMG-Einheit, ein Lupenlaryngoskop, bipolare Nadelelektroden und eine spezielle Elektrodenfaßzange (Schultz-Coulon 1980):

Folgende Verfahren zum Anbringen der Elektroden sind bekannt:

- Indirekte laryngoskopische Applikation (Faarborg-Andersen 1957) lupenlaryngoskopische, transorale Applikation (Thumfarth u. Mitarb. 1978)
- Direkte laryngoskopische Applikationsmethode in Neuroleptanalgesie.
- Transkutan-transkartilaginäre Applikation: Einführung der Nadelelektrode durch den Schildknorpel (Schlosshauer 1962).
- Transkutan-transligamentäre Applikation: Einführung der Elektrode über den Conus elasticus.

*Lupenlaryngoskopische Applikation:* Ähnlich wie bei einer Biopsieentnahme werden 80 μm starke Kupferdrahtelektroden, die zur besseren Verankerung abgeknickt sind („Hooked-wire-Elektrode") nach postkrikoidal (M. cricoarytenoideus posterior) und nach Seitwärtsdrängen des Taschenbandes transoral eingelegt. Lediglich der an der Ventralfläche des Kehlkopfgerüstes gelegene M. cricothyreoideus wird transkutan punktiert. Die kleinen Spannungsschwankungen (50 μV–2,4 μV) werden verstärkt und über einen Oszillographen abgebildet.

### Elektromyographie (EMG)

Am unverletzten Kehlkopf zeigt sich bei Phonation lediglich Hintergrundaktivität, während der Inspiration stellt sich eine deutliche Änderung des Musters im Sinne der Verstärkung von Amplitude und Frequenz der Aktionspotentiale ein. Die Neurapraxie zeigt Willkürpotentiale in abgeschwächter Form (endoskopisch steht das Stimmband still!).

Die Kategorien Axonotmesis und Neurotmesis zeigen alle Formen der Denervierungszeichen bis zur elektrischen Stille, positive Denervierungspotentiale („positive scharfe Welle", Dauer 20–40 ms, Amplitude 200–1000 μV, Frequenz 5–50/s) oder Fibrillationspotentiale (Dauer 1–2 ms, Amplitude ca. 100 μV, Frequenz ca. 10/s) (Bonner u. Atkins 1968, Abb. 7.**14**).

Bleiben Willküraktivitäten auch bei endoskopisch gesicherter Lähmung erhalten, ist eine funtionelle Lähmung vom Typ der Neurapraxie mit guter Prognose anzunehmen. Der gemischte Lähmungstyp (jeweils ein Teil der Fasern befindet sich im Zustand der Neurapraxie, ein anderer Teil im Zustand der Axonotmesis) ist elektromyographisch schwer beurteilbar (s. NMG) (Thumfart 1981)

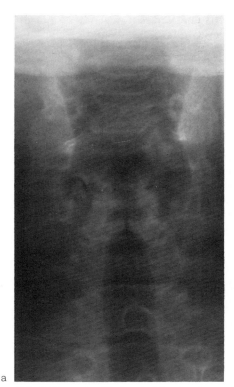
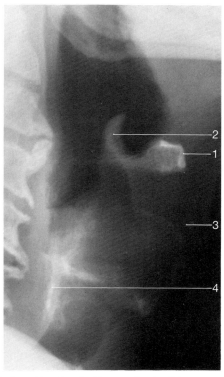

a                                                                              b

Abb. 7.**16a** u. **b**  Röntgenkehlkopf nativ  **a** Zu beachten ist die Symmetrie der Stimm- und Taschenbänder. Unter Durchleuchtung wird deren Beweglichkeit geprüft. Die Weite des subglottischen Raumes und der zervikalen Trachea wird beurteilt  **b** Beachtung findet die Breite des retropharyngealen Weichteilschattens (Minnigerode-Zeichen). 1 = Hyoid, 2 = Epiglottis, 3 = Schildknorpel, 4 = Ringknorpelplatte

### Neuromyographie (NMG)

Das NMG erfaßt verfahrenstechnisch die Leitfähigkeit der Nn. recurrentes durch direkte Nervreizung (Reizeinbruch) und Ableitung von den Kehlkopfmuskeln (Muskelantwortpotential).Die Latenz zwischen beiden liegt bei 1,5−3 ms. Die intraoperative Stimulation der Nn.recurrentes ist im Verletzungsfall während eines Eingriffes durchführbar. Die schwierige Applikation am wachen Patienten und die geringe Distanz von Reiz- und Ableitungspunkt läßt meist keine eindeutige Stellungnahme zur Latenzzeit und Nervenleitgeschwindigkeit zu.

### Reflexmyographie (RMG)

Diese Untersuchung (Thumfarth 1981) erlaubt es, längere Strecken der Nn. recurrentes zu beurteilen. Sie ist vergleichbar mit derjenigen

des trigeminofazialen Reflexes (s. Fazialisdiagnostik). Der afferente Schenkel des Kehlkopfreflexes läuft über den N. laryngeus superior (Reizung dicht oberhalb des Zungenbeinhorns, Abb. 7.**15**). Nach zentraler Umschaltung sind Reflexmyogramme über dem M. cricothyreoideus (motorische Fasern des N. laryngeus superior) und getrennt über die Mm. cricoarytenoideus posterior und vocalis ableitbar. Zur Darstellung kommen fehlende oder krankhafte Reflexantworten im Sinne verlängerter Latenzen , erniedrigter und aufgesplitterter Amplituden.

### Radiologische Diagnostik

Der Nachweis von Verletzungen des Larynx und des Hypopharynx ist zwar eindeutig eine Domäne der Endoskopie, jedoch kann kon-

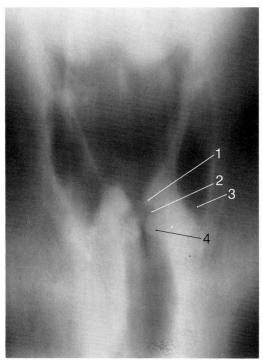

Abb. 7.**17** Larynxtomogramm a.-p. Die Larynxto-mographie erlaubt eine bessere Differenzierung der inneren Larynxstrukturen und zusätzlich des Hypo-pharynx 1 = Plica ventricularis, 2 = Sinus Morgagni, 3 = Sinus piriformis, 4 = Plica vocalis

ventionell-radiologisch vor allem mit der Kon-trastmitteldiagnostik eine wichtige Hilfe bei der Lokalisation der Verletzung gegeben wer-den. Zur Basisdiagnostik gehören Nativauf-nahmen des Halses anterior-posterior und seit-lich, ggf. durchleuchtungsgezielt (Abb. 7.**16a** u. **b**). Diese Weichteilaufnahmen liefern be-reits wichtige Informationen über Luftein-schlüsse, Schwellungen, Frakturen des La-rynxskeletts und Verschattungen des Sinus pi-riformis. Auch ohne Kontrastmittelgabe kön-nen bei Perforation und sich anbahnender Me-diastinitis frühzeitig Veränderungen an der Hypopharynx- oder Ösophaguswand gesehen werden. (Zeichen nach Minnigerode 1923). Sehr zügig stellt sich eine Verdickung der 0,5–1,0 cm starken prävertebralen Weichteil-schicht ein. Danach tritt das initiale, lokali-sierte Emphysem auf: schmaler Luftstreifen oder diffuse, fleckige oder strichförmige Auf-hellungen. Später imponiert, bei zunehmen-dem Luftaustritt, eine Steilstellung der Hals-wirbelsäule (Minnigerode u. Meissner 1982).

Der sog. Breischluck mit wasserlösli-chem Kontrastmittel (z. B. Gastrografin) bie-tet eine Fülle von Aussagen zu Hämatomen (KM-Aussparung), direkten Verletzungen (Faltenabbrüche), Verlagerungen des Larynx und Perforationen (KM-Austritt in die zervi-kalen Weichteile). Ferner lassen sich Schluck-störungen mit Aspirationsfolge kontrollieren. Zu den wichtigsten Verfahren in der weiter-führenden röntgenologischen Diagnostik zählt die Computertomographie, die die höchste Treffsicherheit (Mancuso u. Hanafee) er-reicht. Sie weist überlagerungsfrei Hämatome und Ödeme des Larynx sowie Frakturen und Dislokationen des Larynxskeletts nach. Die konventionelle Tomographie ist zugunsten der CT nahezu gänzlich verlassen worden. Inwie-weit die Kernspintomographie die CT in der Akutdiagnostik ersetzen kann, bleibt abzu-warten.

Zusammenfassend werden Larynx- und Hypopharynxläsionen röntgenologisch mit fol-genden Untersuchungen diagnostiziert (Abb. 7.**17**):

– Hals nativ (a.-p., seitlich),
– Breischluck mit Gastrografin,
  Tomographie,
– CT,
– NMR.

## Literatur

Arndt, H. J.: Stimmstörungen. In: Biesalski, P., F. Frank: Phoniatrie-Pädaudiologie. Thieme, Stuttgart 1982

Baumgartl, F., K. Kremer, H. W. Schreiber: Spezielle Chirurgie für die Praxis. Thieme, Stuttgart 1975

Bonner, F. J., J. P. Atkins: Electromyographic obser-vations in the human larynx Irish J. med. Sci. 7 (1968) 405–412

Bryce, D. P.: The surgical management of laryngotra-cheal injury. J. Laryngol. Otol. 86 (1972) 547–587

Chüden, H. G., H. J. Kornmesser: Das stumpfe gedeckte Larynxtrauma. Z. Laryngol. Rhinol. Otol. 52 (1973) 608−615

Damste, P. H.: The phonetogram. Pract. oto-rhino-laryngol. 32 (1970) 185−187

Dejonckere, Ph.: Examen critique des diverses methodes D'EMG des muscles phonatoires. Abord original sus-thyroidien elektrodiagn. Thérapie 13 (1976) 49−53

Dejonckere, Ph.: La téchnique externe d'electromyographic larynge en clinique. Laryng. Phoniatr. 29 (1975) 677−691

Fabre, P.: Un procédé électrique percutané d'inscriptions de l'accolement glottique au cours de la phonation: Glottograhic de haute frequence: premiers resultats. Bull. Acad. nat. Méd. 3−4 (1957) 66−69

Fraborg-Andersen, K.: Elektromyographie investigation of intrinsic laryngeal muscles in humans. Acta physiol. scand. 41 (Suppl.) 140 (1957) 1−149

Glinz, W.: Thoraxverletzungen. Diagnose, Beurteilung und Behandlung. Springer, Berlin 1979

Holm, C.: Stimmgebung,Sprechen und Sprache. Habil.-Schr. Univ. Freiburg, i. Br. 1971

Hülse, M.: Die funktionelle Dysphonie nach Halswirbeltrauma Laryngol.-Rhinol.-Otol. 70. 1991, 599−60

Jakse, R.: Leitsymptom Emphysem. Laryngol.-Rhinol.-Otol. 64 (1985) 275−282

Johannsen, H. S.: Stimmlippenstillstand nach Intubation − neurogen oder durch Ankylose des Cricoarytenoidgelenkes? Laryngol. Rhinol. Otol. 63 (1984) 255−256

Kittel, G.: Traumen der Phonations- und Artikulationsorgane mit Stimm- und Sprechstörungen. HNO 28 (1980) 25−32

Kleinsasser, O.: Mikrolaryngoskopie und endolaryngeale Mikrochirurgie, Teil 1: Technische Entwicklung der Methode. HNO 22 (1974) 33−38

Kotarba, E.: External injuries of the larynx. J. Laryngol. Otol. 87 (1973) 69−76

Kronberger, L.: Experimentelle Untersuchungen über die Entstehung und Lokalisation der unfallbedingten Trachealhinterwandberstung. Langenbecks Arch. klin. Chir. 300 (1962) 159−165

Kuypers, H. G.: Corticobulbar connexions of the pons and lower brainstem in man Brain 81 (1958) 364−388

Lecluse, F. L. E., M. Reinsch, E. Unger, C. Holm: Glottographie. Union Eur. Phoniater. Weimar (1977) 50−53

Mann, W.: Ultraschall im Kopf-Hals-Bereich Springer Berlin 1984

Mancuso, A. A, W. N. Hanafee: Computed tomography of the injured larynx. Radiology 133 (1979) 139−144

Miehlke, A., R. Arold: Chirurgie des N. recurrens − Ein Ausblick. In: Berendes, J., R. Link, F. Zöllner: Hals-Nasen-Ohren-Heilkunde in Praxis u. Klinik. Bd. 4/1. Thieme, Stuttgart 1982

Minnigerode, W.: Ein neues Verfahren zur Frühdiagnose der Mediastinitis nach Fremdkörperverletzung der Speiseröhre. Z. Hals-, Nas.- u. Ohrenheilk. 4 (1923) 171

Minnigerode, W., L. Meissner: Hat das Minnigerodesche Zeichen zur Frühdiagnose der Speiseröhrenwandperforation noch Geltung ? Laryngol. Rhinol. Otol. 61 (1982) 284−287

Morasch, H., K. Joussen, W. Ziegler: Zentrale laryngeale Bewegungsstörungen nach schwerem gedecktem Schädelhirntrauma und bei zerebrovaskulären Erkrankungen. Laryngol. Rhinol. Otol. 66 (1987) 214−220

Pennington, C. L.: External trauma of the larynx and trachea. Immediate treatment and operations. Ann. Otol. 81 (1972) 546−554

Scheely, C. H., K. L. Mattox, A. C. Beau jr., M. E. De Bakey: Penetrating wounds of the cervical esophagus. Amer. J. Surg. 130 (1975) 707−711

Schlosshauer, B.: Die klinische Bedeutung der Elektromyographie der Kehlkopfmuskeln. Wiss. Z. Univ. Halle, Ges. Sprachwissensch. 11 (1962) 1669−1674

Schultz-Coulon, H. J.: Die Diagnostik der gestörten Stimmfunktion. Arch. Oto-Rhino-Laryngol. 227 (Kongreßbericht, 1980), 1−169

Schultz-Coulon, H. J.: Physiologie und Untersuchungsmethoden des Kehlkopfes. In: Berendes, J., R. Link, F. Zöllner: Hals-Nasen-Ohren-Heilkunde in Praxis und Klinik. Bd. IV, Teil 1. Thieme, Stuttgart 1982

Seidnerm, W., H. Schutte: Standardisierungsvorschlag, Stimmfeldmessung, Phonetographie. Proc. IX, Congr. Union of European Phoniatricians (1981) 88−94

Siegert, C.: Die intraösophageale Druckmessung, zur Darstellung der Stimmfunktion (eine experimentelle Studie zu den Dysphonien). Habil.-Schrift, Jena 1969

Sopko, J., W. Wey: Kehlkopfverletzungen und deren Folgezustände. Z. Unf. Ber. Kd. 70 (1977) 42−48

Stuckrad, H. v., I. Lakatos: Über ein neues Lupenlaryngoskop (Epipharyngoskop). Z. Laryngol. Otol. Rhinol. 54 (1975) 336−340

Sundberg, J.: Articulary interpretation of the „singingformant". J. acoust. Soc. Amer. 55 (1974) 838−844

Thumfart, W.: Elektrodiagnostik bei Läsionen des N. recurrens. Arch. Oto-Rhino-Laryngol. 231 (1981) 483−505

Thumfart, W., W. Steiner, M. P. Jaumann: Lupenendoskopische Elektromyographie des Musculus cricoarytenoideus dorsalis (Posticus) am wachen Patienten, Arch. Ohr.-Nas.-Kehlk.-Heilk. 219 (1978) 492−493

v. Ilberg, C.: Verletzungen von Kehlkopf und Trachea. In: Berendes, J., R. Link, F. Zöllner: Hals-Nasen-Ohren-Heilkunde in Praxis und Klinik, Bd. IV, Teil 1. Thieme, Stuttgart 1982

Zanella F. E., Brusis T., Mödder U.: Der Einsatz bildgebender Verfahren in der Diagnostik der Jugularvenenthrombose. Laryng. Rhinol. Otol. 65, 22−26, 1986

# Sachregister